儿童饮食营养保健286忌

主 编

郑其国

副主编

李银娥 赵 瑷

编著者

李银娥 李淑范 郑其国 赵 瑷 蔡华普

金盾出版社

内 容 提 要

本书按新生儿、婴儿、幼儿、学龄前及学龄期儿童的顺序,针对各年龄段,在饮食营养上容易忽视的问题,详细介绍了各年龄段及 60 多种儿童常见疾病的饮食禁忌。内容丰富,通俗易懂,科学实用,适合儿童家长及保育人员阅读,也可供基层医务人员参考。

图书在版编目(CIP)数据

儿童饮食营养保健 286 忌/郑其国主编 . —北京:金盾出版社,2002.9
ISBN 7-5082-1981-3

Ⅰ. 儿… Ⅱ. 郑… Ⅲ. 少年儿童-营养卫生-基本知识
Ⅳ. R153.2

中国版本图书馆 CIP 数据核字(2002)第 042492 号

金盾出版社出版、总发行
北京太平路 5 号(地铁万寿路站往南)
邮政编码:100036 电话:68214039 83219215
传真:68276683 网址:www.jdcbs.cn
封面印刷:北京百花彩印有限公司
正文印刷:北京金盾印刷厂
装订:大亚装订厂
各地新华书店经销
开本:787×1092 1/32 印张:9 字数:200 千字
2006 年 12 月第 1 版第 3 次印刷
印数:26001—27000 册 定价:9.00 元

前　　言

　　儿童的饮食营养问题,是每位家长十分关心的头等大事。在经济条件不断改善的今天,只要孩子愿意吃和需要吃的,多数都能获得满足。家长们总希望让孩子吃得更多、更好一点,养得更健壮一些。但在儿童的饮食营养方面如不注意,很容易出现一些偏差,甚至会酿成不良后果。为了帮助儿童家长能科学地给孩子安排好饮食,确实让他们"吃"出健康的体魄和聪明的头脑,我们针对现实生活中儿童饮食营养方面存在的一些问题,查阅大量资料,结合临床经验,撰写了《儿童饮食营养保健286忌》一书。

　　全书按新生儿、婴儿、幼儿、学龄前和学龄期儿童的顺序,以及各年龄段在饮食营养上容易忽视的问题,着重介绍了各年龄段的饮食营养保健禁忌,同时还介绍了60多种儿童常见疾病的饮食禁忌。本书内容丰富,科学实用,通俗易懂,适合于儿童家长和保育人员阅读,也可供基层医务人员参考。

　　本书在编写过程中参考并引用了一些科普书刊资料,在此谨向原作者致以衷心感谢。

　　由于作者经验不足,错误之处在所难免,恳请读者批评指正。

郑其国

2002.5

目　录

一、新生儿饮食营养保健禁忌

二、婴儿饮食营养保健禁忌

三、幼儿饮食营养保健禁忌

五、学龄儿童饮食营养保健禁忌

六、儿童常见疾病饮食禁忌

一、新生儿饮食营养保健禁忌

1. 忌丢弃初乳

初乳是母亲产后最初几天分泌的乳汁,量少(10毫升~40毫升),粘稠,因含胡萝卜素而色黄。初乳对新生儿来说是非常珍贵的,母亲应一滴也不浪费地把初乳喂给孩子。

过去由于观念和医院条件的限制,新生儿出生后不能马上吃到妈妈的奶。有些妈妈认为初乳很脏,不是真正的乳汁,便毫不犹豫地将它挤出扔掉,改用白色的牛奶喂养新生儿,待成熟乳(产后10天以上的乳汁)分泌后才开始真正的喂奶,俗称"奶下来了",这样做实在是太可惜了。

现在,人们都讲究科学育儿,而且医院实行母婴同室,为母乳喂养创造了很好的条件,在医生的指导下,产妇为孩子"早开奶",这样新生儿在出生后几小时内就能吃到妈妈的奶了。"早开奶"的目的是为了让孩子能吃上初乳。因为初乳中含有新生儿生长发育不可缺少的营养成分和大量的抗病物质,如含有丰富的蛋白质、微量元素、较多的锌(锌是各种细胞、器官的组成成分之一)。与成熟乳相比,其脂肪和糖的含量较低,适宜新生儿消化、吸收;而且蛋白质的含量较高,且以乳球蛋白为主;与抗体有关的免疫球蛋白IgA在初乳中的含量比成熟乳高20~40倍。因此,初乳不仅可以使新生儿从母乳中获得大量营养物质,更重要的是获得大量抗体,给予新生儿抗御疾病的武器,几乎能抵抗和杀死所有可能遇到的病菌,以保护新生儿免受感染。这就是母乳喂养的孩子在生后 6 个月之内很少得病的原因。

为了使孩子健康地成长,希望做母亲的打破那种传统落后的陈旧喂奶方法,一定要让宝宝吃上妈妈的初乳。即使初乳再少,或者准备不喂奶的母亲也尽可能把初乳喂给孩子。此外,产后及早喂奶,不仅能得到价值很高的初乳,还可以促进乳汁分泌、宫体修复,减少产后出血等,其益处绝非一般,年轻的妈妈们应倍加珍惜初乳,切莫将非常珍贵的初乳丢掉!至于产后多长时间开始给孩子喂奶最合适,本书还要专门叙述。

2. 忌"开奶"时间过早或过晚

母亲生下宝宝后,第一次让孩子吸吮自己的乳头称为"开奶"。许多妈妈不晓得什么时间给孩子开奶最合适。有的开奶早,有的开奶晚,这两种情况都不科学。据资料介绍,新生儿开奶的时间,以产后 4～6 小时最为适宜,母乳喂养的成功率也最高。早于 4 小时开奶或晚于 6 小时开奶对母子都会有许多不利因素。

如果在新生儿生后 4 小时之前开始喂奶,为开奶过早。这样会对婴儿造成不利影响。因为新生儿胃内常有羊水,尤其是剖宫产下的婴儿羊水更多,这时候喂奶容易引起呕吐或窒息。

如果在新生儿出生 6 小时以后开始喂奶,为开奶过晚。同样会造成许多不利影响。从母亲角度分析,开奶时间过晚容易造成母乳喂养率下降,因为产后尽早让孩子吸吮自己的乳头会产生一种强烈的刺激,这种刺激可使母亲脑下垂体分泌催乳素和缩宫素,这两种激素可促使母亲的乳腺分泌乳汁并引起缩宫素分泌,可使产后子宫收缩,加速复位,有助于产后出血尽早停止。母亲早喂奶、勤喂奶,不仅能增加泌乳量,孩子多次吸吮使乳管内的奶水排空,母亲能免受奶胀的痛苦,还能防止乳腺炎的发生。而且早开奶还有利于建立母子亲密关系。从新生儿角度分析,开奶过晚容易造成初乳丢失掉。初乳指母亲产后头几天的奶,它对婴儿有着极其重要的作用。初乳虽然量很少,但它含有许多新生儿不可多得的免疫成分,营养价值极高,对于保护新生儿的免疫能力和健康成长极为重要。如果开奶过晚,孩子吃不到初乳那不十分可惜吗!所以开奶时尽管乳汁只有很少一点,也要坚持喂乳,哪怕让婴儿噙着乳头呆一会儿,同样也有利于刺激乳汁分泌和母子的相互适应。

3. 喂奶时忌口乳含接不良

有些刚生小孩不久的妈妈,不知道新生儿口腔与乳房怎样含接才算"到位"。因此,有些妈妈乳房饱满,乳汁充盈,但宝宝含着乳头,不时地哭,也听不到孩子吞咽乳汁的声音,这实际上是孩子的口腔与乳房没接好。正确的含接能保证有效的吸吮,使孩子感到满足;相反,含接不良时会造成无效吸吮,乳汁不能顺利排空,乳房膨胀,最终使乳汁分泌减少。另外,婴儿吸不到奶时便拼命吸,口腔后半部分形成负压,将乳头挤扁,时间一长,会造成乳头顶部皮肤皲裂,甚至引起细菌感染。所以,新妈妈必须了解正确的乳头含接。

口腔与母亲乳房正确的含接,应该是口含入乳晕的大部分,将乳晕下的乳房组织包括储存乳汁的乳窦部位也含入口内。含住乳房组织后在口中拉长,形成"长乳头",而乳头仅占"长乳头"的三分之一。此时婴儿的舌头向前伸出盖住牙龈,呈钩状裹住乳窦部位。这样,被吸吮的是母亲部分乳房而不仅仅是乳头,才可称为正确的乳头含接。如果只吸吮乳头而没有含住乳晕,此时,新生儿的舌头挤压不到储存乳汁的乳窦部位,吃不到奶汁，因而常常会哭闹。

从外观上看，口腔正确的含接具有以下现象：下颏接触乳房，两颌张得很大，整个嘴被你的乳房占满，下唇外翻，口上方露出的乳晕比口下方多。正确含接后，舌在口中由前向后是呈波浪状运动，与上腭相对挤压"长乳头"，通过射乳反射使乳汁流入乳窦，舌头将乳窦中的乳汁挤入口中咽下。当你看到孩子的颞部及耳朵在动，表明他的颊部肌肉在努力工作，说明他吃奶吃得非常好。含接不良的现象为：下颏不接触乳房，口张得不大而向前噘，下唇不向外翻，口上方露出的乳晕和口下方一样多。

4. 忌每次哺乳时间过长或太短

很多新生儿的母亲不晓得每次哺乳时间应该是多长，大部分初为人母者，刚开始哺乳在时间上不是过长，就是太短。这两种情况都是不合适的。

研究认为：一侧乳房哺乳的时间只需 10 分钟，两侧乳房最多 20 分钟。从一次喂奶成分变化来看，先吸出的母奶中蛋白质含量高，而脂肪含量低；随着吸出奶汁的量逐渐增多，母乳中脂肪含量逐渐增高，而蛋白质含量逐渐降低。从一次喂奶的奶量变化来看，在开始哺乳的 2 分钟内，孩子可以吃到总奶量的 50%，接下去的 2～3 分钟可以吃到总奶量的 30%～40%。也就是说，在最初的 5 分钟内，孩子已吃到一侧乳房内乳量的 80%～90%，再后的 5 分钟几乎吃不到多少奶了。由此可见并非一次哺乳时间越长，吃进的奶就越多。从营养价值上看，一侧哺乳时间只需 4～5 分钟就够了。但是后面的 5 分钟也不是多余的，因为从生物学角度来讲，它能更多地刺激乳头，促进催乳激素的释放，刺激乳汁的分泌。另外，通过哺乳可以增加母子间的感情。所以,一侧乳房喂奶时间以 10 分钟为宜。

值得注意的是,哺乳时间过长,对婴儿健康也不利。既可能吸入更多的空气,容易出现呕吐;又会因吃奶时间过长,摄入脂肪过多,容易出现消化不良或腹泻等情况。另外,母亲的乳头被含的时间过长,乳头皮肤容易破损或糜烂,影响继续哺乳,并增加了乳房感染的机会。

5. 开奶前忌使用奶瓶和橡皮奶嘴

过去有人主张新生儿第一天不喂奶,理由是母亲产后疲劳,需要休息。此时母乳分泌也不多,新生儿多处于沉睡状态,并无吃奶要求。但是有些新生儿一出生就有要吃的表示,如用嘴唇寻找乳头,张嘴或吸吮动作。此时,有些家长认为:奶还没下来,就用奶瓶先给孩子喂点糖水什么的,以满足新生儿的欲望,其实,以上这些做法是不合适的。开奶前给孩子喂糖水或代乳品等,均可影响母乳喂养,并产生许多不良影响。对婴儿来说,只要吃饱了就不愿意再吸吮母亲的乳头;过早地吃牛奶,容易发生过敏;如果用橡皮奶嘴喂哺,易造成婴儿乳头错觉;因为人工喂养极易受到细菌或病毒的污染,所以新生儿容易腹泻。对母亲来说,由于婴儿不好好吸吮,母亲来奶时间推迟;更容易发生奶胀和乳腺炎;难于建立母乳喂养,导致母乳喂养失败。开奶前喂糖水很容易导致乳头错觉,因为新生儿不会鉴别橡皮奶嘴和母亲乳头,并不知道吸吮这两种奶头要采取不同的方法,一旦先吸了橡皮奶嘴,便形成了"浅记忆",认为吃奶就是这样。他按照吸吮橡皮奶嘴的方式去吸吮母亲乳头的顶端,因为吸不到乳汁,他就用劲吸,结果导致母亲乳头疼痛,甚至乳头皮肤受损。因吃不到乳汁(因为舌头没压迫乳窦),孩子感到灰心,因而烦躁不安,拒绝吃奶;这样乳头不能得到足够的刺激以产生缩宫素和泌乳反射,使母乳分泌减少,母亲认为自己的奶不够,怀疑自己的哺喂能力,心情焦虑不安,更进一步影响乳汁的分泌,长时间下去造成恶性循环,最后甚至不分泌乳汁,从而导致母乳喂养失败。

因此建议:在母婴均健康的情况下,早开奶,勤吸吮,以促进乳汁分泌,建立良好的母乳喂养。切忌在开奶前使用奶瓶和橡皮奶嘴。刚生下婴儿不久,如果确实还没有乳汁分泌,而婴儿又迫切表现出"要吃",可以用小匙滴喂点温开水。

6. 不适宜喂奶的产妇忌勉强哺乳

以母乳哺育子女,是每一位母亲的神圣职责。但不是所有的母亲都能给自己的小宝宝哺乳。这主要取决于母亲的本身状况。以下情况应暂停或禁止母乳喂养。

(1)母亲患急性乳腺炎。发病期间暂时不宜喂奶,以免对孩子健康不利。此时应选用代乳品来喂养,待乳腺炎痊愈后才可继续喂奶。因此时母体发热,乳腺管发炎化脓,乳汁可能被细菌污染,母亲服用的抗生素等药物成分也会渗透到乳汁中,故暂不能喂奶。

(2)母亲患感冒。如果是一般的感冒,不必停止喂奶,但如果是重症感冒,应谨防呼吸道传染,喂奶时可戴口罩。

(3)肝炎。肝炎有甲肝,乙肝,急性、慢性肝炎之分。母亲患急性肝炎时可暂缓母乳喂养;患乙型肝炎时,一般病程较长,若乙型肝炎表面抗原阳性,胎儿可能在宫内已有感染,应在出生后 1 小时内注射乙型肝炎高效价免疫球蛋白,给孩子增加抗乙型肝炎抗体。一般认为,这些母亲可以给婴儿哺乳。

(4)心脏病。母亲患有心脏病,是否可哺乳取决于心脏的功能状态。心功能状态尚好，可以考虑哺乳；若是心功能状态很差，就不能哺乳。因为喂奶会使母亲代谢增加，活动量增加，会更加加重心脏负担。

（5）母亲因病而服用氯霉素、四环素、磺胺类药物，以及阿托品、苯妥英钠、地西泮（安定）、可待因、吗啡、抗精神病药物等，暂不能喂奶。因为母亲所服用的药物成分可渗透到乳汁中，通过喂奶进入孩子的机体，对孩子发生作用。比如，母亲长期服用四环素，就会使孩子长出的牙齿变黄，形成永不褪色的斑痕沉着。

（6）目前有些学者认为患有苯丙酮尿病、半乳糖血症的母亲不能哺乳。

此外，患有某些其他疾病的母亲，具体情况需具体分析，如开放性肺结核、传染病、性病、精神病、糖尿病、肾脏病、高血压病、甲状腺功能亢进、恶性肿瘤等，可在医生的指导下哺乳。

7. 母乳充足的新生儿忌加喂糖水和代乳品

如果您已决定给您的宝宝用母乳喂养，一开始（尤其是出生后最初一段时间）不要给你的婴儿另喂糖水或代乳品（如牛奶、奶粉等），也不要用奶瓶喂水。因为母乳中含有足够的水分，即使在出生后头两天，乳汁虽然分泌不多，也不会使新生儿感到口渴。新生儿不会因只吃母乳不喝水而引起体重过多丢失。生后 3 天内新生儿的体重丢失是正常现象，不会因为喝水而不丢失体重。反之喂糖水或代乳品对新生儿有以下害处：

（1）糖水喝得过多容易在肠道发酵而引起腹泻。

（2）糖水或代乳品可影响新生儿对母乳的正常需要而降低食欲。

（3）用奶瓶喂糖水或代乳品后，新生儿不再愿吸吮母亲的奶头,因为吸吮母亲奶头比吃奶瓶更费力,而奶瓶吸吮起来省力且痛快。这样长期下去,母亲的乳头得不到应有的刺激,分泌的激素也就减少,母乳的分泌也越来越少,形成恶性循环,这是造成母乳不足的重要原因。因此,用母乳喂养新生儿的母亲必须高度重视。

(4)在使用奶瓶时,如果不注意卫生,容易造成新生儿肠道感染引起腹泻。

以上所举,并非危言耸听,应引起足够重视。

8. 忌忽视喂奶的学问

初为人母,对喂奶的知识只不过是耳闻目睹,都没有切身的经验,如果对此过于轻视,既不学,又不问,那么,您的小宝宝的生长发育可就要吃大亏了。一般应注意以下几点。

(1)注意卫生:哺乳前,母亲应将手洗干净,然后清洗乳头。有条件的可用75%的酒精棉球擦洗乳头,然后再用温开水清洗掉乳头和乳晕部位的酒精。喂乳后也要及时清洗乳头。

(2)建立条件反射:孩子同其他哺乳动物一样,出生以后就有寻找食物的本能。在产后最初几天,哺乳前母亲可将新生儿的脸颊靠近自己的乳房,以此建立条件反射。新生儿的颊部靠近母亲的乳房后,则会本能地寻找乳头。如果新生儿没有转过头来,可以轻轻地挤压乳房将乳汁挤出,然后将乳汁滴到孩子的唇上,以此鼓励他张开小嘴。一旦这种条件反射建立,每当母亲抱起孩子靠近乳房时,他就会自觉地张开嘴吸吮甘甜的乳汁。

(3)不要失去耐心:刚开始哺乳时,孩子不习惯母乳,也不太懂怎样吸吮。这时母亲不应着急,要有耐心,慢慢地加以训喂,过几天后,母亲和孩子彼此有了相互适应的经验,哺乳就变得很自然了。在哺乳中,尤其是在刚开始哺乳时,母亲不要因为没有哺乳经验或孩子吮吸能力差而失去信心,影响情绪。母亲保持愉快的心情和良好的心态,对乳汁的分泌十分重要。如果心情焦躁,情绪不稳,乳汁的分泌则会减少,甚至导致乳汁严重不足。对于这一点应该有足够的重视。

(4)注意孩子呼吸道通畅:哺乳时,不要误认为将乳头塞进口中就行了,这样可能会将乳头塞在舌头下边去。应尽可能把乳头往口腔深处放,让乳头能位于舌头上面。由于哺乳时孩子的嘴被妈妈乳头塞满,只能用鼻子呼吸,为了保证呼吸道通畅,母亲可以用另一只手压住乳房,使其挡不住孩子的鼻孔,以免影响呼吸。

(5)排气:无论采用母乳喂养还是人工喂养,在进食中的孩子需要停下来休息时,应直立抱起,让他打个嗝,以便排出胃中的气体。因为孩子在进食中也同时吞下一些气体,这些气体如果不能及时排出来,往往会导致腹胀,长期下去还会影响消化功能。

9. 不要给孩子"搭嘴"

"搭嘴"是流传于某些农村的一种习俗。就是谁家刚生了小孩,在亲生母亲给孩子喂奶之前,请同村或邻村的正在哺乳期的妇女先来给孩子喂几次或几天奶,因为是"搭别人家的奶吃"或叫"借别人家的奶吃",故俗称"搭嘴"。这种古老的习俗沿用至今。认为"搭嘴",将来孩子健康、好喂,会长命百岁,这是不科学的。如果母亲头几天"奶没下来",新生儿太小,又不能吃别的东西,为了免其挨饿,故请别人来"搭嘴",或许是可以的。

"搭嘴"的不科学之处在于:

（1）影响产妇泌乳。在母亲"下来奶"之前，只靠别人来哺乳，产妇的乳头得不到吸吮刺激，影响乳汁分泌，使下奶迟缓。同时还不利于产妇宫体修复，容易使恶露（恶露指产后阴道内流出的血性排泄物）排出的时间延长。

（2）容易丢掉初乳。初乳是指母亲在产后头几天分泌的乳汁。如果母亲一旦发现真的下来奶了，初乳也许在无意中已经丢失。因为初乳对孩子的生长发育及抗病能力有极其重要的意义。

（3）容易引起对母乳的不适应。哺乳期妇女的乳汁分泌旺盛，新生儿吸起来不费力，容易满足，"搭嘴"后一旦过渡到吃自己母亲的奶就觉得不适应，容易哭闹、不愿吃奶，所以还得有一个从"不满足"到适应的不稳定过程。

（4）易传染疾病。如果别人家的乳母患有某种传染病，如肝炎、肺结核等，还会传染给孩子。同时，别人家正在吃奶的孩子，如果有口腔疾患还会引起"交叉感染"。如果所请的"搭嘴"的妇女不只一个，那情况就更复杂了。

以上介绍了给新生儿"搭嘴"的种种不利，故劝告您喜得贵子之后，不要盲目找人给孩子"搭嘴"。更不能相信那些迷信说法。正确的做法是：产后头几天，如果孩子"不够吃"，可以暂用其他代乳品，并让孩子早吸吮，勤吸吮奶头，慢慢的乳汁会越来越多。

10. 夜间也不要躺着喂奶

许多父母视孩子为宝，百般疼爱，百般呵护，但缺乏夜间喂奶的常识。其实夜间躺在被窝里喂奶是很不好的习惯，容易造成很多不良后果。甚至危及小儿的生命。也许有人认为这太言过其实，但确实有这样的事情发生。例如，每年的冬季急诊室内总会有因晚上孩子含奶头睡觉引起窒息死亡的病例。笔者也遇到过这样一位母亲,由于夜间疲乏,没能好好照顾孩子,等晨起时发现孩子已窒息死亡,妈妈惊呆了,痛苦不已,回忆昨晚,只记得孩子哭时将奶头塞在他嘴里,孩子吃到奶不哭了,妈妈也就又睡了,由于新生儿体力弱,反抗能力小,被妈妈的乳房压得透不过气而窒息身亡。这位妈妈因无法接受失子之痛,后来得了"精神病",丈夫也与她离异了。惨痛的教训,令人深思。

让我们分析一下为什么夜间不宜躺着喂奶呢?

(1)因为劳累了一天的妈妈,晚上会很困乏,即使对孩子百般小心,当躺着给孩子喂奶时,有时也会不知不觉地睡着了,如果有不自觉的翻身,容易压迫睡在身旁含着奶头的孩子,而孩子又无力反抗,造成窒息而死亡。

(2)新生儿吃奶后,如果有溢奶或呕吐,因为口含着妈妈的奶头,奶汁或呕吐物不能随口吐出,反流入气管或肺内造成急性窒息。

所以,建议母亲夜间给孩子喂奶时,一定要抱起来喂,让孩子斜卧在妈妈的怀里,母亲用中指和食指轻托乳房,防止乳房堵住婴儿鼻孔;奶流得太急可夹紧一些,以免孩子呛咳或吐奶。喂奶后将孩子竖起轻轻拍打背部 3～5 次,待嗳出气体后再让其入睡,这样母亲就可以放心睡了。另外,孩子与母亲最好不要睡在一个被窝内,防止母亲翻身时压迫婴儿造成窒息。

11. 乳母忌吸烟、喝酒

吸烟、喝酒均是一种不良习惯。吸烟、喝酒对于正在哺乳期的妇女来说,是很不适宜的。它一方面会"污染"乳汁,对小儿不利;另一方面也会危害自己的健康。

烟草中含有许多对身体有害的物质,除了尼古丁外,还有一氧化碳、二氧化碳、吡啶,氢氰酸、焦油等。当乳母吸烟时,这些有害物质随烟雾进入体内,然后被吸收到血液中,有些随血液循环到达乳汁,从而引起乳汁"污染",影响小儿的生长发育。同时,在乳母吸烟时,空气中烟雾弥漫,等于小儿在被动吸烟,孩子幼小,对各种刺激的耐受力很差,以至造成呼吸道粘膜损伤,使小儿反复患呼吸道感染,从而影响小儿的健康;当乳母喝酒时,酒精成分会渗透到乳汁中,有可能使孩子发生酒精中毒。

因此,为了能使孩子吃到无毒的奶汁,使小儿健康地成长,同时也为了自己的健康,请乳母把烟、酒戒掉吧!

12. 人工喂养忌喂养方法不当

人工喂养与母乳喂养不同,母乳喂养经济方便,且母乳中所含的各种营养素全面,还利于小儿消化吸收。人工喂养就不同了,需要注意以下问题:

(1)忌用纯牛奶喂养新生儿:人工喂养首选的代乳品往往是鲜牛奶,它含有丰富的蛋白质及无机盐,但这些营养素的含量高出人乳2~3倍之多。由于新生儿肾脏功能尚未成熟,排泄蛋白质代谢产物和无机盐的能力较弱。因此,用纯牛奶喂养新生儿前,要加水稀释,降低蛋白质和无机盐含量,并加5%的糖以增加奶的热能含量,经煮沸消毒后喂给新生儿。待婴儿满月后,牛奶就不必稀释,可以吃全奶了。

(2)不能选用不合理的代乳品:如豆浆、炼乳、麦乳精、米汤、乳儿糕、糕干粉、脱脂类牛奶或奶粉等,均不宜喂养新生儿。

(3)忌盲目听信广告宣传选择奶粉:购置奶粉时不要受广

告宣传的影响，或从外包装来判断奶粉的优劣。只要是正规厂家生产的，都符合统一的规格和制作要求，奶粉的基本成分也是相似的，不会有很大差别。那些包装精美、上过广告、价格昂贵的奶粉不一定都好。还要注意不要频繁地更换奶粉的品种，以免孩子出现腹泻，难以判断是奶粉不适合、还是感染所致。同时还要注意奶粉的保质期及保存方法。

（4）不必严格地按量喂哺：因为每个孩子的胃容量不一样，食欲也不是固定不变的，孩子之间存在着一定的差别。所以应根据需求灵活掌握用量，以吃饱、能消化、体重增长正常为宜。不要同食量较大的孩子攀比。

（5）忌奶瓶选择使用不合理：要选择结构简单，易清洁，能煮沸消毒的奶瓶，且瓶口宜大不宜小，便于调配牛奶以及清洗。最好购买带帽盖的奶瓶，以便盖住消毒后的奶嘴和瓶口，防止污染。奶瓶及奶嘴应每日消毒 1 次。另外，如果牛奶在奶瓶中已放置了几小时，就不能再喂给孩子了。

（6）忌奶嘴选择使用不合理：过硬的奶嘴孩子不易吸吮；但也不能太软，过软可因负压使奶头变瘪，奶吸不出来。还要注意奶嘴的开口大小要适宜，孔小吸吮费力，易疲劳，吃不饱；孔大，易呛。怎样判断孔的大小合适呢？可将奶瓶倒放，倾斜45°，乳汁能一滴接一滴地流出，说明孔大小合适，否则乳汁流出成线或滴出太慢都不合适。

（7）忌喂奶姿势不合理：喂奶时将孩子抱起，头稍高些。使奶瓶保持一定的倾斜度，以确保奶嘴中始终充满乳汁，以防空气吸入，造成腹胀与溢奶。

（8）忌奶汁过热：喂奶时奶的温度以不烫为宜，喂奶者可先将奶液滴于手背上试一下。提醒家长，切忌过热。新生儿口腔粘膜娇嫩，避免损伤。

人工喂养儿的禁忌还有许多,这就需要初为人母、人父者悉心体察,善于学习育儿常识,以期孩子能吃得好,长得壮。

13. 人工喂养不要定时定量过严

因无母乳或其他原因不能喂奶,而用牛奶、羊奶、奶粉等代乳品喂养者,叫做人工喂养。人工喂养应根据条件和各地区生活习惯,因地制宜,选择既适合孩子营养需要,又简便价廉的食品。目前一般首选牛奶为代乳品。一些细心的妈妈,对喂奶的时间及量会做出严格的规定,并认真去执行。这种做法是完全没有必要的。如果妈妈没能"按时完成任务",也不必太担心、太在乎。因为孩子之间会存在很大的差异,需具体情况具体对待,不要死搬硬套地按书本知识去养育子女。新生儿期的孩子爱睡觉,一天大约 18~20 小时都在睡眠,如果为了"严格"执行定时喂奶,硬把睡得正香的孩子弄醒,这不仅打乱了孩子的正常生理节奏,也使母亲自己不能很好地休息,使母子都处于紧张状态中。另外,如果孩子吃奶的量达不到妈妈规定的量,妈妈采取强行灌喂的办法,这也是需要禁止的。要知道,孩子的食量不是固定不变的。这一次多吃一点,下一次也可能少吃一点,要相信孩子会根据自身的要求来调节食量。就像成人饮食一样,其饭量有大也有小,有爱吃的时候,也有不爱吃的时候,只要观察孩子不是因生病而影响食量,就不必太在乎。

因此,对于书本上所提供的喂奶时间,一次喂多少量,仅供参考,但禁止因"严格执行"而"伤害"孩子。在育儿过程中,妈妈要根据自己孩子的特点及差异,逐渐摸索出适宜自己孩子的喂养方法,切忌过于机械地去按时按量哺喂。

14. 牛奶和糖不要一起煮

尽管牛奶是人工喂养孩子的最佳代乳品,但因其中蛋白质的含量高于人乳,而糖类低于人乳中的含量,所以在以牛奶代替母乳时,必须加水,加糖并煮沸消毒。有的家长在煮牛奶时,往往会将糖放入牛奶中一起煮;或先将牛奶煮开,再放进糖搅拌,然后再煮一段时间。这种做法是不科学的。如果牛奶和糖煮在一起,牛奶中所含的赖氨酸与糖在高温情况下会产生"梅拉德反应",从而生成一种叫果糖基赖氨酸的有害物质。这种物质对人体有较大的毒害作用,特别对新生儿的健康危害更大。比较正确的加糖方法是:把煮沸后的牛奶晾到温和时,再将糖放入牛奶中,只要牛奶的温度降下来,奶中所含赖氨酸与糖就不会发生"梅拉德反应"了。

15. 新生儿忌用奶糕作为代乳品

有些老人常说"奶糕能耐饥"。故由于某些原因不能以母乳喂养的新生儿,常以奶糕为主食,这种做法是不妥当的。奶糕作为孩子食物的添加剂,应该在孩子出生 3 个月后方可食用。

新生儿生长发育极为迅速,他们需要足够的蛋白质、脂肪、糖、维生素、无机盐和水等营养物质,来维持营养间的平衡。奶糕是粮食制品,其主要成分是淀粉,如果以此作为孩子的主要代乳品,其营养远不能满足新生儿生长发育的需要;如果长期作为主食食用,会引起各种营养素的缺乏症,不但影响孩子的体格生长和智能发育,还可引起消化不良、腹泻、脱水等,严重者可致肌肉松弛、虚胖、贫血,容易感染各种疾病等。

因此,家长们千万不要把奶糕作为新生儿的主食。奶汁不够,可添加少量代乳品,至婴儿长至 3～4 个月后,消化功能逐渐增强,再添加奶糕为宜。

16. 忌用保温杯久放牛奶

日常生活中有些家长经常将煮好的牛奶或冲调好的奶粉以及米汤等放在保温杯里,等夜里孩子需要吃奶时,倒出来就可食用,既保温又方便。其实,这样做是不合理的。

牛奶或米汤中所含的成分是细菌很好的培养基,尽管牛奶已经过高温煮沸消毒,但在保温杯中久放后温度会逐渐下降,保温杯又不是无菌的,一旦温度适宜细菌就会迅速生长、繁殖。牛奶在细菌的作用下酵解变质,孩子食用后会出现呕吐、腹痛、腹泻,甚至发热等不良反应;此外,保温杯中较高的温度可使牛奶中微量的维生素被破坏掉。因此,父母喂养孩子得多辛苦些,不能为了图方便而采用一些不科学的方法。正确的做法是现配现喂,但如果在寒冷季节,一次次冲配有困难,可以将一天中的牛奶煮好,分量放置在多个消过毒的奶瓶中,瓶口盖一无菌纱布,低温保存。孩子需用时,可将奶瓶放置在搪瓷杯中烫一下,或在微波炉中稍加温,即可喂用。一般在冰箱中保存不宜超过 24 小时。

17. 忌忽视新生儿溢奶的预防

新生儿溢奶俗称"漾奶",是常见的一种现象,它虽然不是病态,但经常频繁的溢奶会给孩子带来不适感,同时损失些奶汁,护理不当还可引起呛咳、窒息、吸入性肺炎及中耳炎等后果。不过,新生儿溢奶是可以预防的,只要方法得当,就可以减少或避免新生儿溢奶。其防范措施如下:

(1)掌握好喂奶的时间间隔:一般来说,乳汁在胃内排空时间约为 2～3 小时,所以每隔 3 小时左右喂 1 次奶比较合理,如果喂奶过于频繁,上一餐吃进的乳汁还有部分存留在胃内,这必然影响下一餐的进奶量,或者引起胃部饱胀,以至吐奶。

(2)采用适宜的喂奶姿势:有的妈妈喜欢躺着喂奶,采用这种面对面侧卧哺乳的姿势喂奶,婴儿溢奶的可能性增大。如果妈妈抱起孩子喂奶,婴儿溢奶的机会就会减少。因为怀抱的婴儿身体倾斜,胃的下口便相应有了一定的倾斜度,吸入的奶汁由于重力作用可部分流入小肠,使胃部分腾空。因此,在进食等量乳汁的情况下,抱起孩子喂奶比躺着喂奶发生溢奶的机会要少。

(3)喂奶后不要急于放下孩子:孩子吃完奶后,妈妈不应立即把他放回到床上,而应竖直抱起,让宝宝趴在妈妈肩头,妈妈用手拍宝宝背部,让那些随吸奶而吞入的空气排出,即让宝宝打嗝儿。气体在胃中停留,占据一定的空间,是引起宝宝溢奶的重要因素,宝宝打完嗝儿,胃中气体排空,再放下就不易溢奶了。

(4)吃奶后不宜采取仰卧位:通常情况下,婴儿多采取仰卧位躺在床上。但吃奶后为防止溢奶,最好不要马上把孩子置于仰卧位,应先右侧卧一段时间,观察无溢奶现象后再让他仰卧。

18. 忌把溢奶和吐奶混淆

溢奶与吐奶是两种不同的现象,其原因也不同。有些家长不了解什么是溢奶,什么是吐奶,有的将两者混淆,或在两者之间划上等号,这都是不合适的。做了妈妈后就应该了解这些现象和症状,不能将其混淆,以便有针对性的采取处理措施。

婴儿吃奶后,即使让他打过嗝,有时仍然会从嘴里流出乳液。这种现象叫做溢奶或漾奶。溢奶常见于较小的婴儿,它不是病,也无需治疗,是由婴儿的解剖生理特点造成的,随着婴儿的不断长大,溢奶现象会逐渐消失。因此,婴儿溢奶时,只要注意做好护理,防止呛咳、窒息或流入耳朵里等,一般不会有太大的问题。婴儿容易溢奶的原因是由于婴儿胃容量很小,胃只能装下30毫升~60毫升奶,胃呈横位,胃的入口(贲门)不严紧,如果吃到胃里的乳汁太多,或吃奶后摇动摇篮、换尿布、吃奶或啼哭时咽进空气,都有可能发生溢奶。所以喂奶后要充分排气,打嗝之后再让其睡觉,嗝打不出来时,采取侧卧位睡,不要摇动孩子,就可以避免溢奶。

吐奶与溢奶不同,吐奶是一种病态,呕吐前常有躁动不安等先兆,呕吐时有痛苦的表情。一般不要紧,很快就会正常。但如果持续吐奶,或有时像喷泉似的大量吐出,或在呕吐物中掺杂有发黑的咖啡渣似的东西时,就应及时看医生。一般来说,对这种病理性的呕吐要区别是内科性的还是外科性的。内科性的多见,常因吞咽羊水、贲门-食管松弛、幽门痉挛、新生儿便秘、感染因素等引起,其他如苯丙酮尿症、颅内出血、缺血缺氧性脑病等也可有呕吐,这些只要找出原发病,给予相应处理,呕吐即可消失;另外还有一些呕吐是外科性的,较内科性的少见,如食管闭锁、幽门肥大性狭窄、膈疝,其他如先天性巨结肠、胃扭转、肠扭转及肠闭锁等均有呕吐及其他相应症状,给予恰当处理后,呕吐会消失。总之,引起呕吐的原因很多,要综合分析,因呕吐可致水、电解质紊乱及营养不良,所以一定要重视,要积极给予治疗。

通过上述可以知道,溢奶和吐奶是截然不同的两码事,绝不可混淆,以免因重视不够而延误治疗。

19. 忌药物"污染"乳汁

母乳是孩子赖以健康生长的甘泉。不过,给孩子喂奶的母亲生了病也需要吃药、打针。药物吸收入血液,然后进入乳汁,使乳汁"污染",新生儿吃了"污染"的乳汁,可出现各种副反应。不同的药物,反应也不同。比如,乳母服用氯霉素可"污染"乳汁,而新生儿的肝脏解毒功能又不完善,会使对氯霉素敏感的新生儿发生骨髓功能抑制;四环素、土霉素与乳汁中的钙结合,使新生儿对钙的吸收发生障碍,并影响孩子骨骼和牙齿的发育;链霉素对听力的危害很大;金刚胺和红霉素可引起呕吐;阿托品的副作用,如口干、皮肤潮红等,也可在新生儿身上反映出来;利血平可使新生儿溢乳、鼻塞、心率过缓;缓泻剂可使新生儿肠蠕动增强,出现腹泻;口服避孕药可使男婴乳房肿大;服磺胺类药物,新生儿会出现皮疹;抗精神病类药物,一般毒性较大,可引起新生儿毒副反应等。

因此,哺乳期的母亲,当您在吃药打针时,不要忘记药物可能"污染"乳汁,具体需不需要暂时停止喂奶,应在医生指导下去做。总之,乳母用药必须慎重。

20. 忌忽视新生儿维生素 K 的补充

人体维生素 K 的来源有两种途径,一是从食物中摄取,二是由肠道细菌合成。如果新生儿体内维生素 K 缺乏,最主要的表现就是出现各种出血。因为维生素 K 是合成几种凝血因子的原料之一,如不足时,这几种凝血因子合成减少,会发生各种出血现象,如皮肤粘膜出现瘀斑瘀点、鼻出血、牙龈出血、眼结合膜出血等是较轻的出血表现;在新生儿期,重者可发生颅内出血,表现为突然烦躁、呕吐或嗜睡、抽搐等,如果不及时抢救，可危及孩子生命。抽搐发作频繁，病情较重的孩子，经过治疗抢救，即使能保全生命，但往往会留下继发性癫痫、痴呆、瘫痪等后遗症。

由于婴儿期维生素 K 缺乏，可对孩子造成严重伤害，故对婴儿期维生素 K 的补充就成了一件重要的事情。

现在，某些大医院的产科，已把这项工作列入常规，就是给刚生下的新生儿注射 1 次维生素 K。不过维生素 K 制剂应用过量会引起溶血、黄疸、肝脏损害等不良反应，故给孩子补充维生素 K 时，应在医生指导下进行。

二、婴儿饮食营养保健禁忌

21. 忌轻易放弃母乳喂养

母乳喂养有如下优点：

（1）母乳中含有许多抗病物质（免疫抗体），可使宝宝免受感染而生病。据统计，母乳喂养小儿的死亡率比人工喂养的低得多。

（2）母乳易消化吸收，与牛奶及其他代乳品相比，最适合婴儿的生长需要。

（3）母乳卫生、方便，营养全面，温度适宜。宝宝不易患肠道感染；带孩子出门时方便，可以随时喂奶；母乳喂养既经济又实惠，可节省高额家庭开支。

（4）喂奶可增进母子间的感情，有利于孩子精神发育，使孩子感到安全、舒适。同时吃奶的刺激可促进子宫收缩、减少产后出血；且喂奶的母亲比不喂奶的母亲患乳腺癌的机会少。

（5）母乳中含有许多优于牛乳及其他代乳品的成分：母乳中牛磺酸的含量是牛乳中的 10 倍（牛磺酸是婴儿视网膜及大脑发育所必需的营养物质）；母乳中含有较多的不饱和脂肪酸，有利于钙的吸收，使小儿不易得佝偻病；初乳中含丰富的锌，锌是各种细胞、器官的组成成分之一；母乳中的铁较牛乳中的铁易吸收，孩子少患缺铁性贫血。

鉴于上述优点，我们建议每位刚做母亲的女性，只要条件允许，万万不可轻易放弃母乳喂养。即使是因为工作与健康状况的原因暂时不能母乳喂养者，也应积极创造条件，让可爱的小宝宝吃上母亲甘甜的乳汁。

22. 忌因乳汁少就失去哺乳信心

母亲用乳汁哺喂婴儿是一种很自然的过程。我们相信，凡是一个体质健康的母亲都能做到这一点。不过，乳汁的分泌受到各种因素的影响，如疾病、情绪、营养等。所以即使是一个健康的母亲，由于情绪、营养方面的改变，也许会一连几天乳汁分泌不足。

一个健康的母亲，如果暂时奶少应寻找原因，及时调整，如果措施得当，相信会慢慢好起来的，不要一遇到奶少就给孩子添加代乳品。

建议采取下列措施：①坚持母乳喂养，让婴儿多吸吮母亲乳头。母亲不要过于担心乳汁分泌不足，过度焦虑会影响乳汁的分泌。②要保证乳母足够的营养，尤其是富含蛋白质一类的食品，如牛奶、豆浆、鸡蛋、鱼、肉类等的摄入，多喝些汤水，如酒酿煮蛋、猪爪黄豆汤、鲫鱼汤等。③用中药催乳。我们在临床上，以自拟增乳汤(由黄芪 30 克，当归 20 克，瓜蒌 15 克，赤小豆 32 克，丝瓜络 10 克组成)令乳汁不足者水煎服用，每日 1 剂，连服 3～6 剂，经二十多年实践证明，多数乳汁不足者可收到满意疗效。

23. 忌因乳汁过少就中断哺乳

新生儿满月以后进入婴儿期，因发育过快，需要的营养多，所以吃奶量增大。部分母亲就会感到自己的奶量不足，这就是人们常说的母乳喂养危机阶段。

此时切忌轻易断奶。母乳少的妈妈，请您不妨照以下办法试一试：

（1）母亲自身要具有哺乳自己孩子的强烈愿望，这是产生足够奶水的重要的内在动力。

（2）乳母要保持安定的情绪，愉快的心情，才能使母乳分泌旺盛。生气、着急、精神紧张、焦躁、忧虑都可减少乳汁的分泌，甚至不分泌乳汁。

（3）乳母要注意营养，多进食，多喝些鲜鱼汤、鸡汤、猪蹄汤等汤汁类。还要注意钙的供给，如乳类、豆类、绿叶蔬菜均含较丰富的钙，要多晒太阳，以补充维生素D。

（4）保证足够的睡眠。精神要放松，不能为奶少而着急，如果稍少一些或暂时不够，也要坚持母乳喂养，要树立喂母乳的信心，母乳就会多起来。

（5）针灸催奶。如艾卷悬灸膻中穴10～15分钟，针刺少泽、后溪、乳根、合谷等穴，可增加乳汁分泌。

（6）中药催奶。常用的处方为：生黄芪30克，当归、党参、瓜蒌各15克，王不留行、通草各4.5克。煎服，每日1剂，连服7天。

总之，不要因为一时奶少，就干脆断奶。但是，如果母亲想尽办法后母乳仍然少，不够婴儿吃，可加用代乳品如牛奶、奶粉、黄豆制品等来代替一部分母乳。这种喂养方法称为混合喂养。混合喂养有两种方法：①补授法：每次先吃母乳，不够再添加代乳品。②代授法：这一次完全喂母乳，下一次完全用代乳品代替，母乳与代乳品交替喂养。两种方法以补授法较优。

24. 忌不能准确判断婴儿是否吃足了母乳

经验不足的母亲，往往不会判断婴儿是否吃饱。一般来说，如果乳母的乳房胀满，乳房处皮肤表面的静脉显露，用手挤时乳汁喷出，婴儿吸吮时有连续明显的"咕嘟、咕嘟"的吞咽声，说明婴儿能吃到足够的母乳。吃奶后婴儿能安静地入睡3～4小时，醒后精神愉快，体重每月按正常速度增加，排便一天3～4次，色泽金黄，呈粘糊状。这些情况都表示乳母的奶量充足。反之，若乳房软，挤不出奶汁，婴儿要花很大力气吸吮，或含着奶头不肯放，或者边吃边睡，吃奶后不到2小时就哭闹；体重增加速度缓慢，大便干燥、量少。这些都表示奶量不足。最科学的判断方法是：在婴儿吃奶前和吃奶后各称一次体重，两次体重的差数即为吸入的奶量，可由此来判断婴儿是否吃饱。这种方法虽然客观，但家庭中不容易操作。由于操作中过多搬动婴儿，容易发生吐奶。而且一旦发现吃少了，母亲会非常紧张、焦虑，担心孩子长不胖，结果反而使乳汁分泌减少。

健康的乳母从分娩后1周到3～4个月，1日泌乳量在660毫升～900毫升左右，基本上能满足出生4个月的婴儿的需要量。实际上，每位乳母每日的泌乳量都不相同，有一定的波动。越是担心乳汁不足，母乳的分泌就越少。

25. 忌喂奶姿势不正确

大多数乳母认为，只要让婴儿吃饱，吃好就足够了，忽略了喂奶姿势对孩子的影响，特别是对混合喂养和人工喂养的婴儿来说，这个问题的确值得一提。喂奶姿势不正确或奶瓶对口腔发育的影响，不会短时期内就表现出来。也许要到孩子6～7岁时问题才会出现在自己的面前。对单纯母乳喂养的婴儿来说，这个问题不显得那么重要，但对混合喂养或人工喂养的孩子来说，相对重要些。

喂奶时先将婴儿抱起，让婴儿斜卧在成人怀里呈45°角。最主要的是奶瓶位置，奶瓶应与婴儿面部呈90°角，千万不要将奶瓶压着婴儿下颌骨,或让孩子够奶瓶,使下颌骨拼命往前伸。这样才会避免孩子将来成为"地包天"或"上颌骨前突",给孩子身心造成不良影响。

26. 忌一次哺乳时间过长

现在很多年轻妈妈弄不清一次喂奶究竟要多长时间。每次喂奶是否有时限呢?回答是肯定的。正常婴儿哺乳时间是一侧乳房 10 分钟。一般最初 4~5 分钟已能吃到总奶量的 80%～90%,后面的几分钟虽然吸出奶汁较少,但可刺激催乳素释放,增加下一次的乳汁分泌,同时也可加强母婴感情的联结。所以,两侧乳房喂奶 20 分钟已足够,妈妈完全不必担心 20 分钟婴儿是否吃饱。若担心婴儿吃不饱而盲目延长吃奶时间,则会引起下列危害:

(1)从一次喂奶的成分来看,先吸出的母乳中蛋白质含量高,脂肪含量低,以后脂肪含量逐渐增高,而蛋白质含量逐渐降低。因此,喂奶时间过长,就会摄入脂肪过多,易引起婴儿腹泻。

(2)婴儿会吸入过多的空气,易发生腹胀、恶心、呕吐等不适。

(3)易使婴儿养成饮食拖拉的不良习惯。

因此,母亲应控制每次哺乳时间,如遇婴儿边吃边睡或含奶头玩时,可用手指轻揉婴儿耳垂,抚摸婴儿头部,轻拉婴儿手指和足趾,试试取出奶头,调换吸对侧乳房等方法,刺激婴儿加快吃奶的速度。

27. 忌过分强调定时喂奶

过去多数人过于强调"定时喂奶"。实践表明,这并不合理,其表现有 3:①喂奶时间到,孩子正在熟睡。②喂奶时间未到,孩子饥不可耐。③乳腺得不到及时刺激,泌乳量减少。

通过反复的实践和比较,人们发现"顺其自然,因势利导"是最合乎生理的做法。近年来国内外学者多主张"按需哺乳",只要孩子饿了,就可以喂,不一定非要定时不可。有时母亲"奶阵"来了,只要孩子肯吃也可以喂。实践证明,这样做既避免了母亲的紧张心理(心情过于紧张会抑制乳汁分泌),又能及时刺激乳腺,使泌乳增加。

28. 忌让婴儿吸橡皮空奶头

有些孩子爱哭闹,于是"聪明"的爸爸妈妈就想出了巧妙的办法,每当孩子哭闹,就把橡皮的空奶头塞到孩子嘴里让他吸吮,孩子嘴里有东西"吃"了,哭闹也就停止了,的确,这个办法对于大多数婴儿很奏效,但这是不可取的一种方法。其理由是:

(1)孩子嘴里含着奶头,老是做无意识的吸吮动作,将来习惯成自然,嘴里不再放奶头,他也会不知不觉地吸吮,养成了一个异常的行为。

(2)吸空的奶头时,常常把空气也同时吸入,胃肠道里空气过多,容易嗳气、溢奶,造成窒息、吸入性肺炎、中耳炎等。

(3)可使腹部胀气,肠蠕动增加,引起肠痉挛、肚子痛。

(4)如果婴儿正值萌牙期,经常吸空奶头还会使乳牙长得参差不齐。

(5)吸吮空奶头会引起条件反射,促进消化腺分泌消化液,等到真正吃奶时,消化液则供应不足,影响食物的消化、吸收,同时也会影响食欲。

(6)长期吸空奶头还会养成孩子的恋物癖。

(7)空奶头消毒不好,还会引起一些口腔疾病,给孩子增加痛苦。

29. 母乳喂养儿 4 个月之内不要添辅食和菜汤

有的母亲在婴儿 2～3 个月时,就给添一些鱼汤、蜂蜜、麦乳精等。认为这些是营养品,对孩子有好处。其实这是错误的做法,对于 4 个月以内的婴儿应该保证用纯母乳喂养。

母乳是婴儿最佳、最适合的食物。如果随便给孩子添加一些代乳品或其他食物,势必减少婴儿吸吮母乳的机会,可能导致母乳分泌减少,进而对母乳喂养产生不利影响。母乳中含有那些对宝宝十分有利的白细胞和包括抗体在内的多种抗感染因子,而代乳品和其他食物中不可能含有这些抗感染因子。因此,专家们主张在婴儿出生后的头 4 个月内,尽可能采用纯母乳喂养。

所谓纯母乳喂养,是指除母乳外,不给婴儿其他任何食物。联合国儿童基金会和世界卫生组织(WHO)推荐,婴儿出生后的头 4 个月内要尽可能保证用纯母乳喂养。只要母乳量充足,纯母乳喂养完全能够满足婴儿出生后头 4 个月的所有营养需求(除了补充维生素 D 外),不需要额外添加任何食物。

有的年轻妈妈总认为自己乳汁中的维生素含量可能不足以满足婴儿生长发育的需要。因此,常常费时费力地为宝宝精心制作各种各样的菜汤,希望通过菜汤给予婴儿足量的维生素。

研究发现,母乳中的维生素含量的高低,依赖于母亲现时的维生素摄入量及其在体内的贮存多寡,若乳母在哺乳期,营养丰富,膳食合理,乳汁中的维生素含量完全可以满足婴儿生长发育的需求(只有维生素 D 需另外补充)。如果为了补充维生素而给婴儿喝些菜汤,会对婴儿起到不利的影响。这是因为:①母乳可以作为生命最初 4 个月中惟一的营养来源。婴儿胃容量极其有限,给婴儿添加过多的菜汤,势必影响婴儿对母乳的摄入,从而影响其正常的吃奶量。②蔬菜中含有较多的草酸盐、磷酸盐、碳酸盐等,它们易与奶中的钙、铁结合而影响钙与铁的吸收。所以,单纯母乳喂养就足够了,不必再给孩子喂菜汤。

30. 乳母喂奶期间忌饮食搭配不合理和不良情绪

母乳质量的高低,对乳儿能否健康生长发育的影响甚大。尤其是婴儿时期,是一生中生长发育最快的阶段,急需足够的各种营养物质,而母乳又是 1 岁以内婴儿最好的天然食物。因此,为了能养出一个健康可爱的小宝宝,乳母在喂奶期间应特别注意以下问题:

(1)乳母在喂奶期间,应注意膳食结构的调节,营养要丰富。尽量多吃蛋白质、钙、磷、铁等含量多的食物,如鸡蛋、瘦肉、鱼、豆制品等。乳母吃的粮食不一定都是精米白面,可粗细搭配,以增加母乳中的维生素 B。同时应多吃青菜、水果,以增加乳汁中钙及多种维生素的含量,还需多喝汤水,如鸡汤、排骨汤、鸡蛋汤、蔬菜汤等。膳食结构的合理搭配,是提高母乳质量的最为重要的环节。乳母千万不要受那些传统迷信的影响,在饮食上忌这忌那,这样容易造成某些营养素缺乏,影响乳儿的正常生长发育。

(2)乳母应避免紧张、焦虑、愤怒等不良情绪。因为乳汁的分泌是受内分泌调节的,内分泌与精神、情绪紧密相关。因此,乳母应保持良好的情绪,心情愉快有利于乳汁的分泌。乳母还要起居有常,注意劳逸结合,睡眠充足,这些也关系到母乳的质和量。

（3）要慎重用药。一旦生病,应在医生指导下选用。因为药物的成分可以渗透到乳汁中,通过喂奶孩子间接地吃了药。因此,乳母在看病时应向医生讲明:"我现在有小孩吃奶"。医生会给你合理选择用药的。

此外,为了保证母乳的质量,哺乳期间尽量不要吃带有刺激性的食物,有烟、酒嗜好者也一定要戒掉。

31. 人工喂养的婴儿忌饮水少

母乳喂养与人工喂养有着本质的区别。母乳中几乎含有婴儿生后 4～6 个月内所需要的全部营养物质,当然也含有足够的水分,即使在天气炎热时,只要坚持勤哺乳,也能满足婴儿的需要。所以,对母乳喂养的婴儿,是否需要额外多喂些水,不必太在乎。人工喂养就不同了。不管是牛奶,还是其他代乳品,其含水量都不能满足婴儿对水分的需要。人工喂养婴儿,不论是用什么样的代乳品哺喂婴儿,都不要忘了额外给孩子喂些水,以维持正常代谢的需要。

婴儿每日的需水量计算:每千克体重总的需水量为 150 毫升,如体重为 5 千克的婴儿,一天需水量为 750 毫升,扣除牛奶 550 毫升,还应额外补加水 200 毫升,可于两次喂奶之间给予,最好是喂白开水。

32. 人工喂养忌把牛奶作为首选代乳品

商店里奶类食品很多,有鲜牛奶、配方奶粉、普通奶粉等。有母乳吃当然好,但对于那些吃不到母乳的人工喂养儿来说,面临的首要问题就是选择什么样的代乳品最好。过去,人们把鲜牛奶或鲜羊奶作为人工喂养儿的首选代乳品。但近来发现,吃牛奶的孩子"火气大";多数大便干硬,甚至便秘。

牛奶中所含的蛋白质比母乳高出1倍多,假如孩子每日饮水量少,大便就会干结,有时可能2天才能大便1次。而且鲜牛奶每日都要到销售点去购买,买回后还需煮沸、消毒、保鲜、保温等,有其不便的一面。随着科技的不断进步,现在有专门为婴儿生产的"配方奶粉"。实践证明,配方奶粉喂哺婴儿的效果比用牛奶喂养好,是人工喂养的首选代乳品。因此建议家长,如果您的孩子需要人工喂养,不要再把牛奶作为首选代乳品。

配方奶粉与一般奶粉不同。一般奶粉仅仅是通过喷雾将牛奶中的水分蒸发而成为奶粉,加水冲调后与牛奶中的成分相同。所谓配方奶粉,是将牛奶进一步处理,改变其中的某些成分,使奶粉更接近于母乳的成分,有利于婴儿的消化吸收和生长发育。因为对婴儿来说母乳是最佳的天然食物,在没有母乳的情况下,应该选择最接近母乳成分的配方奶粉来喂养婴儿。目前市场上销售的婴儿配方奶粉品种较多,但各有其特点。"配方奶粉"在制作时要加入脱盐的乳清蛋白,调整白蛋白和酪蛋白的比例,并且用蛋白酶事先体外消化;还要添加植物油,不饱和脂肪酸、乙型乳糖、各种维生素、无机盐、微量元素,有的还添加牛磺酸、核苷酸或乳酸杆菌等。父母可根据孩子月龄大小选择合适的配方奶粉。但是,对于大孩子来说,胃肠道及肾脏的功能已完全有能力消化鲜牛奶。因此没有必要再吃配方奶粉。如果鲜牛奶不容易得到,可以买一般的奶粉冲调。从经济的角度考虑,鲜牛奶和一般奶粉的价格比配方奶粉便宜。

33. 忌把钙粉加入冲好的奶粉中

认为将奶粉冲好后再加点钙粉,这样既补充了营养又省去了另喂钙粉的麻烦,这是不科学的,因为冲好奶粉后再加钙粉,牛奶中的蛋白质遇到钙会结成凝块,使其中的蛋白质和钙的吸收均受到影响;另外,奶粉中的钙含量已不低,如再加钙可使钙磷比例失调,不利于钙的吸收。因此,补钙应在两次喂奶之间,用少量开水冲服。

此外,单纯补钙不能起到预防和治疗佝偻病的作用,必须同时补充维生素D才能促进钙的吸收和利用。维生素D的来源有两个途径:一是经口从食物中获得,但天然食物来源的维生素D不多;二是接受太阳光照射后经皮肤内转化形成,通过皮肤形成维生素D的量取决于阳光照射的强度、时间、身体暴露的面积等。所以,在条件允许的情况下,婴儿应多晒太阳,多到户外活动。

34. 忌在牛奶中添加米汤、豆浆及过多的糖

将米汤、豆浆或过多的糖加入牛奶中是不科学的。米汤、豆浆中的酶会破坏牛奶中的部分有效营养成分,使牛奶原有的营养价值降低。长期用这种方法喂养,会造成婴儿营养不良。

牛奶中添加过多的糖,特别是精制白糖,会使胰腺中分泌胰岛素的细胞活动加强,使胰岛素分泌增加。胰岛素促进葡萄糖合成糖原的同时,也促进过多的葡萄糖转化为脂肪而贮存起来,久而久之,这种喂养方法就会使小儿发生虚胖,并引起蛋白质吸收不良,从而使体质日趋虚弱,易于生病。因此,牛奶中不宜添加过多的糖。

35. 忌给婴儿喂结块的奶粉

奶粉的含水量很低,一般不超过 2%,外观呈极淡的黄色并具有浓郁的奶香气味。它是由新鲜牛奶经过真空浓缩、高温喷雾后制成的粉状制品。大约 8 斤鲜奶可制成 1 斤奶粉。新鲜的奶粉呈均匀的粉状,乳黄色,质地细腻,捏上去有"吱、吱"的声音,类同于冬天"捏雪"的感觉。闻之有鲜奶的香味,不粘连,不结块。如果奶粉保存不好,或时间过长就容易结块,结块的奶粉不宜给婴儿吃。

奶粉中含有 25%～30% 的乳糖,一旦开罐应立即密闭低温保存,若长期暴露在空气中,乳糖会吸收空气中的水分,使奶粉颗粒相互粘结,形成巨大的奶粉团块。这时奶粉的含水量大大增加,可使微生物包括细菌和真菌等迅速繁殖,奶粉的颜色逐渐变深,香味消失并产生一股陈腐的气味。这是由于蛋白质被细菌分解出各种胺类,以及脂肪分解出游离脂肪酸,部分脂肪酸被氧化成过氧化脂质的缘故。这种结块奶粉的营养价值大大降低,溶解度下降而含菌量却大大增加。因此,即使奶粉仍在保质期内发生了结块现象,仍以不食为宜。

36. 忌用炼乳代替母乳喂婴儿

炼乳很甜,小儿喜欢吃,所以很多家长把炼乳看作有营养价值的代乳品,这种看法是错误的,炼乳是不能代替母乳喂养婴儿的。

我们先来分析一下炼乳的成分。炼乳是将新鲜牛奶蒸发至原容量的 2/5,再加入 40% 的蔗糖,装罐经消毒后制成的。通常,250 毫升的鲜牛奶只能浓缩成 100 毫升的炼乳。由于甜度太高,炼乳必须加水稀释 5～8 倍后才可以吃。所以,100 毫

升的炼乳要冲成 500 毫升～800 毫升,其实也就是把原先 250
毫升的鲜牛奶稀释了 2～3 倍。经过这样的稀释,必然造成蛋
白质及脂肪的供应不足,有的家长将炼乳稀释的比5～8 倍还
要高,孩子长时期吃炼乳就会出现营养不良,以致骨瘦如柴,
面色苍白,平时容易生病,还可以同时有多种脂溶性维生素缺
乏症。另外炼乳太甜,使小儿胃口不好;小儿习惯于甜味,造成
辅食添加困难。因此不能用炼乳喂婴儿。

37. 忌把牛奶与鸡蛋一起煮

有些家长喜欢把牛奶和鸡蛋煮在一起让孩子吃,这样虽
然在操作上是方便了一些,但是从营养角度考虑是不科学的。

如果牛奶加上鸡蛋一起煮,最后牛奶煮沸了而鸡蛋还没
有熟,没熟的鸡蛋对人体是有害的。因为生鸡蛋的蛋清里含有
多量的抗生物素蛋白和抗胰蛋白酶,前者和生物素结合,使其
变成为人体无法吸收的物质;后者能破坏人体中的胰蛋白酶,
妨碍蛋白质的分解,对蛋白质消化吸收不利。煮熟的鸡蛋,抗
生物素蛋白和抗胰蛋白酶破坏了,不利因素也消失了。从卫生
角度讲,半生不熟的鸡蛋中存在着各种致病细菌,如沙门菌、
大肠杆菌等,这些细菌吃到肚里就有可能发生急性胃肠炎。

将牛奶与鸡蛋一起煮时,如果要把鸡蛋完全煮熟,必须煮
沸后再烧几分钟,但牛奶煮沸后很容易溢出锅外,所以要十分
小心。另外,煮得时间过长会使牛奶中的蛋白质凝固在锅底或
锅边。因此不论从营养保健还是从卫生角度来讲,牛奶与鸡蛋
不宜一起煮。

38. 忌把奶锅直接放火上煮奶

牛奶或羊奶是很好的乳品,特别是鲜牛奶或鲜羊奶,它们

的成分接近人奶,所以常将牛奶或羊奶作为婴儿代乳品的首选。但是,许多家长只知道牛奶和羊奶营养丰富,却不知道怎样煮奶才算科学。

人们在具体操作时常常用锅直接煮奶,通过煮沸把奶倒出后,在锅底上可以看到一层白色的东西,那是奶里的蛋白质。奶凉后,上面会有一层奶皮,那是奶里的脂肪,里面有着丰富的脂溶性维生素 A 和 D。给婴儿哺喂时,奶皮往往会挂在瓶上,不能通过奶嘴小孔进入婴儿口中。所以用锅直接煮出来的奶,婴儿要少吃许多营养物质。另外,煮奶时如果不在旁边守着,奶煮沸时会从锅里溢出来,上面含脂肪多的一层有着丰富的脂溶性维生素 A 和 D 的奶皮也会潽掉,损失很大。由此可见,用锅直接煮牛奶的办法是不可取的。

建议家长应采取隔水煮奶。现介绍两种可以采用的办法:

(1)把全天要吃的奶按喂奶次数和定量分装在多个奶瓶里,加入 5% 的糖,轻轻搅动使糖溶化。在奶瓶口盖一块干净的纱布或白布,用棉绳或橡皮圈固定。准备一个比奶瓶稍高的大锅。在锅屉上开 6、7 个比奶瓶直径稍大的孔。没有锅屉的可用粗铁丝编一个。将奶瓶插入锅屉的孔内。锅中加冷水,水面稍高于瓶中的奶。将锅置火上,煮开 20 分钟后取下。待奶冷后取出,置冰箱中或保存在冷锅中。天热时,锅中的冷水多换几次,奶就不会坏。吃时可将奶瓶一同置热水杯中加温,不必再煮。

(2)将婴儿全日用奶加糖后放入搪瓷茶壶中,壶嘴套一个小玻璃杯,按上法放在冷水锅中加热消毒,喂奶时可将壶中牛奶灌在消毒过的奶瓶中,按上法加温。

39. 忌让婴儿长期吃脱脂牛奶或奶粉

婴儿正是生长旺盛的时期,需要各种营养素,如蛋白质、脂肪、维生素等。牛奶中的脂肪为小儿提供了较多的热能,脂肪中含有一定量的脂溶性维生素。如维生素 A 及必需脂肪酸。即使短期吃脱脂或半脱脂牛奶或奶粉也可造成热能不足,如果长期食用对孩子健康的影响更大,可出现食欲不振,体重下降,皮肤干燥脱屑等。还可因脂肪缺乏,摄入的热能不足,造成营养不良、脂溶性维生素 A 不足等。

如果婴儿因消化不良而引起腹泻,可暂时吃脱脂牛奶或脱脂奶粉,待腹泻好转后还是应该逐渐由全脱脂奶改为半脱脂奶,再改为全脂奶。请家长们注意千万不要以脱脂牛奶或脱脂奶粉作为小儿常用的代乳品。

40. 忌选用不适宜婴儿的代乳品

母乳是婴儿最佳的天然营养品,应该提倡母乳喂养。但是由于各种原因不能用母乳喂养时,就得考虑选用代乳品。所谓代乳品,是指母乳以外的其他食品,如牛奶、奶粉、豆浆、米糊等。对于人工喂养或混合喂养的婴儿来说,这时的父母要面临着选择何种食品来代替母乳的问题。婴儿期是一个生长发育旺盛的时期,需要足够的营养素,如果父母选用的代乳品不适合婴儿生长发育的特点,就会造成营养不足或某一种营养素缺乏。如奶糕、米汤、炼乳、麦乳精、脱脂牛奶、脱脂奶粉等都不适合作为婴儿的代乳品。因为这些食品中所含的营养素产热能较少,或者所含的营养素比较单一,不能全面满足婴儿的生长发育。先以奶糕为例,虽然能耐饥,但它的主要成分是淀粉,与米汤的成分相似,如果以此作为主要的代乳品喂养婴儿,最初看上去婴儿又白又胖,但体内缺乏所必需的蛋白质和脂肪等营养素,长期食用会使孩子患贫血,抵抗力差,容易感染各种疾病,严重影响小儿的体格生长和智能发育;再如炼乳和麦乳精,它们的甜度太大,喂孩子之前需要加水稀释好多倍,这样其中的蛋白质和脂肪就很少了,若长期用此喂养,婴儿得不到足够的营养,以致骨瘦如柴,面色苍白,平时容易生病;另外脱脂牛奶及脱脂奶粉同样不适宜长期喂婴儿,如果婴儿因脂肪消化不良性腹泻,可以暂时食用。

究竟哪种代乳品比较适合婴儿生长发育的需要呢?对于经济收入一般的家庭来说,可以用鲜牛奶作为首选代乳品,它是较合理也是应用较普遍的代乳品,与人乳相比,牛奶的蛋白质和无机盐含量较高,是人乳的2～3倍以上,且较容易消化吸收;其次为鲜羊奶,它同样含有较高的蛋白质及无机盐等各种营养成分,但缺点是叶酸及维生素 B_{12} 含量不足,长期食用如不按时添加辅食,易发生巨幼红细胞性贫血,但是对于牛奶过敏的婴儿来说是首选的代乳品。

奶粉也可作为代乳品。现在奶粉的品种很多,成分和制作也不一样,婴儿应选用全脂奶粉或婴儿配方奶粉为佳。全脂奶粉是鲜牛奶浓缩、喷雾干燥制成,便于保存和携带,又较鲜牛奶易于消化;婴儿配方奶粉是将牛奶成分改变,使其接近人奶,再加上各种维生素和微量元素制成,适合婴儿喂哺,但售价较高,尚难被工薪阶层所接受。

41. 羊乳喂养儿忌忽视叶酸的摄入

过去,部分农村人工喂养的婴儿,多选用羊奶为代乳品,自己家里养上一只乳羊,既经济又方便。随着人们经济条件的不断提高,选用羊奶作代乳品的已比较少,但对于牛奶过敏的婴儿,羊奶仍是首选。不过,当孩子用羊奶喂养又未补充叶酸时,易导致叶酸缺乏。叶酸在人体内是合成核酸的原料之一,叶酸不足引起核酸尤其是脱氧核糖核酸合成不足,所以出现红细胞分裂增殖异常,出现大细胞性贫血,也叫巨幼红细胞性贫血。由叶酸缺乏而引起的大细胞性贫血,较由维生素 B_{12} 缺乏引起者为多,且恶性程度高,较难治,所以要重在预防,就是说婴儿用羊奶喂养者,一定要补充叶酸。

42. 忌用麦乳精喂养婴儿

现在市场上的儿童食品,包装精美,品种齐全。如果你逛一圈儿童食品专柜,也不由令你"心动",总想给孩子买点什么,特别是一些外包装上的广告词吹得神乎其神,令家长们失去了正确的判断能力。

奉劝家长,千万不要被那些华丽的广告词所迷惑。就拿麦乳精来说吧,它的主要成分是糖,它所含的蛋白质和脂肪大约只有奶粉的一半,把麦乳精冲成和奶粉同样的甜度,就得比奶粉多加一倍的水,这样一来,蛋白质和脂肪就更少了。儿童正处于不断的生长发育阶段,需要大量的蛋白质,这是麦乳精所不能满足的,此外麦乳精所含的脂肪较少,所以吃麦乳精也不能满足热能供给的要求。如果用麦乳精来代替全脂奶粉给婴儿哺喂,孩子只会越来越瘦,还容易得病。俗话说:"人是吃五谷杂粮长大的",其实儿童生长所需的营养全在天然食物中。

因此,无论从价格上,还是从营养上分析,都不能把麦乳精当成婴幼儿的主要食品。

43. 冲奶粉忌太浓或太稀

孩子出生后,如果母亲没有奶,或由于其他原因不能喂奶,就必须为孩子选择代乳品。小儿最好的代乳品应该是鲜牛奶,但由于条件限制没办法喂鲜牛奶时,就只有选择奶粉了。这样家长就应该掌握将奶粉配制成牛奶的正确方法。否则冲成的牛奶太浓,会引起小儿消化不良、高氮质血症、失水等症状;冲成的牛奶太稀,时间长了可引起营养不良,影响孩子的正常生长发育。

奶粉冲成牛奶有两种方法(指全脂奶粉):①按重量。奶粉1克加水7毫升即可成牛奶。如500克奶粉可加水3500毫升,但这种冲法不实用。②按容积。在实际应用时常用容积计算,比例为1:4,即1平匙奶粉加4平匙水即可冲成与新鲜牛奶相同的浓度。冲时先取一个上下体积一样的奶瓶,加入一定量的奶粉,然后加4倍奶粉体积的水。如加奶粉是1格的容积,再加4格容积的水就可以了。奶粉冲成牛奶时,亦可以先将一定量的奶粉加少量冷开水搅拌成浆糊状,直到没有凝块和颗粒状,再冲入一定量的开水。如果是速溶奶粉,把水直接冲入奶粉就可以了。然后按100毫升牛奶中加5克~8克糖的比例加糖,这样就可喂给孩子吃了。因为新生儿吃全牛奶太浓,需要加水稀释,即3份牛奶加1份水,所以用上述方法将奶粉冲成的牛奶需要再加1/3量的水稀释后才能喂养新生儿。

44. 忌断母乳后又断牛奶

10个月左右的婴儿就可以断奶了。许多孩子断奶后,会出现暂时的"戒断"现象,表现出情绪不佳,体重减轻等现象。断奶后本来就少了一种优质蛋白、脂肪等营养素的来源,因此孩子断奶期体重会减轻,这时候更需要足够的生长原料——蛋白质。这就需要多吃动物性食物来提供原料。因此鱼、肉、蛋、奶等是无论如何也不能缺少的。牛奶有丰富的蛋白质、脂肪，吃起来也方便，价格合理，是断母乳后婴儿理想的蛋白质来源之一。然而不是所有的婴儿都一直喜欢喝牛奶的，有的父母会发现婴儿在接受其他食物后，他对牛奶的兴趣会减弱，甚至厌烦牛奶，这种情况较为常见。因为这个时期的婴儿在饮食方面会越来越表现出他的个人爱好。但不管怎样，最好在断奶后每日的牛奶量不少于 500 毫升。如果婴儿已表现出厌食牛奶，父母也就不要勉为其难，重要的是要保持婴儿良好的求食欲望，喝牛奶主要是能保证供给婴儿优质的蛋白质，这些优质的动物蛋白在鱼、肉、蛋等动物性食物中都很充足，不愿喝牛奶，父母就想办法制备一些动物性的代乳品去弥补。过一段时间再试试喂牛奶，这个时期的婴儿对食物的喜恶还没定性，这个月不爱吃牛奶说不定下个月就爱吃了。关键是父母如何对待婴儿不吃牛奶的态度，如果每日都去硬喂，等于每天在强化婴儿的厌恶情绪，反而会使婴儿坚持不吃牛奶，若父母采取"无所谓"的态度，过一阶段婴儿忘却了牛奶，对重新喝上的牛奶会有一种新鲜感，倒是比较容易接受。

45. 贫血的婴儿忌喝牛奶为主

牛奶的营养价值虽然很高，但对患贫血的婴儿却不能多喝，这是因为：

(1)牛奶里含铁量太少，而且铁的吸收率很低：铁是造血的基本元素，铁不足则患缺铁性贫血。据分析，牛奶里的含铁量只有人奶的 33%；同时，人奶中的铁的吸收率可达 50%，而牛奶中铁的吸收率仅为 10%。维生素 C 能提高铁的吸收利用率，而牛奶中的维生素 C 含量很少。当今多数家庭都用金属器皿煮牛奶，使维生素 C 很容易被氧化。加上婴幼儿时期缺乏胃酸,不利于维生素 C 的吸收,若不注意补充维生素 C,铁的吸收利用率自然就低了。同时,牛奶中钙、磷、钾含量较多,而这些无机盐可使胃内容物呈现碱性,磷还可与铁结合成难溶解的物质。这两条都会影响铁的吸收,从而妨碍缺铁性贫血的纠正,甚至可能加重病情。

(2)牛奶中的叶酸、维生素 B_{12} 等抗贫血因子易遭受损失:目前,婴幼儿饮用的牛奶都要经煮沸消毒,而叶酸和维生素 B_{12} 经煮沸后损失可达 50% 以上。另外,维生素 B_{12} 只有在胃内粘蛋白作用下,才能被顺利吸收。由于婴幼儿胃内缺少粘蛋白,故单纯用牛奶喂养,用多喝牛奶的办法纠正贫血是不可取的,势必造成叶酸和维生素 B_{12} 的缺乏,致使细胞的核酸代谢障碍从而发生婴幼儿巨幼细胞性贫血。

因此,牛奶虽为营养佳品,是婴幼儿主要食品,但有贫血的患儿不宜多喝。即使对一般婴幼儿,也不要单纯以牛奶喂养。孩子 4～6 个月时就要及时添加辅食,如肝泥、瘦肉或富含铁、叶酸、维生素 C 和维生素 B_{12} 等食物。

46. 忌在牛奶中加红糖

牛奶具有很高的热能和维生素,对孩子的生长发育有很好的促进作用。但孩子长期食用牛奶易发生贫血。因此,有的父母在牛奶中加红糖,这是不对的。牛奶中含有大量蛋白质,遇酸、碱可发生凝胶或沉淀。而红糖中含有一定量的草酸和苹果酸,易使牛奶中的蛋白质变质沉淀,孩子食后会引起消化功能失调,牛奶的营养成分也受到损失,故牛奶中不宜加红糖。

47. 忌断奶的时机和方法不妥

婴儿断奶的最佳时期为 8～12 月龄。在此期间,单靠母乳喂养已不能满足婴儿生长发育的需要,如不及时添加食物,不及时断奶,就会使孩子对母乳产生依恋,不愿吃别的东西,日久会营养不良、消瘦,甚至贫血等。要想能够顺利断奶,又不影响孩子的健康成长,应注意以下几点:

(1)忌在炎热的夏季或孩子生病时断奶:可推迟到凉爽的秋季或孩子健康恢复后再考虑断奶。

(2)忌"闪电式"断奶:断奶是一个过程,不能说断就断。父母要早在断奶前就要做好准备工作,如4个月后添加辅食,就是为断奶做准备,在断奶前逐渐减少喂奶次数,逐渐增加辅食量。到断奶时就较易顺利地渡过。

(3)忌"恐吓式"断奶:比如妈妈在奶头上涂上紫药水、辣椒面等,吓得孩子不敢吃奶,这样会使孩子产生恐惧、焦虑、悲观等不良情绪,是极不可取的。

(4)忌"回避式"断奶:比如母亲"回娘家"或把孩子暂时"送人",让婴儿看不到母亲,吃不到奶,突然失去了"物质"和"精神"双方面的享受,结果引起孩子精神不佳、哭闹、食欲不好、腹泻等不良反应,也是极不可取的。

(5)断奶时忌"心太软":只要季节及孩子健康状况适宜,该断奶时就断奶,不要太溺爱、太心软,使孩子的断奶一推再推,有的推到好几岁,养成"吊奶头"的习惯,于是孩子对吃奶越来越迷恋,以致不愿吃饭,引起面黄肌瘦、营养不良性贫血等后果。

48. 婴儿添加辅食时间忌过晚

母乳喂养的婴儿,一般从4～6个月开始,就该添加辅食了。所谓辅食,即是指母乳以外的其他食品。有些妈妈在这个时期,由于营养及体质比较好,分泌的奶量仍很充足,孩子吃都吃不完,觉得没有必要添加辅食,其实这种看法是错误的。因为这个时期,即使提供的奶量足够,但奶汁中所含的营养素已不能满足婴儿生长发育的需要了。一旦过了这个时期,添加辅食过晚,不但会引起营养不良,还容易使婴儿出现"恋乳"现象,对断奶造成困难。

让我们先了解一下及时添加辅食的必要性。

(1)母乳的营养逐渐不足:婴儿4～6个月时母亲每日分泌的乳汁一般在800毫升左右,而这时婴儿的体重为7 000克～8 000克,仅靠母乳提供的营养素已不能满足他们生长发育的需要了。以铁为例,婴儿每日需要铁6毫克～10毫克,而每100毫升母乳中含铁只有1毫克。

(2)训练吞咽能力:婴儿从习惯于吃奶(流质)逐渐过渡到吃固体食物,需要有半年或更长的时间。如果婴儿没有经过这样的训练过程,当家长突然喂半固体或固体食物给他们吃时,孩子就会拒绝进食。

(3)训练牙齿的咀嚼能力:婴儿长出门牙之后,齿龈的粘膜会变得更坚硬。这时如果给他们吃半固体食物,婴儿就会用牙齿和齿龈去咀嚼食物。这样既有利于乳齿的萌出,也有利于训练他们的咀嚼能力。

(4)抓住婴儿5～6个月这个关键时期:从第5个月起,就可以给孩子喂糊状食物了。一开始可能会有些困难,不过不久就会逐渐适应。如果到孩子7～8个月时再喂糊状食物,孩子进食时就会经常出现恶心,如果延迟到孩子10个月以后再喂,困难就更大了。

(5)为断奶做准备:婴儿的辅助食品又称为离乳食品,它的意思并不是指完全断奶以后所用的食品,而是指由单独的母乳喂养到断乳这一阶段时所增加的食品。母乳喂养是有阶段性的,孩子最终还是要断奶的。突然断奶不仅容易导致孩子腹泻和营养不良,而且在孩子的心理上也会造成影响。所以,尽管母亲奶水很多,也要有准备地逐渐断奶。

以上几点表明,当孩子长到4～6个月时,就要逐渐增加辅食,以免对孩子以后的生长发育带来不良影响。但要注意刚开始添加辅助食品宜在两顿奶之间,这时婴儿处于饥饿状态,容易接受。等婴儿逐步适应后,就减去1顿母乳。在此基础上再以辅食代替2顿、3顿母乳,让奶类在一天的饮食中逐渐处于次要的地位,而此时乳母的分泌量也逐渐减少了。这样就逐渐把婴儿的辅助食品转变为主食,而婴儿也不容易出现"恋乳"现象,最终能顺利地断奶。断奶之后每日可喂婴儿1～2次牛奶,以补充平时饮食中蛋白质和钙的不足。

49. 婴儿添加辅食时忌搭配不合理

为了满足婴儿的生长发育,在小儿出生后4～6个月,不论是母乳喂养,还是人工喂养,都要添加辅助食品。所谓辅助食品,即除乳类及代乳品等主食之外的食品。1岁以内的婴儿,特别是6个月前,原则上仍以母乳喂养为主,但随着婴儿的不断生长,母乳中所含的营养素以及乳量已不能完全满足婴儿生长发育的需要,所以在4～6个月之后就应开始添加辅助食品,添加时不要违反辅食添加的一般原则。

(1)不要同时添加几种辅食:每次只加一种新食品,待婴儿习惯和适应后再加第二种,不要两种或两种以上的食品同时添加。如先添加米糊,在1～2周内不应加蛋黄等其他辅食。待孩子适应吃米糊后,再加第二种辅食。

(2)第一次添加不宜量多:比如孩子4个月后添加鸡蛋黄,先每天喂1/4个,若消化好,大便正常,过1周左右,再增加到 1/3 个。

（3）注意由稀到稠，由淡到浓：如冲调米粉一开始要冲得稀一些，孩子容易吞咽，等孩子习惯了之后再逐渐增加其稠度；刚开始给孩子喝水果汁时可以用水稀释，以后再喝纯的。

（4）食物从细到粗：如先喂鱼泥，以后再喂小块鱼肉。刚开始喂菜泥时，蔬菜要切得细一些，以后可以切得粗一些。

（5）添加的时间：孩子对新添加的食品可能不习惯，不爱吃，因此要在孩子饥饿时加，因为饥饿时食欲好，容易接受新食品，故可以在下次喂奶前加。

以上注意事宜，每位家长可根据您孩子的具体情况来灵活掌握，但要切实做到"宁欠毋过"，以免伤了孩子的胃口。

50. 忌忽视添加辅食后对婴儿的观察

许多家长都知道，孩子 4～6 个月后就该添加辅食了。却不知加喂的食物和量是否适合，如果加喂的不合适，不仅不利于促进婴儿正常的生长发育，反而会影响婴儿的消化吸收，甚至引起疾病。所以，在给孩子添加辅食后，家长不能忽视了对添加后的观察，并且要了解食物添加后怎样才算正常，怎样是不正常，以便及时调整，以保证孩子的健康成长。

婴儿的消化吸收情况如何，加喂的食物和量是否适合，可以观察婴儿的大便来判断。大便的性状能表明婴儿的饮食消化情况，如用母乳喂养的婴儿大便呈金黄色软状，喂牛奶的婴儿大便呈浅黄色发干，皆属正常。如果大便的臭味很重，这说明对蛋白质消化不好，大便中有奶瓣是由于未消化完全的脂肪与钙或镁化合而成的皂块。如果加喂辅食后大便发散，不成形，就要考虑是否加喂辅食过多或煮得不够烂，引起消化吸收不好。如果大便很干，可以适当加些菜泥、碎菜或多喂一点菜汁或鲜的淡水果汁。此外，还要注意大便的颜色，如给婴儿吃了绿叶蔬菜，大便可能有些发绿。但如果大便中有粘液、脓血液，或大便次数增多、便稀，说明肠道有疾病，如肠炎或细菌性痢疾等，此时应及时留一点大便送医院化验检查。

要知道婴儿添加的辅食是否得当，是否有利于促进婴儿正常生长发育，还应注意观察婴儿皮肤颜色、光泽等表现。一个健康、正常的婴儿，脸色红润、皮肤细腻、眼皮内面和指甲盖应呈粉红色。婴儿身体的面颊部、背部、胳膊上部、大腿内侧都含有一定量的皮下脂肪。婴儿发生营养不良时，皮下脂肪层会立即消减，消减的顺序首先是腹部，其次是躯干、四肢，最后是面颊部。注意观察皮肤反应，婴儿是否消瘦，过胖或贫血面容，以便及早发现添加的辅食是否得当。有的婴儿消化不好皮肤会起疙瘩，或因对某种食物过敏出现湿疹。因此，注意观察婴儿皮肤反应，有助于及时发现异常情况，改进对婴儿的喂养，以利婴儿健康的生长发育。

51. 忌营养失衡

营养失衡是时下营养不良的突出问题。近年来，大多数家庭经济宽裕了，总是给孩子买些五花八门的零食吃，以致孩子的饮食是以零食占主导，较少青睐家常便饭。要知道，从商店花高价买来的零食主要成分是糖类，营养很不全面，不能满足孩子生长发育的需要。如果不能及早警惕的话，光吃零食就足以把孩子吃"傻"了。这里并不是危言耸听，您看一看下面的内容就基本明白了。

均衡营养的获得，是孩子成长的前提。而营养不良，却会阻碍这一进程。营养不良是指一个人所摄入的营养物质，从质和量两方面来说，都不能满足儿童各种生理功能的需要。儿童如果营养不良,会对身体的正常发育造成严重影响,例如身体不够高,体重比较轻,发育和性成熟推迟等,不仅如此,营养不良还直接影响到儿童脑细胞的发育,成为孩子大脑发育的"敌人"。

通过大量的动物实验证明,营养愈充分,脑的体积就愈大,重量也大。如果营养不良,脑的大小和重量都会受影响。会使脑细胞的分裂减慢,导致脑细胞的数量减少,以及影响髓鞘的形成。营养不良可影响神经激素和酶的活动,减少脑细胞中某些物质的形成;影响周围神经系统的发育;由于营养不良,还可能影响某些生长激素的分泌,因而使脑细胞发育受到影响,给大脑的健全带来不良后果。

总之,一岁以内的婴儿,如果有严重的营养不良,大脑细胞数会明显减少,并且导致大脑发育不全。两岁以后,营养不良不会引起大脑脑细胞数目的减少和脑的发育不全,但是,会影响脑细胞体积的增大,直接影响脑的质量和功能,会影响儿童的智力发育和行为的正常发展。

52. 忌营养过剩

用科学的眼光看,能把孩子养得胖一些当然无可厚非,如果因营养过剩,把孩子养成了小胖墩,那就不全是好事了。

婴幼期的孩子,生长速度快,食欲比较旺盛,如长期营养过剩就容易造成肥胖症。有些家长怕孩子吃得少,吃不好,只要孩子想吃,家长会毫不吝惜地花钱去买,总是把孩子的肚子填得满满的。特别是有些孩子,食欲很好,消化吸收也好,还总爱吃甜食、肥肉、油性食物,而不爱吃青菜,久而久之,就形成了肥胖。当婴儿体重超过同年龄、同身高婴儿正常标准的20%,或超过同年龄、同性别健康婴儿平均体重加2个标准差值称为肥胖。婴儿肥胖多为单纯性肥胖，是由于长期热能摄入超过消耗，导致体内脂肪蓄积过多而造成的疾病。肥胖是婴儿健康不良的表现；对环境温度变化的应激能力降低，血脂水平增高，男孩雄性激素水平降低，女孩雌性激素水平增高，而且婴儿肥胖是成人肥胖症、高血压病、冠心病、糖尿病的先驱症状，此外由于肥胖的婴儿脂肪组织过多，容易使皮肤皱褶加深，若护理不当局部容易潮湿，引起皮肤糜烂、炎症或产生疖肿等。

因此，谨请每位孩子的家长注意一定要讲究合理喂养，不要认为把孩子喂得越胖越好。

53. 忌把普通粥作为婴儿粥

婴儿长到 5～6 个月，乳牙开始萌出，可以逐步添加婴儿粥了。所谓婴儿粥，是指在粥内加入了一定数量的鱼、肉、蛋、肝、蔬菜和豆制品等。婴儿粥适合于喂养婴儿，既能提供充足的热能及蛋白质，又有维生素和无机盐，所以婴儿粥能预防婴儿期多发的营养素缺乏病，尤其是缺铁性贫血。但是，有的家长对婴儿粥缺乏了解，一提到"粥"，往往会想到那些传统的粥，如大米粥、小米粥、面粥、八宝粥等。这些粥内所含的成分主要为淀粉和糖，如果长期食用这种粥类，孩子也能养胖，但却是"虚胖"。这种孩子看上去白白胖胖，挺惹人喜爱，但是抵抗力差，很容易生病。因此，家长在制作婴儿粥时，需了解婴儿粥的成分比例及制作方法，不能将"普通粥"和"婴儿粥"相混淆。也就是说，做出的婴儿粥质量不能太差，否则会影响孩子的健康成长。

下面介绍几种常用婴儿粥的制作方法，供家长参考。

（1）肉末粥：1 份大米加 8 份水煮成粥。将蔬菜切碎，和已经做好的肉末一起倒入粥中煮沸,最后加些植物油及少许食盐即可。

（2）蛋花粥：用上面的方法将粥先煮好,然后将鸡蛋打碎搅匀,倒入已煮好的粥内,边烧边搅,直到煮沸。最后再加切碎的蔬菜或豆制品及调味品。

（3）鱼粥：洗净去内脏的鱼,如青鱼、带鱼、鲳鱼等,整条蒸熟去刺骨,将肉研碎拌入煮的粥中,加适量食盐、葱,少许料酒,即成鱼粥。

（4）猪肝泥粥：洗净的猪肝用刀横剖,再刮取切面处泥状物,加料酒、食盐放入粥中煮透。最后加入菜泥和豆制品煮熟再吃。

54. 4个月以后的小儿忌再以甜味食品为主

4个月以内的婴儿肾功能尚未完善,即使吃米粉糊也不必加食盐,再说,4个月以内的婴儿基本上靠母乳喂养,尚未添加辅食,所以一般还没接触到咸味饮食。但是4个月以后,按我国的传统习惯,糊状辅助食品,如奶糕、营养米粉等,大多数仍是加糖制成的甜食。这样的调配其实对孩子的健康不利。

因为食糖中根本不含蛋白质,奶糕中所含蛋白质的量也是很有限的,而生长较快的婴儿偏偏需要大量的蛋白质,所以经常以奶糕、米粉等甜食作为辅食来喂养的孩子,蛋白质摄入不足,多余的糖类大多转化为脂肪,在体内贮存起来。小宝宝外观上又白又胖,好像挺健康,实际上体内蓄积较多脂肪组织,肌肉松软,抵抗力差,还可能出现贫血,各种微量元素和维生素不足等状况。

对于4个月以后的小儿,合理的喂养应该是在淀粉类食品的基础上,添加各种动、植物性食物,如蛋黄、鱼泥、肝泥、肉末、菜泥、豆腐等。无论从婴儿生长的需要还是从调味的角度出发,把辅助食品制成咸味是比较合适的。应该注意的是,口味不能以成人为标准,不能太咸,否则会加重孩子肾脏的负担,甚至出现水肿。

55. 忌用嫩菜心制作菜汁

蔬菜是小儿生长发育不可缺少的食品,但婴儿太小,不能直接食用,故只能喂一些制作的菜汁。小儿长到 2 个月以后就可以适当喂些菜汁了。爱孩子是父母的天性,父母在给孩子制作菜汁时,往往认为蔬菜外面的叶子太老,不容易消化,就专门取用嫩菜心部分做菜汁。其实,这是一种不符合营养卫生的做法。

据现代营养研究分析,蔬菜的营养价值以翠绿色为高,黄色次之,白色较差,同一种蔬菜也是色深的营养价值高,从蔬菜的生长过程看,蔬菜的生长需要阳光,由于光合作用,外部的叶片往往比里面的获取营养多,它的颜色也比里面的深,而菜心包裹在内,见不到阳光,颜色往往是淡绿色、黄色,甚至近白色。因此从营养角度看,嫩菜心要比外部的深绿色菜叶差得多。故给孩子制作菜汁时,要选用新鲜、深色的外部叶子,洗净、切碎,放入干净的碗中,再放在盛有一定量沸水的锅内蒸煮,取出后将菜汁滤出,加少许调味品后喂孩子。

56. 忌随便给婴幼儿服用蜂蜜

蜂蜜是花粉中的糖类经过蜜蜂的唾液腺中的消化酶在无氧环境下消化分解所产生的一种甜美食品。蜂蜜中含有 70%左右的葡萄糖和果糖,20%的水分以及少量蛋白质、蔗糖、无机盐、有机酸、酶类和维生素,并含有蜂蜡,具有软化大便的作用。蜂蜜也是治疗各类疾病的一种良药。但是近年来的研究表明，婴幼儿不宜吃蜂蜜。

因为婴幼儿吃蜂蜜具有一定的危险性。首先，在春暖花开之际，万物生机勃勃，香花和毒草并存，蜜蜂不仅采摘香花的花粉，也难免会采集一些有毒植物的花粉，人吃了这种花粉酿成的蜜，可产生腹痛、腹泻、口唇水肿、全身荨麻疹等过敏症状，若是食用含雷公藤、山海棠花的蜂蜜，则会使人中毒。其次，世界各地广泛分布着肉毒杆菌的孢子体，如果蜜蜂把含菌的花粉带回蜂巢，那么剧毒的肉毒杆菌毒素便会混入蜂蜜中，只要极微量的肉毒杆菌毒素便可使婴儿发生类似于破伤风病的四肢抽搐、角弓反张，并迅速转入呼吸、循环的衰竭。由于迄今尚无针对性的解毒剂，故一旦发病，预后很差。另外，蜂蜜中还常常含有一些蜂皇浆，蜂皇浆具有促进代谢，增强免疫功能等作用，但也有类似性激素的作用，女孩服后可致乳房肿大，月经提前来潮，男孩吃后会引起阴茎增大，声音变粗等早发育的症状。因此，婴幼儿应慎用蜂蜜。

57. 忌只给孩子喝汤不让吃肉

有些家长认为：鸡、鱼、肉等食物煨成汤后，其营养成分都在汤里，或是低估了孩子的消化能力，总以为孩子还小，没长几颗牙，没有能力去咀嚼，消化，故只给孩子喝汤，不给孩子吃肉。这种做法是不正确的。

实际上，鱼汤、鸡汤、肉汤与鱼肉、鸡肉、猪肉的营养是不一样的，在汤内只含有少量的维生素、无机盐、脂肪及蛋白质分解后的氨基酸，最多只有原来食物的 10%～12%，而大部分精华，如蛋白质、脂肪、维生素、无机盐都留在肉内。只给小儿喝鱼汤、鸡汤、肉汤，孩子不但得不到应有的营养，易患营养不良及贫血,还会养成孩子吃饭不嚼的坏习惯,食物不经过牙齿的咀嚼和唾液的搅拌,日久会影响食物的消化吸收。所以,父母在喂汤的时候,要同时喂些肉末。

58. 忌嚼饭喂婴儿

有些人给孩子喂饭时,总喜欢把饭菜嚼碎以后喂给孩子。这些人大多认为,嚼碎后给孩子吃可以帮助对这些饭菜的消化、吸收。这种做法既不雅观,也不符合饮食卫生,应予纠正。

食物经成人咀嚼后,失去了原有的色、香、味,如果孩子只吃嚼过的现成的食物,会降低孩子的食欲,影响消化液的分泌而引起消化不良。同时也会对小儿的牙齿生长和训练咬肌的功能产生不利影响。

另外,成人口腔中存有大量细菌及病毒,如链球菌、肺炎球菌、葡萄球菌、白色念珠菌、肝炎病毒、痢疾杆菌等。这些细菌通过被嚼过的食物进入婴儿的口腔及消化道,可引起局部感染或胃肠道感染。对于患有某些消化道及呼吸道传染病的家长更应禁忌嚼食物喂孩子。

因此,希望家长们千万不要把食物嚼后给孩子吃,如果孩子还太小,没有能力咀嚼食物,则应将食物剁烂、切碎后喂给孩子吃。

59. 忌给婴儿完全低脂肪饮食

有些年轻的父母认为,多吃脂肪对孩子生长发育不利,会得肥胖症,将来长大后还容易得心血管疾病。因此控制给孩子吃含脂肪的食物,于是他们的孩子越长体质越差,非但体重不增,而且还可能出现多种维生素缺乏症。因此,婴幼期采取低脂饮食是不正确的。这是因为脂肪是供给体内热能的重要来源,1克脂肪供给37.62千焦耳热能;并且有利于脂溶性维生素A、D、E、K的吸收;体表脂肪能防止体热散失,内脏周围的脂肪能保护脏器不受损伤。维持机体正常功能所必需的不饱和脂肪酸,必需由食物供给,机体不能自己合成,不饱和脂肪酸是神经系统发育的必需物质,是组成细胞膜的重要成分,还参与血小板的活动,同时还有防止动脉硬化的作用。

当孩子缺乏脂肪时,会导致热能不足,生长发育速度减慢,身高与体重增长减慢;皮肤干燥、脱屑;有的孩子排便次数增多,呈暗褐色;有的孩子由于血小板(凝血因子之一)功能受损,可表现为紫癜;有的孩子易患上呼吸道感染、肠炎,并可见伤口不愈合等表现。

因此婴幼儿必须供给适量的脂肪。但也不能供给太多,不然要引起消化不良、食欲差、日久还会影响心血管系统。

60. 忌给婴儿吃没有煮熟透的豆浆

有的孩子对牛奶过敏,一喝牛奶就感到腹胀、腹痛。还有极少数的孩子肝脏内先天性地缺乏乳糖代谢过程中所需要的酶,而乳糖是牛乳中的主要糖分,缺少这种酶就不能将乳糖代谢为葡萄糖,这些代谢产物会对大脑产生影响。因此缺少了这种酶,可能会发展为智能迟缓、肝脾肿大及白内障。对于这些孩子,只能用豆浆代替人乳或牛乳来喂养。

大家知道,豆浆是用黄豆制成,营养价值很高,在我国常用来作为2～3个月以上小儿的代乳品或人工喂养婴儿对牛奶蛋白过敏的营养品。豆浆中含有丰富的优质蛋白,其中赖氨酸的含量较谷物高,可以补充大米和面粉中赖氨酸的不足;豆浆中蛋白质的消化及吸收率也相当高;其中的脂肪含量也很丰富,并且含有较多的必需脂肪酸,还含有丰富的铁和B族维生素,对生长发育中的孩子较为适宜。虽然豆浆营养丰富,如果吃了未煮熟的豆浆,会引起食物中毒,这是什么原因呢?

豆类中有抗胰蛋白酶、红细胞凝集素、皂角甙等有害成分。只有经过煮沸,这些有害物质才会全部被破坏,使豆浆对人体没有害处。而生吃则会出现恶心、呕吐等消化道症状。

所以,豆浆必须充分煮沸后食用,在煮的过程中,常会出现"假沸"现象,必须用汤匙充分搅拌,直至真正的煮沸、煮透才能给孩子吃。

61. 婴儿的饮食忌过咸

食盐中含有钠、氯,两者都是人体必需的无机盐,它对人体的作用主要是维持人体的渗透压。食盐味咸,也是日常烹调食物的调味品,缺少了食盐,菜就变得无味。食物的咸淡主要取决于烹调时食盐的用量。在日常生活中,有些父母饮食习惯偏咸,孩子势必就慢慢跟着吃得咸盐多了一些,父母往往以自己的口味来决定小儿的口味,殊不知成人对食盐的耐受力比婴儿强得多,成人感到咸味的浓度是 0.9%,婴儿的浓度是 0.25%,如按成人的口味则小儿摄入的食盐就多了,无疑是高盐饮食。婴儿长期饮食过咸,对其生长发育会造成许多不利影响,主要的有以下几点:

(1)长期饮食偏咸:会造成体内钠离子过剩,体内的水分相应增多,增加血液循环流量,加重心脏负担。钠在体内的内分泌作用下还会引起血管收缩,使血压升高,易引起高血压。因此,要预防高血压,应从孩子时就开始培养低盐饮食的习惯。

(2)过食咸味会影响肾脏功能:婴儿期的各个脏器,包括肾脏尚未发育完全,功能也较弱,如果食物过咸,就会加重肾脏负担,血中过多的钠不能排出,使水分吸收增多,易发生水肿。若时间过长,小儿体内的代谢产物就不能正常地排出体外,致使肾功能降低,抵抗能力下降,久而久之会引起肾脏及心血管系统的各种病变。

(3)过食食盐还会导致钾、钠平衡失调:长期食过咸食品可使体内的钾大量随尿排出,而钾损失过多会引起心肌衰弱,造成不良后果。

从上述可知,饮食过咸对婴儿的健康是非常有害的,并且会影响到成年后的身体健康。为了孩子的健康成长,要切实做到低盐饮食。

62. 婴儿吃水果忌过多

水果含有丰富的维生素,具有较高的营养价值,而且水果中的纤维素、半纤维素、果胶、无机盐及有机酸等在体内起着调节生理功能、促进消化、防止便秘等作用。水果味美甘甜,是婴儿爱吃的食物,如果父母选择一些新鲜而又成熟的水果,根据孩子月龄的需要,适量哺喂,无疑对孩子的生长发育是有好处的。但是,过食水果也会有许多坏处,甚至因此而致病。特别有一些父母,看到孩子喜欢吃,自己心里也甜甜的,就失去了控制,于是多喂一口,再多喂一口,岂不知孩子太小,食量也小,且消化系统的功能尚不成熟,在这多吃得一口、一口中就容易坏事。比如,适量的香蕉有润肠通便作用,但是如果饱食一顿香蕉后,婴儿就会出现腹胀便稀,影响胃肠道功能。如果在短时间内喂大量水果,还会引起血糖浓度很快升高,而过高的血糖又促使人体分泌大量胰岛素,使血糖浓度迅速降低,造成短时间内血糖大起大落,使小儿出现疲乏困倦等不舒服的感觉。而且,过多的糖分会在肝脏内转为脂肪,使小儿容易发胖。因此，父母要记住美味不可多食，哺喂水果要适可而止，不宜过量。

63. 给婴儿喂果汁忌选配不合理

3个月左右的婴儿就可以饮用果汁了。果汁不仅能补充维生素，还可以使大便变软，易于排出。果汁好喝，小儿容易接受，还能让他领略到人生的乐趣。但是给婴儿喂果汁，家长不宜忽略下列问题：

（1）酸性的果汁不宜喂奶后喝：水果汁大多是酸性的，如果在喝奶不久就喂的话，在胃内能使牛奶中蛋白质凝固成块，不易消化吸收。因此，给婴儿喂果汁最好在喝完奶后1小时再喂，也就是要选在两顿喂奶之间喂，这样有利于维生素的吸收。

（2）不宜选用市售的水果原汁：因为市场上出售的水果原汁通常是用鲜果汁加糖、加防腐剂制成的，制作时会消耗大部分的维生素，营养价值会降低。而且，婴儿太小，每次只能喂几匙，还要对水，这样一瓶原汁要饮用较长的时间，反复开启瓶盖容易混进细菌，易使小儿感染。所以，无论从营养角度，还是从卫生角度讲，水果原汁可以说不是婴儿理想的饮料。

（3）不宜饮用果子露：市面上销售的五颜六色、色泽鲜艳的各种果子露，如橘子露、柠檬露、苹果露、杨梅露等，它们都不是由水果制成的，而是用白糖和水加上人工合成的色素、香精、糖精等配制成带有水果味的甜饮料。这些饮料不仅营养价值很低，相反，添加的一些化学物质对婴儿是弊多利少。因此，婴儿不要饮用果子露。

（4）每次饮用的量要适当：因为婴儿消化能力不成熟，且胃容量很小，如果一次饮入太多，不仅影响正常的吃奶，还容易引起腹泻等不良反应。

建议家长选用新鲜、成熟、多汁的水果,如橘子、橙子、西瓜、梨等制作成果汁哺喂婴儿。制作者要先洗净自己的手,再将水果冲洗干净,去皮,把果肉切成小块状放入干净的碗中,用小匙背挤压出汁,或用消毒干净的纱布挤出果汁,加少量的温开水,即可喂哺。要注意不要加热,否则会破坏水果内的维生素。现在生活水平提高了,家庭中大多都有电动榨汁机,制作起来十分方便。

64. 忌贻误培养孩子定点吃饭的良机

俗话说"三躺、六坐、八爬扯"。指的是 3 个月左右的婴儿躺着,6 个月的婴儿能坐着,到 8 个月就会爬了。所以 6 个月以后到 1 岁的孩子大多都能独坐了。这个时期的小儿是培养定点吃饭的好机会,可以让他养成良好的饮食习惯,否则贻误这个良机,孩子稍大点就不容易培养了,很可能造成孩子边吃边玩的不良习惯。

因此,对 6~8 个月龄的婴儿,让他坐在有东西支撑的地方来喂饭是件容易的事。问题是要注意让他每次喂饭靠坐的地方要一致,让他逐渐明白坐在这个地方就是为了准备吃饭的。一般常可选择在小推车上或婴儿专用餐椅上。这时候婴儿对吃饭的兴趣是比较浓的,他们一到吃饭的时间,就好像饿得要命,急于吃到东西,哪里还在乎坐在什么地方,很乐意按你的摆布好好坐着吃的,坐在一个固定位置吃饭的习惯就容易培养起来。如果到了 1 岁多再来培养这种习惯就很难了。1岁的孩子兴趣日益广泛,再也不把大部分的兴趣都集中在进食上。他们更感兴趣的是爬上爬下、玩扔东西,主见也多了,根本不会再听父母的任意摆布,老老实实地坐着吃饭,绝大多数也就会养成边吃边玩的习惯,其实这个时候他们的心思根本不在吃上,而是在玩上,是一种很不好的饮食习惯。因此,在孩子6～8个月时是培养定点吃饭的好机会,父母千万不要贻误良机。不然,到时候责怪孩子为什么不好好坐着吃饭时,得先问问自己有没有去培养孩子这样做。

65. 忌阻止满 6 个月的婴儿吃固体食物

婴儿的最初几个月中,主要是通过吸吮来进食食物的,因此,食物只能是流质。满 6 个月以后,单纯吃奶就不能满足婴儿生长的需要了,必须添加一定量的辅食。此时,有的婴儿牙齿已萌出,有的刚开始萌出,有的还没有萌出,但是婴儿已有了咀嚼动作。这一时期就要训练培养孩子吃固体食物(即硬食),如果错过这一时期,对婴儿适应固体食物和面部发育有可能产生一些不良影响。有的家长认为,6 个月的婴儿,牙没几颗,有的甚至还没长牙,不能吃硬食,只能吃软食及流质,否则会损伤婴儿口腔。其实,这种看法是片面的。

因为固体食物能促进婴儿牙齿的萌发,促使咀嚼运动的发育,反复不断的咀嚼反过来又刺激了牙齿的萌出。所以 6 个月以后的婴儿,可以吃一些半固体食物,并逐渐改成固体食物。如果因为婴儿没出牙,就只能给流质食品,那么牙齿的萌出将延迟,也很难学会咀嚼。因此当婴儿能接受碎块状食物后就应该适当给些硬食,如果只吃柔软的食物,孩子不需要太多的咀嚼就吞咽了,长期这样,他的牙床和脸部肌肉得不到运动,颌的发育一定不好。父母不用担心这个月龄的婴儿吃不了硬食,相反,孩子的能力往往都高于父母的估计,其实孩子能凭牙床和舌头把块状食物磨烂咽下,当然,所谓硬食绝对不是指那些蚕豆、核桃、松子等坚硬的食物,而是指那些于软食相比较硬的食物,如面包片、饼干、水果片、红薯片等。以后逐渐添加一些如面条、碎菜等需要咀嚼的食物,为婴儿正常生长发育创造条件。

66. 忌阻止婴儿用手抓食品

婴儿过了 6 个月后,手的动作会变得更加灵活,不管是什么东西,只要能抓到手就喜欢送到嘴里,有些父母会担心婴儿吃进不干净的东西,就阻止婴儿这样做。这是不科学的。婴儿能将东西往嘴里送,就意味着他已在为日后自食打下良好的基础,若禁止婴儿用手抓东西吃,可能会打击他日后学习自己吃饭的积极性。因此父母应从积极的方面采取措施,把婴儿的手洗干净,周围放一些伸手可得的食品,如饼干、水果片、鲜虾条等,让他抓着吃,这不仅可以训练他用手的技能,还能摩擦牙床,以缓解长牙时牙床的刺痛,同时能让婴儿体会到自食的乐趣。

67. 忌忽视婴儿萌牙期的饮食与卫生

婴儿大多在 6 个月左右开始萌牙,萌牙之初孩子会感到牙龈发痒,常常用手指伸进口腔咬,或在吃母乳时咬奶头。这时应注意察看孩子的口腔,看是否有牙齿萌出。如果有萌牙出现,容易在萌出的破口处发生感染,所以要特别注意孩子的口腔卫生。家长应做到以下几点:①在喂奶前要把乳头清洗干净,同时用盐水棉球擦拭婴儿牙龈。②出牙时小儿经常用嘴唇往外吐唾液,损失大量津液,所以要注意多给孩子喝一些水。③此时不要给孩子含橡皮奶头,以免损伤牙床造成感染,也会影响牙齿的正常发育。④在牙齿长出后,注意适当给点硬一些的食品,如饼干、馒头片等,以锻炼咀嚼功能。⑤要注意营养的供给,尤其要注意给孩子补钙。因为长牙需要与骨骼发育有关的钙质。在给孩子补充钙质的同时要增加维生素D,只有在维生素D充足的情况下,钙才能被机体吸收利用。

68. 补钙忌单服钙粉或钙片

缺钙容易引起佝偻病。佝偻病俗称"软骨病",是由于维生素D缺乏而引起的钙磷代谢失常和骨样组织钙化不良的疾病,多发于6～12个月的婴儿。婴儿缺钙的表现为:易被激惹,睡觉不踏实,易惊醒,头上爱出汗,若得不到及时有效的补钙,病情进一步发展,就会出现骨骼的改变,如额、顶部对称性的颅骨圆突,称为"方颅";前囟门过大,闭合延迟;胸廓下部几根肋骨在与肋软骨的交界处有似珠子样突起,称为"串珠肋";有的孩子出现"鸡胸"、"漏斗胸";在腕部及踝处可见到呈钝圆形环状隆起,称为"手镯或脚镯";下肢可出现"O"型或"X"型腿的畸形;牙齿萌出延迟。有些家长发现自己的孩子缺钙,或已表现有佝偻病症状,就给孩子服用大量钙粉、钙片等,结果,缺钙症状还是没有改善,这是为什么呢? 因为单纯性地补充钙剂,即使有充分的钙补充,钙的吸收仍不足,即使有少量的钙吸收,也不能促进钙盐的沉积,只有在维生素D的作用下,成骨活动才能正常进行,骨骼的生长才会正常。也就是说,补钙的同时,也需要补充维生素D,才能达到补钙目的。

让我们分析一下维生素D的功能:①维生素D能促使小肠吸收钙和磷。②可促进肾小管再吸收磷。③有促进成骨作用。再让我们分析一下维生素D的来源,维生素D是脂溶性维生素,它的来源有两方面,一是来自食物,如海鱼的肝脏中含量最丰富(市上所售的鱼肝油就是从中提炼出来的),其他如鱼子、蛋黄中也含少量维生素D。菌类、酵母、干菜中也含有少量维生素 D。维生素 D 的另一来源是由人体自己合成。皮下组织中有 7-脱氢胆固醇,它经过阳光中紫外线的直接照射后可变为胆骨化醇,以供给人体使用。

以上说明,给婴儿补钙,不宜单服钙剂,应同时服用鱼肝油(含维生素 D),还要注意从含钙食品中摄取钙物质;另外,平时应多到户外活动,多晒太阳,即使在室内也要开窗,不能隔着玻璃照阳光,因为阳光中的紫外线不能透过玻璃,所以应让阳光直接照射在孩子的皮肤上。

值得注意的是,补充鱼肝油或维生素 D,应在医生指导下应用,切勿过量,以免中毒。

69. 吃鱼肝油忌过量

鱼肝油中含有维生素 A、D,可以预防小儿佝偻病。所以有的家长把鱼肝油当成"补品",认为既然是补品,多多益善,多吃没关系,其实这是错误的理解。

市售鱼肝油滴剂每克含维生素 A 10 000 单位,维生素 D 5 000 单位,维生素 A 的剂量是维生素 D 的 2 倍。而真正用来预防佝偻病的是鱼肝油中的维生素 D,故多吃鱼肝油大多数表现为维生素 A 中毒。维生素 A 中毒有两种情况:①急性中毒。多因短时间内服用了大量鱼肝油而引起,会出现囟门饱满、头痛、呕吐、嗜睡等症状,有的婴儿会烦躁不安。只要停用鱼肝油,这些症状会逐渐消失。②慢性中毒。由于长时间服用超量的鱼肝油所引起,如每日摄入 5 000~10 000 单位维生素 A,连续 6 个月以上,就会出现中毒,表现为食欲不振、体重不增、不活泼、易激怒、口角皲裂、脱发、皮肤瘙痒及粗糙,手掌及足跖脱屑、四肢疼痛伴软组织肿胀。如果服用鱼肝油的剂量太大时,除了维生素 A 中毒外,同时可引起维生素 D 中毒,早期表现为低热、恶心、呕吐、腹泻或便秘，以后还可出现烦渴、尿频、夜尿多、脱水、酸中毒，严重者可出现精神抑郁、肌张力低下、运动失调、肾功能衰竭等；长期慢性中毒者可致骨骼、肾、血管、皮肤出现相应的钙化，影响小儿体格和智力发育；严重者可导致死亡。

因此谨告每位家长，在给孩子服用鱼肝油时，一定要掌握好预防和治疗用量，要按医生的嘱咐用药，不能自己随便超量使用，以免引起中毒。

70. 忌添加赖氨酸过量

大家知道，蛋白质是构成和维持人体生命活动不可缺少的物质，它由多种氨基酸组成，氨基酸从来源上可分为非必需氨基酸和必需氨基酸两种。非必需氨基酸可以在体内合成，不一定要从食物中获得。而必需氨基酸体内不能合成，必须由食物中的蛋白质供给，它对小儿的生长发育有重要的作用，所以称为"必需氨基酸"。成人有 8 种必需氨基酸，婴儿时期较成人多一种必需氨基酸，即组氨酸。

现在大家可以明白了，赖氨酸即是儿童时期所必需的 9 种氨基酸中的一种。近年来，市场出现了各种加赖氨酸强化的食品及药物。爱子如命的家长就给孩子多吃多补。这种做法是不科学的。适当补充赖氨酸确实能帮助小儿生长发育，有人做过专门研究，给 115 名 11～12 岁的孩子每日增加 0.5 克赖氨酸，一年后这些孩子比不补充赖氨酸的孩子身高多长 1.5 厘米，体重多 1 800 克。但也有实验表明，长期多吃赖氨酸，不仅会降低孩子的食欲，还会增加肝脏和肾脏的负担，抑制肝脏精氨酸酶的活力，造成血氨增高和脑细胞损害，表现为肝肿大、手足疼挛、生长停滞以及智能障碍。因此添加赖氨酸务必适量、慎重，绝不可滥用，更忌盲目服用赖氨酸类药物。

71. 忌忽视"牛奶贫血症"

人工喂养的婴儿，如果长期单喂牛奶，很容易得贫血。这种贫血是吃牛奶后引起的，故称"牛奶贫血症"。所以家长应了解人工喂养儿哺喂牛奶的注意事项，以防"牛奶贫血症"及其他问题的发生。

长期单喂牛奶的人工喂养儿，之所以容易得贫血，是因为：①牛奶中所含铁的量不多，而且吸收率也很低，因此婴儿实际吸收的铁就很少。②有的婴儿对牛奶过敏（小儿的血中可发现抗鲜牛奶的不耐热抗体），使肠道经常不断的有少量出血。近年来发现，每日喂给1 000毫升以上大量鲜牛奶的小儿，可出现慢性肠道出血。时间一久，累积起来，失血量就大了，结果出现了贫血症状。这种孩子，查一下大便隐血试验，就可以明确诊断。

因此，预防"牛奶贫血症"的发生，对婴儿是十分重要的。对于长期用牛奶人工喂养的婴儿，一是要及时检查大便隐血试验，万一对牛奶过敏，及时发现，及时处理；二是6个月以后的婴儿及时添加含铁丰富的食物，尽量减少牛奶的喂养量，或改用奶粉喂养，这样可以做到去除鲜奶中不耐热的蛋白抗原。另外随着牛奶量的逐渐减少，可适当多加些粥和烂面及肉糜、鱼泥等其他辅食。因为6个月以后的孩子可以接受这些食物了。

72. 婴儿腹泻不主张禁食

过去，对于腹泻的小儿，原则上只喂少量米汤，严重腹泻者应禁食。但是目前对患有腹泻病的婴儿不主张禁食，而应该继续喂他吃东西。因为腹泻时胃肠道功能紊乱,如果禁食,则机体因一直处于饥饿状态而得不到营养补充,胃肠道功能也不能很快地恢复。长期禁食还会发生营养不良。

一般来说,原先用母乳喂养的应继续母乳喂养,但哺乳的间隔时间可稍延长些,一次哺乳时间则可比原先缩短些。如果是人工喂养,月龄在 6 个月以下的婴儿,可用等量米汤稀释牛奶,喂养 2~3 天后逐渐恢复正常饮食。大于 6 个月以上的孩子,可以给平时已经习惯的饮食,如粥、烂面、碎菜、鱼等,但需要捣烂、煮烂,使之易于消化;还可以喂些新鲜的水果汁或者蒸熟的苹果泥、胡萝卜泥等,一方面补充由于腹泻从大便中丢失的钾盐,另一方面熟的苹果泥及胡萝卜泥中的果胶,具有吸收水分与止泻的作用。腹泻好了以后,每日应给孩子加餐 1 次,连续 1~2 个月,以补充营养素,防止营养不良。若婴儿呕吐频繁,则需先禁食数小时,然后喂给米汤、脱脂奶,再过渡到正常饮食。另外,腹泻时由于水及电解质大量丢失,孩子易出现脱水及电解质、酸碱平衡紊乱。此时孩子口渴,不能仅给他喂白开水,而应给他喝淡盐水,可服口服补液盐(药品),也可服米汤加盐溶液,即米汤 300 毫升加食盐 1.75 克,或炒米粉 25 克加食盐 1.75 克,加水冲至 500 毫升喂服。

73. 婴儿腹泻和便稀时忌食用蜂蜜

从营养角度分析,蜂蜜除了含水分外,主要还含糖类(其中 42% 是葡萄糖,35% 是果糖,2% 为蔗糖),还含有多种维生素、无机盐、酶和植物性杀菌素。因此蜂蜜实为一种良好的营养食品。祖国医学早就肯定了它的营养作用和治疗功效。《本草纲目》中将蜂蜜归结为具有 6 大功效:清热、补中、解毒、润燥、止痛、调和百药(加入各种药中,起调和作用)。蜂蜜还具有营养心肌、保护肝脏的作用。蜂蜜中含有蜂蜡能润肠,有大便干结和便秘的小儿吃了可以润肠通便。正因蜂蜜有此功效,所以凡大便稀频的孩子应少食或忌食。

的确,蜂蜜具有很好的营养价值和医药作用,小儿可以适量吃些。但一定要注意蜂蜜的选购,蜂蜜在采集、包装等一系列过程中可能被污染,前几年国外曾报道过婴儿吃了受肉毒杆菌污染的蜂蜜后得病。因此,家长最好从正规的食品店购买,不宜从大街上的小摊上购买。

74. 婴儿腹泻切忌乱服止泻药

婴儿腹泻常使家长烦恼,因而总急于给孩子服止泻药和消化药,这种做法是不可取的。

因为有一种腹泻不必用药,那就是"婴儿生理性腹泻",这一现象多见于6个月以内母乳喂养的婴儿,尤其是初生的新生儿,大便稀薄,每日4～6次,多者可达10余次,便质有奶块或少许透明粘液,常在喂奶后即排便。腹泻的婴儿精神愉快,反应良好,食欲正常,睡眠安稳,体重增加,大便化验无异常。因此,如果是这种情况的腹泻,家长就急着给婴儿用消化药或止泻药,不但治疗效果不理想,而且对小儿的身体不利。

造成生理性腹泻的原因可能与小儿消化系统发育不成熟,消化功能暂时性低下有关。随着月龄增长,消化功能趋于成熟、完善,最终腹泻可不治自愈。

人工喂养的婴儿出现腹泻,也不能随便用止泻药,因为腹泻是一种症状,引起腹泻的原因很多,人体通过排便可以把肠道内的微生物和毒素排出体外,有利于病因的消除,所以从某种意义上讲,腹泻是一种保护性机制。如用了止泻药,会使肠蠕动减少,细菌、毒素在体内吸收增加,容易引起中毒。

因此,腹泻要采取对因疗法,是疾病引起的,应积极予以治疗;如果属于婴儿生理性腹泻,就不必用药。总之对婴儿腹泻,切忌乱用止泻药。

75. 不要忽略了小儿腹泻的饮食疗法

腹泻是小儿常见的一种症状,是仅次于呼吸道疾病的第二位常见病。引起小儿腹泻的原因很多,总的来说可分为感染性腹泻和非感染性腹泻。所以不是所有的腹泻都是感染因素引起的,只有细菌感染引起的腹泻,使用抗生素后才有效。非感染因素,如饮食不当(过多或过少)或辅食添加不恰当,突然断奶;气温改变,如太冷可使肠蠕动加快;太热消化酶分泌减少,口干而吃奶多,增加消化道负担等,均可造成腹泻。此外还有一种"婴儿生理性腹泻"等。这些非感染性腹泻,用抗生素治疗不但无效,反而会破坏了正常肠道内的"菌群平衡",对婴儿造成不利影响。

对于婴儿腹泻,首先要明确是什么原因引起的,如果长时间内反复腹泻,又排除了感染性因素的存在,可以用饮食疗法,有不少腹泻患儿会收到良好的效果。目前常用的饮食疗法有以下几种:

(1)稀释牛奶:牛奶用米汤稀释后,与胃酸相遇可形成柔软而疏松的酪蛋白凝块,易于消化,稀释后脂肪含量也减少,加入米汤后使奶汁中含有 3 种糖,即牛奶中的乳糖、外加的蔗糖,和米汤中的淀粉,减轻了每一种糖的发酵性。

(2)焦米汤或米汤:焦米汤或米汤均含有少量热能。米炒焦后部分变成炭质,具有收敛吸附作用,减少大便中的水分。

(3)酸牛奶:酸牛奶中的酪蛋白凝块较小,吃酸牛奶后胃内容物的酸性增加,具有一定的抑制细菌生长作用;还能促进钙的吸收。另外,从中医理论讲"酸能收敛止涩",故酸牛奶对小儿腹泻能起一定的治疗作用。

(4)脱脂牛乳:脱脂牛乳中脂肪含量为 0.5%～1.5%(全脂牛乳中含 3.7%),可以减轻胃肠道对脂肪的消化负荷,从而减轻腹泻。但仅适宜于短期治疗。

(5)鱼蛋白粉:含有优质蛋白质,可以纠正身体长期缺乏蛋白质而引起的营养不良,并且能纠正消化酶的紊乱,改善消化功能。鱼蛋白粉中脂肪量少于 0.5%,且不含乳糖,尤其适宜于因饮食不当而造成的腹泻。

(6)胡萝卜汤:把胡萝卜切碎加水煮烂,因汤中含有果胶,具有吸附水分、细菌及毒素的作用,使大便成形。

(7)苹果泥:苹果一切为二,隔水蒸烂,将苹果泥喂小儿。苹果的纤维较细,对肠道刺激少,并含有果胶,有吸附作用,其中鞣酸有收敛作用,是婴儿腹泻的有效食疗方。

三、幼儿饮食营养保健禁忌

76. 幼儿的膳食忌单调

　　婴幼儿正是生长发育旺盛的时期,需要各种营养素的供给。如果孩子的饮食太单调,或只喜欢吃某方面的食物,就会造成营养素供给失调。从而影响孩子的健康发育。

　　食物的种类很多。每种食物中所含营养素不同,其营养价值也不同。谷类食品主要供给人体热能;肉、蛋、奶、豆制品则是优质蛋白质的来源;蔬菜、瓜果中含有无机盐、维生素,在人体中起着调节生理功能和促进健康的作用。由此可见,一种食物再好,也不能包含所有的营养物质,只有多样化的饮食,也就是把具有不同营养物质的各种食物互相搭配,才能获得全面的营养。对于正处在生长发育旺盛期的孩子来说,保证各种营养素的供给更为重要,因此,家长要让孩子学会吃多种食物。

　　为了使孩子能获得较全面的营养,向您推荐"健康饮食金字塔"。它是由营养学专家经过研究而确定推荐的饮食结构。这座"塔"有四层:第一层是谷类食物,如米饭、面点、玉米、番薯等,是我们每日都要大量进食的东西;第二层是蔬菜和水果,每日也要吃得多一些,但比第一层要少;第三层是蛋、肉、鱼、家禽、奶及奶制品、豆及豆制品,每日吃的量要适度;第四层是油和糖,每日吃得量最少。专家们建议,在每日的膳食中各层食物要搭配着吃,以保证品种多样化,达到平衡膳食的目的,满足机体对六大营养素,即糖类、蛋白质、脂肪、维生素、无机盐及水的需要,保证人体的健康。从"塔"中可以看到,这里没有保健品及滋补品等。其实,只要按照"健康饮食金字塔"中所列的食品进食,孩子就能从一日三餐中得到必需的营养素。

培养孩子不偏食的同时,还要注意从小培养孩子的良好饮食习惯。吃饭定时定量,不吃零食,坚持经常。

77. 忌不了解儿童所需营养素的来源与作用

概括地说,孩子的生长发育需要的营养素有六大类:蛋白质、糖类、脂类(包括脂肪、磷脂等)、水、无机盐和维生素,每种营养素都是不可缺少的。在这里,我们对年轻的妈妈分别介绍一下这六种营养素对人体的作用及其来源。

(1)蛋白质:它是构成身体细胞的基本物质。人体的生长发育、组织的更新,都必须有蛋白质作原料。蛋白质在人体内与许多重要的功能有关系,是酶、激素、抗体、血红蛋白的组成成分。小孩缺少蛋白质,不但会影响生长发育,还会影响智力、对疾病的抵抗力、肌肉的生长等。奶、瘦肉、蛋、鱼、禽、黄豆等含蛋白质较高。

(2)糖类:糖是最经济、迅速、直接的热能来源。糖对维持心脏、神经的正常功能和肌肉活动有密切关系。如果孩子的糖类摄入量不足,会导致总热能不足,生长发育缓慢,体重减轻,过多则容易肥胖。糖类主要来源于谷类、薯类。

(3)脂类:脂类中的磷脂是构成细胞膜的重要成分。许多种脂肪含有必需脂肪酸,它对孩子的生长发育和皮肤健康有重要作用。必需脂肪酸的最好食物来源是植物油类。但摄入过多的动物脂肪对孩子的身体是不利的。

(4)水:水是人体不可缺少的重要物质,约占体重的

60%～70%。水是细胞的主要组成成分。人体的各种生理活动都离不开水,体内的养分和废物都必须溶解在水中才能进行运输。

(5)无机盐:无机盐是不可少的营养成分,包括钙、磷、钠、钾、氯、铁、铜、碘等。钙、磷是骨骼和牙齿的重要成分,孩子正处在生长发育阶段,需要的钙量比成人更多。儿童缺钙,会患佝偻病。铁是构成血红蛋白的一种成分,缺少了它,血红蛋白不能合成,儿童就会发生贫血。

(6)维生素:维生素的需要量虽然微小,但它对人体的作用却很大。一旦缺乏,人体就不能正常地生长发育,还会引起疾病。不同的维生素种类,其作用也是不同的。

78. 忌让孩子缺了水

水是人体必需的六种营养素之一。人体对水的需要仅次于对空气的需要。水是人体细胞的组成成分。在血液和淋巴液中水的含量最多。水参加人体内的新陈代谢,并将代谢产物经小便排出体外;水可以调节体液的量,并帮助散热。

孩子体内水的代谢非常迅速,一天中排出及摄入的水分占细胞外液总水分的1/2,而成人只占1/7。因此要注意给孩子饮水。特别是当孩子因腹泻、呕吐而大量丧失水分时,更应及时补充,否则会出现脱水现象。对于健康的孩子来说,平时多喝些水也没有坏处,多余的水分可经肾脏排出。但心脏及肾脏有疾病的孩子,应根据排出量来喝水,否则喝得太多而排出较少会影响心、肾功能,并引起全身水肿。

孩子生病时,医生常常嘱咐家长注意给孩子喝水,但有的孩子不愿喝白开水,家长就让他喝饮料代替。这种做法是不科学的。咖啡、茶、甜的饮料等对生病的孩子并不适宜,故不宜以饮料代替水。

79. 忌忽视营养与智力的关系

　　人们都知道营养和孩子的生长发育有一定的关系。殊不知营养与孩子的智力也密切相关。谈到营养与智力的关系,应该从孕妇妊娠开始说起。胎儿神经系统发育的关键时期是在妊娠第 10～18 周。在这个阶段,胎儿的成神经细胞已达到了成年人数目。如果孕妇在怀孕期间呕吐比较严重或者营养摄入不足,就会影响胎儿脑的发育,孩子出生以后,头围迅速增大,尤其是出生后的两年内更明显。这说明,他们的脑也在迅速发育。如果这一阶段营养摄入不足,就会影响脑的发育。有人曾经对营养不良的孩子进行随访观察,在出生后 6 个月内有营养不良的孩子,不仅体重不增长或者增长速度缓慢,智力与动作发展也落后于一般孩子。即使以后纠正了营养不良,体重上升,智力发展上的落后也无法弥补。而 2～3 岁以后患营养不良,即使孩子体重轻、智力落后,只要纠正了营养不良,两者也都可以恢复正常。这说明,在脑迅速发育阶段如果营养供给不足,可以对智力造成难以恢复的影响,这一点一定要引起家长的注意。营养不良不仅影响脑的功能,而且会影响脑的形态发生变化,出现不同程度的脑萎缩。动物实验也早已证明了这一点。

80. 忌吃不适宜婴幼儿的食物

　　婴、幼儿时期的孩子,食欲特别旺盛。但并不是所有的食物都能给孩子吃。

　　(1)未经加工的种子食物:整粒黄豆、菜豆等豆类的种子,不宜直接给婴幼儿食用。花生仁、核桃仁、芝麻及各种瓜子仁等也不应直接喂婴幼儿。因为这些食物不易为婴幼儿咀嚼碎，当孩子下咽时，不小心落入气管，就会酿成大祸。这些食物轻则阻塞较小的支气管，造成局部肺功能障碍，孩子会反反复复患肺炎；重则阻塞气管及大支气管，造成孩子呼吸障碍，乃至危及生命。最好的办法是将这类食物加工成粉状喂孩子。

（2）刺多的鱼类、混有碎骨的肉类、未剥尽壳的虾与蟹：这些食物主要是会对孩子的口腔、咽喉部及胃肠易造成损伤。

（3）具有刺激性的食物：辣椒、胡椒及各种味道浓烈的香料、酒类、咖啡、浓茶等，都不宜让婴幼儿食用。这些对孩子的口腔粘膜、咽喉部粘膜，甚至胃肠粘膜及神经系统都有刺激作用。比如被辣椒刺激后、咽部损伤，容易被口腔中的细菌与病毒侵入，导致炎症发生。浓茶及咖啡内含有较多的咖啡因，可使孩子睡眠障碍，扰乱孩子的生活规律。

（4）油炸食物：油炸食物一般比较硬，而且油炸之后，有些营养成分被破坏，婴幼儿吃了既难以消化，又摄取不到足够的营养素。另外油炸食物中还含有较多对人体有害的物质，故最好不吃。

（5）其他：像元宵、年糕、粽子等糯米制品比较粘，又不易消化，不宜让婴儿食用。太甜、太油腻的食物营养价值偏低，婴儿吃后可影响正常进食，最好也不要食用。

81. 忌睡前吃东西

有的家长总担心孩子的营养不够，怕影响孩子的生长发育，千方百计地想让孩子多吃一些，长胖一点。有的妈妈生怕孩子睡觉时肚子饿而睡得不踏实，就在睡前给孩子再吃一些食物，殊不知这种习惯很不好，因为孩子到了睡觉的时间，吃着食物就睡着了；嘴里含着食物，不仅影响呼吸通畅，且易发生意外,还容易使牙齿坏掉。晚上睡觉时,需要的热能相对减少,如果睡前多吃东西,容易发生肥胖,给孩子带来不利。另外,睡前吃东西也不利于食物的消化和吸收,这是因为睡前人的大脑神经处于疲劳状态,胃肠消化液分泌减少的缘故,因此睡前吃东西不仅不利于睡眠,而且由于胃肠道的负担加重,使得小儿撑得难受,睡不安稳,影响睡眠质量。这里提醒家长注意的是,充足的睡眠是促进小儿生长发育的重要保证,为了孩子的健康,睡前不要给孩子吃东西。

82. 忌餐前大量饮水

餐前孩子多为空腹状态,如果在这时过量饮水,会导致很多不良后果,首先,餐前大量饮水会冲淡胃液,消化能力降低,在炎热的夏季易引起腹泻、呕吐等症;其次,降低胃酸的杀菌能力,使孩子易受病菌、寄生虫卵的侵袭;第三,短时间内饮水过量可能使胃部扩张,甚至出现胃下垂;另外,大量的饮水尤其是喝充气的饮料、冷饮,会使食欲减退,妨碍进食。

因此,为了防止孩子在餐前大量饮水,家长及托幼机构都应备有水温适宜,取用方便的饮用水,并定时提醒小儿饮用。在运动量较大或时间稍长的户外活动后,尤其要注意及时补充水分。

83. 幼儿忌吃甜食过多

任何一种食物,适当的摄入对健康是有益的。比如所说的甜食,属于糖类食品,是人体热能的主要来源,也是构成人体细胞核中核酸的重要成分之一。所以,给孩子吃适量的甜食,不仅给机体提供一定的热能,还可给孩子带来些快乐。但是吃过多的甜食,就会对孩子的健康造成不良影响,主要的有以下几点：

（1）甜食过多会影响其他食物的摄入：常吃糖果、点心、蜜饯、巧克力等甜食，这样的食品极易饱肚，并没有很多营养，几乎不含蛋白质、维生素、无机盐和纤维素，属于营养贫乏、低劣的食物，孩子多吃甜食，会影响其他食物的摄入。

（2）孩子多吃甜食会引起龋齿：这是因为吃完甜食后往往有部分食物残留在口腔内，容易被口腔中的细菌分解，产生酸性物质，使牙齿脱钙、软化，牙齿的结构遭到破坏而发生龋齿。

（3）长期甜食会造成营养不良：小儿多食甜类食品，感觉饱胀，不想吃饭，营养好的食物倒吃不进去，而实际上又处于半饥饿状态，长期下去会造成营养不良。

（4）甜食过多引起肥胖：多吃甜食，多余的糖分在体内不能转变成蛋白质，而只能转变为脂肪贮存在体内，会使孩子发胖。肥胖的孩子会产生不合群、自卑等心理障碍。

84. 忌摄入热能过多

"肥胖症"是指皮下脂肪过多，体重超过标准体重的20%。引起肥胖症的原因是多方面的，但是，大多数孩子的肥胖症是由热能过量引起的。也就是说，孩子在长时期内，吃进的食物热能超过了身体内外活动所消耗的热能，致使体内多余的热能转化成脂肪，积存在身体内部，久而久之，身体会日益发胖。

肥胖症对儿童的健康有很大的影响。幼儿本性是活泼好动的，过于肥胖必然会导致行动不便，再加上同伴们的嘲笑，孩子也就变得不爱参加体育锻炼和集体游戏活动，这样将会导致更加发胖。同时，肥胖会使横膈膜抬高，影响呼吸和血液循环，孩子常常会感觉到头晕、心悸、腹胀、下肢水肿等，严重时，还会发生心脏病、高血压等病症。

如果孩子过于肥胖，妈妈应当从改善孩子的膳食结构入手，主要是严格控制孩子吃油脂食物和甜食，以防止热能摄入过多。平日里，膳食应该以高蛋白、高维生素、低脂肪、低糖类、低盐和适量无机盐组成。在控制饮食的同时，还要增加体力的消耗量，才能逐渐减肥而达到正常。

过去，人们总认为胖是健康的标志，如今我们应当逐步认识到，肥胖是病，而不是健康。让你的孩子拥有最正常的体型，这才是妈妈们应当做的！

85. 忌摄入过多高档精制食品

有些家长认为，孩子的饮食一定要"高档、精细"，于是经常给孩子买些包装精美、价格昂贵、制作精工的高档食品，诸如麦乳精、蜂乳、蜂王浆、巧克力、燕窝糖以及精米、富强粉等食品，倘若长期让孩子吃这类食品，对孩子的生长发育极其不利。因为高档食品的营养成分并不全面，不具备人体生长发育所需要的各种营养素，长期吃这类食品，不仅会影响孩子的食欲，而且还可能出现某种营养缺乏性疾病，从而妨碍孩子的健康及生长发育。越是精制的食物往往丢失的天然营养素越多，就拿糙米和白米的营养价值来说，糙米是仅去稻壳，未经精加工的米，这些米保留着外层米糠和胚芽部分，含有丰富的蛋白质、脂肪和铁、钙、磷等无机盐，以及丰富的维生素 B 族、纤维素，米仁部分含有淀粉，这些营养素对人体的健康极为有利；而米粒经过精研细磨后，剩下的白米主要是淀粉，损失了最富营养的外层，因此，从米的营养分析，糙米比精白米的营养价值要高的多。另外，精细食物往往含纤维素少，不利于肠蠕动，容易引起便秘。

当然，并不是说幼儿吃的食物越粗糙越好，就拿米面来说，加工太粗吃起来粗糙难以消化吸收，甚至还会连带其他食物还未充分消化吸收就一起排泄掉了，不适合幼儿的消化特点。因此，不要认为，让孩子总是吃高级精制的食品就是对孩子的疼爱。在幼儿的饮食安排上，要根据其生长发育的需要而调配供给。

86. 忌长期给孩子吃汤泡饭

有些家长喜欢用菜汤泡饭喂孩子，认为这样做既省时间，又能把饭泡软些，有利于孩子吞咽和消化。这种认识是不科学的。

食物进入口腔后，首先是通过牙齿的咀嚼及舌头的搅拌，让唾液中的淀粉酶充分与食物混合进行初步消化，然后再进入胃肠中进一步消化。如果用汤泡饭就会囫囵吞下，没有经过充分嚼烂和初步消化，食物很快从口腔进入胃里，会加重胃肠道的负担。另外，食物从口腔很快进入胃，不能充分刺激消化腺分泌消化液，使消化能力受到影响，如果长期食汤泡饭，孩子会食欲降低，消化不良，甚至得胃病。

87. 不要多吃巧克力

巧克力是一种以可可油脂为基本成分的高热能食品，含糖 55%，脂肪 40%，而蛋白质仅为 5%。有些父母听从广告词的标榜，把巧克力当成幼儿的营养品，于是便多给孩子买巧克力吃，以致对孩子造成不良影响。那么是不是幼儿就不能吃巧克力呢？那倒也不是，因为巧克力毕竟是一种高热能的食品，吃得合适可以起到好的作用，比如早饭没有吃好的孩子，如果玩饿了，离开饭时间还早，这时候给孩子吃一块巧克力，可以补充孩子体内热能的不足，又不至于影响到下一餐的进食。父母可以把巧克力当作一种临时的调剂品，如果是像饭菜一样顿顿吃，天天吃，对孩子确实有不少弊端。

首先，巧克力所含的成分之间的比例与小儿的正常需要相差甚远，这种高糖、高脂肪、低蛋白的食物对于正处在生长发育期的幼儿来说是不适合的。脂肪过多，不容易被消化，所以不少孩子吃了巧克力后便不思饮食，从而影响正餐的食入，长期下去，就会影响到其他营养物质的摄入，对身体的健康不利。巧克力也是一种甜食，多吃会引起龋齿。而且高糖、高脂肪食物还会诱发小儿肥胖。

其次，巧克力醇厚的口味对味觉是一种强烈的刺激，常吃巧克力会使味觉敏感度下降，如再吃一般菜肴就会感到味同嚼蜡了。

另外，巧克力还含有咖啡碱等能使幼儿大脑皮质处于过度兴奋状态的物质，小儿长期过量食用后可变得焦躁、易哭、失眠等。还有人发现，小儿大量吃巧克力，会引起鼻出血。

因此讲，给孩子吃上适量的巧克力不无裨益，但吃过了量就弊多利少了。

88. 幼儿忌喝冷饮过多

炎热的夏天适当喝些冷饮，消暑止渴是可以的，但是，无限度地喝冷饮则对孩子的健康不利。特别是对两周岁以内的幼儿，危害尤其严重。

因为小儿的胃肠发育很不成熟，对冷刺激很敏感，吃了太多的冷饮后，胃内温度骤然下降，会引起胃粘膜血管收缩，胃液分泌减少，影响小儿的消化和吸收，使小儿食欲降低，不想吃饭；冷刺激还会使胃肠道神经兴奋性增高，引起胃肠痉挛，出现腹痛;特别是一些颜色鲜艳的冷饮中,往往含有糖精、香精、食用色素等,这些物质对小儿的身体有害,故而各国都有严格规定,任何婴幼儿食品都不得使用食品添加剂,但目前我国还没有专门为婴幼儿生产的冷饮食品,所以小儿要少吃一些冷饮,特别是不要吃颜色鲜艳的冷饮。夏天也是肠道传染病的好发季节,胃液分泌减少,杀菌能力大大降低,容易发生腹泻、消化不良、肠炎、痢疾、伤寒等,还有些冷饮的制作过程不符合卫生标准,吃了以后容易患肠道疾病。另外,夏季气温比较高,孩子咽喉部的粘膜血管往往充血扩张,如果一口气吃了较多的冷饮,就会使这些地方的血管收缩,使咽喉部的抵抗力下降,从而使潜伏在呼吸道的病原体趁虚而入,引起咽喉炎、扁桃体炎和感冒。

在夏天,为了补充体内的水分丢失,可以给小儿喝一些凉白开,也可多吃些水果解渴,因为水果中含有大量水分,也含有糖、维生素、胡萝卜素、无机盐等,这些物质对小儿生长发育有好处,再者水果新鲜,香甜味美,小儿也很喜欢吃。

89. 忌过冷或过热的食物

有些孩子特别喜欢吃刚从冰箱里拿出来的饮料、牛奶等过冷食物,还有的孩子喜欢吃刚从油锅里捞出来的油条、春卷、炸鸡腿等过热的食物,这些都会对孩子产生不利的影响。特别是刚吃完过热的食物马上就吃过冷的食物,更会对孩子造成损害,因为肠胃道的功能无法适应这么剧烈的冷热变化。

过热的食物会损害舌头上的味觉感受器,使它们辨别味道的能力降低,从而降低孩子的食欲。食物温度过高还会烫伤口腔粘膜和食管粘膜,造成烫伤性口腔炎、食管炎,轻者出现粘膜充血、水肿,重则形成溃疡,疼痛难忍。如果经常受到过热食物的刺激和损伤,还会使上皮细胞发生癌变。此外,食物温度过高还会破坏胃里的消化酶,使其失去活性,从而影响消化功能。

过冷的食物也会损伤味觉感受器,比如刚吃过冰淇淋就吃其他食物,你会一点也辨别不出它的味道。过冷的食物进入胃内,会使胃粘膜血管收缩,胃酸及胃液分泌减少,各种消化酶的活性降低,从而影响食物的消化。另外,肠腔受到冷的刺激后会使肠蠕动增加,容易引起腹痛及大便次数增多。

90. 忌用市售橘子水代替压榨鲜橘汁

柑橘品种很多,按其果实性状可分为橘、柑、橙三大类。虽然品种不同,但其营养成分大致相仿。多数家长都知道这类水果中含有丰富的维生素C等小儿所必需的营养素,认为橘子水是由鲜橘中提炼出来的营养汁,所以经常给孩子买来喝,以补充一些维生素等营养物质。其实这种做法是错误的。市售橘子水和自己压榨的新鲜橘子汁是完全不同的两种饮品,应予以严格区分。

橘、柑、橙中均含有丰富的水溶性维生素,尤其是维生素C,还含有较多的β-胡萝卜素、葡萄糖、果糖以及各种有机酸,如柠檬酸、苹果酸等。其中,维生素C是人体需要量最多的一种维生素。维生素C很容易溶解在水中,体内无法大量储存,一次大量摄入后,多余的均从小便中排泄掉,多日未予补充很快又会出现缺乏症状。如果长期缺乏,会引起坏血病而导致死亡。这是因为体内胶原纤维的合成需要维生素C参与,维生素C缺乏后造成毛细血管脆性增加,内脏和关节出血。维生素C积极参与人体各种氧化还原反应。在肠道中维生素C能协助铁的吸收,防止贫血。有人发现每日午餐后补充一个柑橘便能明显减少幼儿贫血的发生。柑橘中所含的维生素C容易被吸收和利用。所以，大一点的孩子应经常吃柑橘，小一点的孩子多喝用柑橘榨汁制成的鲜橘子汁，以补充维生素C。而市售的橘子水主要由糖精、色素、香精等加水制成，只含有很少的橘子汁，即使加维生素C，含量也较低，而且在加工、消毒过程中大部分被破坏掉了。另外，糖精、色素、香精、防腐剂等都不适合幼儿，因为这些物质都需要在肝脏中分解，会增加肝细胞的负担，甚至可造成肝脏损害。因此，市售橘子水不但不能代替自己压榨的新鲜橘子汁，而且喝多了会伤害幼儿的身体，父母要特别注意。

91. 幼儿忌自己吃水果冻

现在市场上出售的果冻五颜六色，形状各异，有的里面还夹有果脯，制成各种味道，是人们很喜欢吃的一种休闲食品。特别是幼儿、学龄前儿童，甚至一些青少年都十分喜欢。但是对于幼儿来说一定要慎吃水果冻。

据有关单位对市售的水果冻的抽查发现，有些厂家为了降低成本，将水果冻中的食糖改用人工合成的甜味剂，如甜蜜素；生产商为了延长果冻的贮存期，要在加工过程中加入一定量的防腐剂，如苯甲酸钠等，这些物质均会危害幼儿的健康。特别是一些不法私人小厂，就其制作果冻的原料是否达标先不说，仅说卫生、消毒这一点就很难过关，幼儿吃了这种质量低劣、不符合卫生标准的水果冻，轻则出现恶心、呕吐、腹痛、腹泻等，重则出现中毒症状。此外，幼儿吃果冻还容易发生一些意外事件。例如，吃果冻的时候一般是把水果冻揭去纸盖后，整只吞下去，由于果冻滑，幼儿的吞咽动作尚不十分协调，常常容易吞入气管而不是咽进食管，这时小儿会出现一阵阵呛咳,如果吸入细支气管则可以发展为肺炎,这种例子在儿科门诊中不时遇到,家长应该予以注意。

我们建议,尽量不要让幼儿吃水果冻,如果孩子确实喜欢吃,家长最好到正规食品店购买,买回后不要让幼儿单独食用,最好在家长协助下吃,家长用小匙挖出水果冻一小匙一小匙地让幼儿慢慢吞咽下去。同时要注意,不能在吃水果冻时说话或逗引小儿。

92. 幼儿忌多喝含糖饮料

在炎热的夏天,人体出汗较多,特别是幼儿,爱动好玩,常常玩得满身大汗。此时家长常常给孩子准备一些饮料,由于孩子喜欢吃甜食,家长往往就多准备一些含糖饮料,认为这样既补充水分,又补充了糖分,解渴又有营养。其实这是一种错误的做法。

含糖饮料大多是以柠檬酸为主要原料,再加入糖浆、糖精、色素以及防腐剂等原料制成。有些饮料(如可乐等)还含有少量的咖啡因,如果小儿饮用太多,不但起不到解渴及营养的目的,还会对小儿产生下列许多危害。

(1)引起酸血症:饮用过多的含糖饮料会使大量有机酸骤然进入人体,产生酸血症,内脏、肌肉在酸性环境下活动能力大大降低,不易恢复疲劳。

(2)诱发糖尿病:常喝含糖饮料,大量的糖分进入血液对胰岛是一个强烈的冲击,促使胰岛素大量分泌,久而久之容易使胰岛功能衰竭而诱发糖尿病。

(3)干扰正常饮食:饮料中含糖量较高,多喝饮料会影响食欲,干扰正常膳食。孩子还会因糖分摄入过多而容易产生肥胖症,龋齿的发生率也高。

（4）增加肝脏负担：饮料中的色素、香精、防腐剂等均需在肝脏中分解，会增加肝脏的负担。据调查，长期摄入人工色素，还可能与小儿多动症的发生有关。

正确的做法是，由于小儿夏天出汗多，会损失不少水分和维生素 B、C 及微量元素，此时应用牛奶、豆浆或天然果汁进行补充，果汁中以西瓜汁和番茄汁为好。制作时先将新鲜西瓜切成小块，去除瓜子后放在清洁的纱布中挤汁，或将番茄洗净，用开水烫一下，然后去皮剥籽并切成小块状，再用纱布包好挤汁，吃时可加少量白糖。也可将切好的小块用压榨器具挤出汁液，然后取汁服用。

93. 幼儿忌吃泡泡糖

泡泡糖是以天然树胶或甘油树脂型食用塑料作为基质，加入糖粉、淀粉、糖浆、香精等作料，然后调和压制而成。泡泡糖入口以后，其中的糖分和香料被唾液所溶解，产生清凉爽口的感觉，其基质是一种疏水性胶体，不会被唾液所溶解和消化，而且具有良好的弹性和可塑性，由于粘着性大，所以很耐嚼而且可以吹出泡泡。泡泡糖具有清凉爽口，香气持久的特点，很受孩子们的喜爱。但是，幼儿不宜吃泡泡糖，因为泡泡糖中含有不少人工香精，对孩子健康不利。另外，幼儿年龄太小不会吹泡泡，所以泡泡糖的特点无法体现，更重要的是幼儿的自控能力差，嘴里长时间含着东西很容易被误吸入气管导致窒息等严重后果。为了健康和安全起见，幼儿还是不吹泡泡糖为宜。

94. 忌吃山楂片过多

新鲜山楂与山楂片比较，二者的营养成分相差很大。新鲜山楂中含有丰富的维生素C,每100克中可达60毫克之多,而且因同时含有丰富的果酸,能防止维生素C被氧化失效。但是在制作成山楂片的过程中需高温处理,使维生素C遭受很大的破坏,所以从营养角度分析,山楂片的营养价值远远不如新鲜山楂。有些家长认为山楂能健胃消食,帮助吸收营养,所以经常买些山楂片给孩子吃。其实山楂片之所以能帮助消化,是由于它能刺激消化液分泌的缘故,并不是通过加强脾胃蠕动功能来帮助消化的。因此,一些脾胃虚弱的人,应该谨慎食用山楂片。另外,山楂中所含的多量果酸对牙齿有一定的影响,尤其小儿刚萌出不久的新牙,其珐琅质较薄,酸性食物对它的影响更大。所以,孩子不宜多吃山楂片。

95. 忌在进食时逗乐孩子

现在一个家庭就一个宝贝,休息之余,父母有充足的时间和孩子玩耍。这样能促进小儿智力的早期开发。但逗乐时切不可过分。否则会影响孩子的健康,甚至还会发生意外。尤其是在孩子进食时不宜逗乐。

孩子在进食当中逗乐是十分危险的事,不仅会影响小儿良好饮食习惯的形成,而且还可能将食物吸入气管。小婴儿误把奶液吸入气管,会发生"吸入性肺炎";大孩子如把花生米、瓜子仁呛入气管,会引起"肺不张"、窒息等,要切实注意。

我们在生活当中常见到,有的家长把黄豆、五香豆向上抛起,再张开嘴去接,表演给年小的孩子看,孩子如果照此模仿,食物会误入气管,引起严重后果。

96. 忌吸吮手指及衣物

常听到一些父母抱怨孩子喜欢吸吮手指、衣物等,有的孩子的手指甚至被吸得肿胀、皮肤发皱、发白。吸吮手指是一种不良习惯,如果孩子2岁后还吸吮手指,应引起父母的足够重视,要给予控制。这种坏习惯的形成,往往与孩子小时候的喂哺方法及教养有关。太小的婴儿吸吮母亲的乳头,属于原始的本能反射。婴儿也会吸吮任何碰触到口唇的物体,这是一种生理性的吸吮反射。有时婴儿会把自己的手放在口中吸吮,随着月龄的增大,这种现象应当逐渐消失。但是,当婴儿饥饿时,他把吸吮手指或衣物当作吸吮乳汁一样,从中得到满足,如不引起大人注意,这种行为便会成为习惯,特别是当大人不予阻止时,则它将成为不良习惯。吸吮手指有很多害处:

(1)不卫生:孩子的手经常摸东西,容易沾上细菌和寄生虫卵,手指放到嘴里,会把细菌带入体内,引起疾病。

(2)使手指变形:吸吮手指久了,会使手指关节变形,影响手指肌肉的发育,导致孩子捏拿细小物品的困难。

(3)牙床畸形:长期啃手指,会影响上牙床的发育,使中间牙齿咬合不拢,嘴唇外翻,说话漏风,发音不准,也影响美观。

(4)影响性格:如果孩子到了入学年龄,还吸吮手指,容易被人取笑而产生自卑感。

预防这一坏习惯,关键在于从小教养。婴儿时期,要有正确的喂哺方法,做到饥饱有节。如果孩子晚上啼哭要吃奶,千万不能以吸吮手指或衣物或橡皮奶头来达到止哭目的。当孩子经常出现吸吮手指这一不良行为时,家长就要采取一些方法,纠正这种行为,但不能操之过急,不要大声训斥、恐吓、打骂孩子,那样做会使孩子情绪紧张。更不能用强制的办法,如用纱布缠手指,往手指上涂抹苦味、辣味的东西等,这样的后果使孩子产生恐惧心理,效果并不好。纠正孩子吸吮手指的习惯,正确的做法是:①丰富孩子生活内容,改变生活环境。如家长要多用玩具逗孩子,吸引孩子的注意力,还可以让孩子做一些手工和游戏,让孩子没有时间和机会去啃手指,使他不知不觉地摆脱这个坏习惯。②孩子入睡前,要让孩子固定好手的位置。如将手放在被子里,听故事,看电视时要让孩子把手放在腿上,也可避免吸吮手指。③培养孩子控制能力,成人要给孩子讲吸吮手指的害处,使孩子明白道理,而注意改正不良习惯。总之,只要大人持之以恒地做有心人,孩子的这个坏习惯是不难改掉的。

97. 忌在孩子中开展吃饭速度竞赛

有些保育员和家长,在孩子吃饭的时候总是不断地催促,为了使孩子尽快吃完,还经常让孩子比赛谁吃得快,吃得快的孩子自然还能得到这些老师和家长的奖励。孩子都有好胜心,为了得到表扬,就急匆匆地吃饭,甚至"狼吞虎咽",其实这样对孩子身体健康是有害的。

人们知道,进食时食物首先经过口腔内牙齿和咀嚼肌的机械作用和唾液内酶的化学作用,对食物进行初步消化,经吞咽进入胃肠道进一步消化吸收。第一道加工越细,则胃肠消化吸收就越完全,甚至食物进入胃内后唾液中的淀粉酶仍可继续作用一段时间,使淀粉类食物消化分解。此外,唾液中的溶菌酶还可以杀死食物中的少量细菌。急匆匆地进食,食物就不能在口腔内充分咀嚼并与唾液充分混合,大块食物进入胃内,一方面易损伤胃粘膜,另一方面也使胃肠道的消化负担加重。胃承担着消化食物的主要职责,尤其是胃液的消化作用更加重要,在食物进入口腔咀嚼后的几分钟,胃液分泌较多,且酸度高,消化酶含量高,而急匆匆地进食,食物在口腔内咀嚼时间短,就会影响胃液分泌,最终影响食物的消化与吸收。

98. 忌阻止满1周岁的婴儿自己用匙吃饭

小儿开始自己吃饭的早晚,很大程度上取决于父母的态度。有些小儿1岁多就能自己握匙熟练吃饭了,而有的小儿好几岁还不会独立吃饭,这是过分受到父母的溺爱,没有机会学习的缘故。据了解,多数小儿从1岁左右就有持匙的愿望,如果父母能把握住时机,充分给予孩子练习的机会,很快就能完全凭自己的能力吃饭了。假如你的孩子长到了好几岁还不会自己持匙吃饭,父母应找找原因,下面是几种家长不明智的做法,应避免。

(1)父母教育孩子要有耐心,不应该吝惜时间,吃饭也是如此,不要等不得孩子自己拿匙子吃,妈妈就麻利地喂完了,根本就没有给孩子练习的机会。这样本来想自理的孩子,看到妈妈给做了而且觉得这样挺舒服的,久而久之就不干了,养成依赖的习惯。

(2)不要过分讲究饭桌上的规矩和卫生。孩子毕竟还小,动作又不熟练,即使费好大劲去按规矩吃饭也难免会把饭桌、地面、衣服弄得脏兮兮的一塌糊涂。这时候父母只能将就些,重要的是让孩子得到充分的练习。爱干净的父母这时千万不要看不下去,自己夺过来喂,更不能训斥。弄脏桌面、衣服是小事,打击了孩子独自吃饭的积极性可是大事。因此,在小儿独自吃饭的兴趣没减弱时,父母最好不要去阻止。

(3)幼儿期的孩子手的动作还不够准确熟练,经常把饭菜弄撒,这时不要埋怨和训斥,而应在一旁看着孩子,同时要给予一定的鼓励和表扬,孩子都喜欢戴"高帽子",他受到赞扬后就会更卖力地去练习。

(4)不要担心孩子自己吃饭会吃不饱,没等孩子兴趣减退就赶紧拿过匙子喂饭。希望孩子多吃点这是所有做父母的心愿，殊不知这样做会打击孩子自食的积极性。从孩子的一生来说，培养他能自己吃饭的独立意识比多吃半碗饭更重要。

(5)让孩子自己吃饭。有些妈妈想让孩子快些熟练地使用匙子，往往会操之过急，把着孩子的手帮着吃，想独立吃饭的孩子是最讨厌这种做法的。

1岁多的小儿，正是练习用匙子吃饭的最好时期，父母应抓住这个机会，在这段时间让他多练习，为以后自己吃饭打下坚实的基础。如果错过了这段时间，到了2～3岁再学就晚了。因为那时的小儿，手的动作已经比较成熟，他会对摆弄匙子失去兴趣，觉得太平淡、简单了，就较难让他练习用匙自己吃饭了。

99. 忌养成边吃边玩的习惯

有些幼儿不爱吃东西，往往用边吃边玩的方式来哄孩子多吃东西，这种做法对小儿的健康是不利的。

因为吃东西也需要集中注意力，而边吃边玩分散了小儿的注意力，使大脑对进食中枢的支配作用减弱，往往不能引起小儿的食欲。长期下去，会使整个消化系统功能减弱，食欲也逐渐减低，变得越来越不爱吃。小儿如果没有食欲，身体的营养、消化、吸收以及健康都得不到保证，日子久了，有可能要酿成大问题。

边吃边玩的习惯，一般是家长给孩子培养出来的。如果不是因为孩子闹毛病，身体不舒服等因素，当发现孩子边吃边玩时，家长应果断地停止他继续进食，这样就给孩子的脑海里打上"吃饭时不能玩"的烙印，以后也就不可能形成边吃边玩的习惯了。

100. 酸牛奶不能煮沸饮

目前市场上出现了一些"酸奶"类食品,因味道可口,营养丰富,已受到人们普遍欢迎,小儿尤其喜欢吃。酸牛奶是用新鲜牛奶或奶粉,按比例冲调后加入乳酸(或乳酸杆菌)制成的,它具有很多优点:①牛奶中的成分不但没有被破坏,反而更有利于消化。因为酸牛奶中酪蛋白凝块比鲜牛奶小,更容易被消化吸收。②牛奶酸化后,进入胃,增加了胃内容物的酸性,加强了消化酶的作用。③酸牛奶能抑制大肠杆菌的生长,对消化能力差,容易腹泻的婴幼儿更为适宜。④酸牛奶中的营养成分与一般鲜牛奶相同,能保持小儿营养素摄入的要求。

需要注意的是酸牛奶一般只能冷饮,或者将奶瓶放在温水中温一下再吃,酸牛奶切忌烧煮,烧煮会使牛奶结块。当自制酸牛奶时也要注意,加酸后不能再将牛奶煮沸,加酸速度也不能太快,否则凝成大块。

因为市售酸牛奶价钱贵,家长可在家里自己制作,制作方法比较简单。现介绍如下:先将牛奶煮沸,冷却,然后将食用乳酸缓慢地滴入牛奶中,注意速度一定不能太快,滴一滴搅拌一下,边滴边均匀搅拌,100毫升鲜牛奶中加乳酸10滴即可(1瓶鲜牛奶中加22滴食用乳酸)。如果没有食用乳酸,可用橘汁(内含枸橼酸)代替,每100毫升鲜牛奶中加6毫升橘汁即可,这样酸牛奶就制成了。

101. 忌饮食中缺乏蛋白质

蛋白质是构成和维持人体生命活动的物质基础。食物中的蛋白质在肠道中被分解成氨基酸,然后被吸收入血,这些氨基酸的大部分作为构成组织细胞的原料,另一小部分则被机体分解产生热能,在小儿,由蛋白质分解产生的热能约占总热能的 12%～15%。构成细胞与组织是蛋白质的主要功能,如血液、肌肉、神经、皮肤、毛发等人体的重要组成成分都是由蛋白质构成的。蛋白质是维持机体正常生长发育所必需,如果长期营养供给不足,蛋白质缺乏,就会导致小儿发育迟缓、消瘦、贫血、水肿、抵抗力降低、容易感染疾病,乌黑的头发也会变成干枯或成棕褐色等。

蛋白质对人体的作用为:

(1)形成新组织:这对于儿童来说尤为重要,因为小儿正处于生长发育阶段,新组织不断增长,所以需要足量的蛋白质补充。

(2)修补身体组织:人体各部分的组织,不断新陈代谢,需要蛋白质来修补。

(3)增强抵抗力:身体抵抗各种致病的病原抗体,主要成分为蛋白质。所以蛋白质供给不足,就会出现上述一系列症状。

由于儿童不断有新的细胞与组织的形成,因此,蛋白质的需要量相对较成人高,又由于人体中可以随时供代谢而用的蛋白质很少,所以应当不断地补充。一般讲,蛋白质的来源有两大类:一是动物性食物,如各种奶类、鱼肉、虾、肝脏、蛋类、瘦肉;另一类是植物性食物,如多种豆类及豆制品。对于小儿来讲,在饮食中应该以动物蛋白质为主,动、植物蛋白质互相搭配,也即荤素搭配吃。因为动物蛋白质质量高,含有小儿生长发育所必需的氨基酸量多,但价格较贵;而植物蛋白质除黄豆外大多缺少赖氨酸,豆类蛋白质又缺少蛋氨酸和胱氨酸,这些也是生长发育所必需要的氨基酸,优点为植物蛋白质价廉。

102. 不要这样吃鸡蛋

鸡蛋是一种高蛋白、高脂肪、高维生素和高无机盐的营养佳品。小儿常吃鸡蛋，对身体发育和智力发育都是非常有益的。鸡蛋的做法很多，以煮鸡蛋、蒸鸡蛋羹、炒鸡蛋、蛋花汤为最好，尤其是嫩蛋羹、蛋花汤极易消化，很适合小儿食用，这两种方法既能灭菌，又能破坏抗生物素蛋白。

家长应注意以下几种不适宜的吃法：

(1)煮鸡蛋不宜不熟或过熟。给小儿吃煮鸡蛋时，要掌握好时间，一般以煮沸后8分钟左右最为适宜。因为煮得不熟，鸡蛋中的抗生物素蛋白不能被破坏，影响机体对生物素的吸收，易引起生物素缺乏症，发生疲倦、食欲下降、肌肉疼痛，甚至毛发脱落，皮炎等。也不利于消灭蛋中的细菌和寄生虫。如果煮的太老也不好，由于煮沸时间长，蛋白质的结构变得紧密，不易和胃液接触，因此难以消化。小儿多吃了未被消化的蛋白质，易在胃肠道产气，出现打嗝、烦躁不安等。

(2)煎鸡蛋及炸鸡蛋不适合小儿。因为在做煎鸡蛋和炸鸡蛋时，蛋被油包住，高温的油还可以使部分蛋白焦糊，使赖氨酸及其他氨基酸受到破坏，失去营养价值，食用后会在口腔和胃中不易和消化液接触，使消化受到影响。

(3)不能一次吃得太多。鸡蛋是富含蛋白质食品，蛋白质是组成生物体的重要成分之一。对正常发育的小儿来说，为了满足新增组织细胞形成的需要，必须保证每日摄入蛋白质的数量大于其消耗量，但过多地食用蛋白质食物，可导致代谢物增多，如肌酐、氮等。这些代谢物大都经过肾脏处理，小儿肾功能发育不够健全，排出代谢物能力有限，蛋白质摄入过多会增加肾脏负担，严重时还可导致高氮血症，因此蛋白质的摄取量要适量。另外,过多的摄入一种蛋白质食物,从营养角度上讲也是不合适的,食物蛋白质在被人体利用合成组织蛋白过程中,需要各种氨基酸,且比例是很严格的,一种蛋白质食物摄入过多,会造成某种氨基酸含量过高或过低,发生氨基酸不平衡,降低氨基酸的利用率,达不到营养的目的。

(4)吃鸡蛋时不要只吃蛋清不吃蛋黄,或只吃蛋黄不吃蛋清。因为在营养方面,吃全蛋是最好的。

103. 忌只吃某种蛋类

蛋类包括鸡蛋、鸭蛋、鹌鹑蛋等,各种动物蛋卵都具有很高的营养价值。有人传说鹌鹑蛋营养价值最好,一个鹌鹑蛋顶2个鸡蛋的营养价值,这种传说是毫无科学依据的。让我们分析一下几种蛋类的成分比较:每 100 克鹌鹑蛋含蛋白质 12.3克、脂肪 12.3 克、糖类 1.5 克、热能 693.7 千焦耳、钙 72 毫克、铁 2.9 毫克;100 克鸡蛋中含蛋白质 11.8 克、脂肪 15.0克、糖类 1.3 克、热能 781.7 千焦耳、钙 58 毫克、铁 4.3 毫克;100 克鸭蛋中含蛋白质 14.2 克、脂肪 16.0 克、糖类 0.3 克、热能 844.4 千焦耳、钙 73 毫克、铁 6.1 毫克。从成分比较可见,同样 100 克重量的蛋,三者含有的主要营养素量及产热能都较接近。除鸭蛋糖类含量较低外,其他营养素都均衡。因此从营养角度考虑,大家不必过分强求孩子只准吃某一种蛋类,而是应该根据市场的供应来选择。

104. 忌纠正所有"偏食"

大自然中的食物是没有一样能完全包含人体所必需的各种营养成分的,每一种食物都有各自的特性。这种食物缺少的成分在另一种食物中可能含量丰富,食物间有互补作用。孩子食用多种食物就能摄取到多种营养成分，以满足身体生长发育的需要。因此孩子还是不应该偏食、挑食。

但是有些孩子的偏食仅仅是饮食上的个性，表现其口味的不同，这种"偏食"应该是允许的。不能说"偏食"都有害，即使成人对于食物多少也有些好恶。比如孩子不吃煮鸡蛋而吃蒸蛋，不吃菠菜而吃青菜、豆芽、芹菜等，不吃猪肉而吃牛肉、鸡肉等，就没有必要去纠正。从营养学上来讲，能从喜爱的食物中摄取到不喜欢吃的食物中同样的营养成分就不必要去纠正。另外，由于宗教上的戒律而偏食的人，没有人会由此而引起营养上的障碍，他们从其他的食物中获得了所缺食物的营养从而代替了禁吃的食物。何况强迫一个人吃不喜欢吃的食物会破坏食欲，造成的后果比偏食之害还要严重。因此，对于孩子的偏食要具体分析，如果像上述所说的这种"偏食"可不必去纠正；相反，如果偏食有可能造成多种营养成分的缺乏，这种偏食就应该纠正，不能一概而论。

105. 忌吃半熟的鸡蛋

幼儿期的孩子生长发育快，仅靠吃一般正常的饭菜，往往满足不了身体发育的需要。给孩子适当多吃些鸡蛋是很好的营养补充，它的吃法很多，有些家长喜欢把鸡蛋做成半熟的喂孩子，如煎蛋、煮蛋、蒸蛋，认为半熟的比熟的营养好，其实这是完全错误的。

因为鸡蛋的蛋白质中含有抗生物素蛋白和抗胰蛋白酶，这两种物质能阻碍蛋白质被人体分解、消化、吸收，只有将这两种物质破坏，才能有效地利用鸡蛋中的营养。半熟的鸡蛋中这两种物质没有完全被破坏，就会使一部分鸡蛋的蛋白质在体内不能被消化、吸收，而在代谢过程中被排出体外，造成浪费。

鸡蛋在形成过程中,细菌可以从母鸡的卵巢直接进入蛋体内。在半熟的鸡蛋里,细菌没有全部被杀死,容易使孩子感染疾病。因此不要给孩子吃半熟的鸡蛋。

106. 不要只吃蛋白或蛋黄

蛋类包括鸡蛋、鸭蛋、鹅蛋、鹌鹑蛋等。不论是哪一种蛋,蛋壳约占重量的 10%,蛋白约占 60%,蛋黄约占 30%。有的孩子喜欢吃蛋白,有的孩子喜欢吃蛋黄。这两种吃法都是不科学的。

从营养角度来分析,蛋白和蛋黄中所含的营养成分不同。蛋白中所含的主要成分是蛋白质,但因为水分较多,蛋白中蛋白质的含量只占 10%,而蛋黄中蛋白质的含量却达 14%。蛋中脂肪占 11%～15%,其中 60% 左右是不饱和脂肪酸,几乎全部在蛋黄中,而蛋白内几乎不含脂肪。从维生素的含量来分析,蛋白中维生素的含量几乎是零,而蛋黄中含有丰富的维生素 A 和 D 及少量的维生素 B_{12}。蛋黄中钠、钾、钙、磷、铁、锌、镁等的含量也比蛋白中多。蛋黄中还含有少量的糖类。但是蛋黄中含有极高的胆固醇,每 100 克中胆固醇的含量是猪肝的 7 倍,肥猪肉的 17 倍,牛奶的 120 倍。好在蛋黄中还有卵磷脂,它能使胆固醇和脂肪颗粒变小并且保持悬浮状态,阻止胆固醇和脂肪沉积到血管壁上。

正处在快速生长发育中的孩子,需要足量的各种营养素。蛋类是幼儿食品当中的佳品,应按时足量让孩子吃上,并且切实做到,只要没有明显的禁忌证,就要蛋白蛋黄都吃,不可挑剔。

107. 忌忽视维生素的缺乏

维生素是维持机体健康所必需的一类低分子有机化合物。在孩子的生长发育过程中发挥着十分重要的作用。由于它不能在人体内合成，或者合成量不足，所以虽然需要量很少，但必须由食物供给。维生素的种类很多，对调节物质代谢过程有着十分重要的作用。机体缺乏维生素时，物质代谢就会出现障碍。各种维生素的生理功能不同，孩子缺乏不同的维生素可以发生不同的疾病，此类疾病被统称为维生素缺乏病。

目前已发现 20 多种维生素，按溶解性质分为水溶性及脂溶性。脂溶性维生素包括维生素 A、D、E、K；水溶性维生素包括 B 族和 C，维生素 B 族又包括 B_1、B_2、叶酸、B_6、B_{12} 等。维生素的种类不同，对幼儿的作用也不同。

维生素 A 能够促进机体生长发育，维持皮肤正常结构，维持视力正常。缺乏时，会出现皮肤干燥、干眼症和夜盲。

维生素 D 是维持体内钙、磷代谢必需的物质，与骨的生长关系密切。缺乏维生素 D，小儿会发生佝偻病，成人发生骨软化症。

维生素 B_1 参与糖代谢，对食欲和生长发育都有直接作用。缺乏维生素 B_1 可以发生"脚气病"，出现食欲减退、水肿、抽风等症状。

维生素 B_2 参与三大物质的代谢。缺乏时可发生口腔溃疡、舌炎、眼睛角膜混浊，或长期腹泻。

维生素 C 对生命活动过程的许多方面具有重要影响。维生素 C 可作为治疗或辅助治疗的重要药物，可以防治坏血病。

人体主要靠食物供给维生素，随着生活的日趋改善，维生素缺乏者显著减少,但仍有一些因素可造成孩子维生素不足。如因孩子偏食、食欲不佳所致维生素摄入不足;因消化系统疾病使维生素吸收困难;儿童生长时期需要量增加而相对供不应求;治疗某些疾患时药物所致维生素缺乏;在食物贮存、烹调方法不当,使维生素大量破坏等,应引起高度重视,加以纠正,万万不可轻视维生素在孩子生长发育过程中所发挥的极其重要的作用。

108. 忌忽视维生素 D 的来源

维生素 D 是调节钙、磷代谢的重要物质。它有促进肠道上皮细胞对钙、磷吸收的作用;还有促进肾小管将钙、磷重新吸收回血液,以防止钙、磷过多丢失的作用;对于正在生长着的骨骼,维生素 D 还有促进它们钙化的作用,只有当钙化之后,才是成熟的骨骼。

维生素 D 对于正在迅速生长发育的孩子来说,是必不可缺少的营养素。但是有些家长不了解人体所需的维生素 D 是从哪里得到的,往往造成孩子体内维生素 D 不足。孩子缺乏维生素 D 时,典型的表现就是骨骼发育不良,如颅骨软化、方颅、鸡胸、肋软骨沟、X 型腿、O 型腿、出牙延迟,严重者发生抽搐,较长时间的抽搐可造成大脑损伤,甚至危及生命。

让我们来了解一下维生素 D 的来源,以便使孩子能得到足够的维生素 D。在所有的营养素中,维生素 D 是惟一可以通过日照而获得,故有人称维生素 D 是"阳光维生素"。通过晒皮肤是人体获取维生素 D 的重要来源。当皮肤暴露于太阳下时,太阳的紫外线可以将人皮肤中的一种胆固醇转化为维生素 D。大家应该明白的是,仅从普通的食物中,是不能摄取足够维生素 D 的,因为天然食物中仅有为数不多的几种食品中含有维生素 D，它们是鱼油、动物肝脏、蛋黄、奶类等，其中以鱼油含量最高，而像婴儿的主食奶类含量就十分少。

维生素 D 不足，以婴幼儿期多见，尤其多发生在冬季出生的新生儿，人工喂养的婴儿，体格生长过快的婴儿及早产儿。这是因为冬季出生的孩子由于日照少，又伴随着坐月子的妈妈较长时间不出门，因而容易发生。人工喂养的孩子，由于吃含维生素 D 极微量的牛乳，以及牛乳中钙、磷比例不利于婴儿吸收的原因；生长过快及早产儿则是由于他们对维生素 D 的实际需要量大大地超过一般孩子的缘故。

因此建议，所有的儿童每日户外活动应在 2 小时以上，通过光照获取较多的维生素 D。但在实际当中，即使让孩子多进行户外活动，也有维生素 D 不足的情况，这是由于城市高楼阻隔、空气污染、身着过多等原因，减少了紫外线与皮肤接触的机会而造成。所以建议，出生一个月的孩子应添加维生素 D 制剂，一般每日添加 400～600 国际单位（10 微克），可以持续添加到 2 岁左右。2 岁以后的孩子，一般户外活动明显增多，生长发育速度也减慢了，故可不必额外补充。至青春前期的儿童，是人生的第二个快速生长期，可依据维生素 D 需要的情况，在医生的指导下加用。切忌擅自给孩子补充维生素 D 制剂，以免补充过量引起中毒。

109. 忌忽视孩子缺锌

许多家长只关心孩子缺不缺钙，却很少关心缺不缺锌。锌同样是孩子生长发育不可缺少的物质，家长应了解锌对孩子的重要作用，缺锌时有什么表现，以及孩子为什么容易缺锌等，以便及时发现，及时防治。

锌是人体不可缺少的微量元素。锌在人体中的作用，多是通过一些含锌酶而实现的,人体内的含锌酶多达近百种,它们在各组织器官,各系统的生理活动中,起着重要作用。当孩子缺锌时,常有食欲不好,消化能力差,严重时可完全没有食欲。这是由于主管味觉的细胞发挥作用时,一定要有锌的参与才行,消化酶的分泌与活动也离不开锌。故当小儿体内缺锌时,味蕾功能减退,味觉素生成少,就会影响食欲。另外,含锌的消化酶如羧基肽酶 A 的活力降低,消化功能减弱,也会影响食欲。缺锌时间过长,孩子生长发育受影响,尤其是孩子的身高将受影响。缺锌的孩子抵抗力差,常生病,严重地影响了孩子的生活与学习。

小儿时期容易缺锌的原因,一方面是由于膳食调配不当,如所吃的食物以植物性食物为主(以精米、面为主食)。这类食物不但含锌量低,而且不易被人体利用。另一方面是由于小儿正处于生长发育的旺盛时期,锌的需要量增加。还有各种疾病影响锌的吸收利用,如消化道疾患,常见的消化不良、肠炎等;有些疾病可引起机体应激状态,使血锌消耗增加。所以锌不足在小儿中较为普遍存在。

小儿缺锌的预防主要是坚持合理喂养。母乳喂养。尽量让新生儿哺到初乳,有助于防止缺锌。要提倡母乳喂养和合理添加辅食,培养儿童不挑食,不偏食,养成良好的饮食习惯。保证膳食中动物性食物占一定比例。含锌量较多的食物有瘦肉、动物肝、鸡蛋、鱼、牛奶、牡蛎、花生、核桃、豆类、海产品等;植物种子皮中也含有较多的锌,不少绿叶蔬菜中也含有锌。锌的吸收有些像铁,影响吸收的因素也有些相同,所以,锌的吸收仍是动物性食品吸收好,故建议:①多食以糙米、全麦粉等制作的主食。②定期吃一些海产品与动物肝脏。③农村儿童坚持以糙米、全麦粉加豆粉作为主食品,可很好地为机体提供足够的锌。

在孩子出汗多、失血、外伤、烧伤等情况发生时,则应增加锌的摄入,否则也会缺锌。对已发生缺锌表现的孩子,应及时就医,并吃些锌制剂,尽快地补充锌。药物疗法一般选用硫酸锌,具体用量要遵照医生的医嘱,不能随便服用。服用硫酸锌制剂无严重副作用,主要对胃粘膜有刺激,可出现恶心、呕吐及腹痛等。长期大量服用可使体内另一种微量元素铜缺乏,血清高密度脂蛋白减少,甚至造成血红蛋白降低,血清铁降低及顽固性贫血等锌中毒现象。所以要慎重应用。

110. 忌让孩子缺少无机盐

人体需要的无机盐种类很多,其中钾、钠、氯、镁、磷、硫、钙为人体必需的常量元素;铁、锌、铜、碘、氟、钴等为微量元素。这些无机盐同维生素一样,虽然不能供给热能,但却是人体所必需的,如果缺乏了某一种或某几种,都会对人体不利,甚至造成相应的疾病。例如,在我国有些山区居民碘的摄入不足,而碘又是组成甲状腺素的主要成分,所以在这些地区,食盐中要补充碘,否则易引起地方性甲状腺肿及呆小病。特别是正处在快速生长期的小儿,更需要足量的无机盐。

无机盐的生理功能:①无机盐是人体器官的组成部分,例如钙、镁、磷、氟是构成牙齿、骨骼的主要成分。②调节生理的作用,如铁能制造血红蛋白,协助输送氧气;锌能促进小儿生长发育,是很多酶和胰岛素的组成部分;钴存在于维生素 B_{12} 中,与细胞的生成有密切关系等。因此,无机盐对小儿有着非常重要的作用,一定要及时足量给孩子补充,万万不可忽视。

111. 忌盲目选用微量元素强化食品

人体对微量元素的需求量比较少,除非某些特殊的地理环境或特殊生理及疾病状态,只要正常合理安排饮食,一般不会出现微量元素缺乏。微量元素在体内发挥作用尚需达一定剂量,过少可能无作用,但也并非越多越好,过多超过身体的耐受负荷,反而会引起有害作用甚至中毒。在选用微量元素强化食品时,要特别注意以下几个问题:

(1)要了解微量元素的营养标准:根据中国营养学会颁发的各年龄段营养素推荐供给量来确定微量元素的摄取量。强化的微量元素含量应扣除食物中可吸收的微量元素含量。

(2)要注意微量元素之间的平衡:一种微量元素摄入过多会造成其他微量元素的吸收受阻,例如补锌过多会降低同时摄入的铁元素的吸收。

(3)在选择强化食品时,要注意强化微量元素的吸收率:例如有机铁(血红素铁)的吸收率高于无机铁(硫酸亚铁)。

(4)选用微量元素要有针对性:针对特殊的人群、特殊地域并注意个体差异。比如在远离海洋的内陆,强化碘盐;在克山病多发地区,强化硒盐;婴幼儿容易发生贫血,可适当选用强化铁的食品。现代研究表明,贫血不一定是缺铁的结果,还要注意铁与铜的比例。对那些生长发育迟缓、食欲不振,有异嗜癖的儿童可选用强化锌的食品。

家长在为婴幼儿选购食品时,应仔细阅读食品包装上有关强化微量元素的剂量,根据孩子的营养需求作出正确的选择,绝不可贸然给孩子吃各式各样的微量元素强化食品。

112. 结块的麦乳精不能吃

麦乳精是一种经过真空干燥制成的含糖饮料,每 100 克麦乳精含有 70%～75% 的糖类、5.5% 左右的蛋白质和 6% 左右的脂肪,其中的糖类除了蔗糖以外,还有大量容易吸潮的果糖、葡萄糖以及麦芽糖。其中的果糖吸湿性极强,因此,麦乳精开罐或者拆包以后,如未及时密闭保存,可大量吸收空气中的水分,使麦乳精的颗粒相互粘结成块,结块以后的麦乳精含水量大大增加,使细菌容易繁殖,细菌会利用麦乳精所含的蛋白质产生各种胺类,还会分解脂肪,产生游离脂肪酸和过氧化脂质,使麦乳精的营养价值大大降低。由此可见,结块的麦乳精含菌量增多,对人体有一定的潜在危险性,而且营养价值下降,所以不宜食用。

为了防止麦乳精结块,应将麦乳精密闭存放在低温环境中,而且不宜久藏,一旦打开就应尽快食用,以免受潮结块。

113. 切勿忽视肠道里的"动物园"

人如忽视清洁卫生,肠道就会形成一个"动物园",它们是寄生在人体内的蛔虫、蛲虫、鞭虫、绦虫、钩虫、姜片虫等。这些寄生虫大小不等,大到 3 米～4 米长的绦虫,小到状如线头的蛲虫。寄生虫的形态各异,有近千段节片构成的绦虫,似生姜片的姜片虫,鞭子样的鞭虫,乳白色线状的蛲虫,还有形如蚯蚓的蛔虫。有长寿的绦虫,寿命达 3～10 年,也有短命的蛲虫,寿命只有 1 个月左右。这些大小、形态、寿命、生活习性各不相同的寄生虫寄生在人体肠道里,那肠道不就像一个小小的"动物园"吗?它们都是人体的害虫,吸收人体的养分,对人体造成各种损害,使人消瘦、乏力、贫血、腹痛等,危害人体健康。

我们一定要防止机体内部这个"动物园"的形成，其有效的预防方法有以下几点：①不喝生水，尤其是不能喝河水，因河水易受粪便等污染。不吃生食和不洁瓜、果、蔬菜。②饭前便后要洗手，勤剪指甲；小儿尽早穿满裆裤，衣裤勤换，床单、被褥也要勤换。③托幼机构或家中有一人得病，其他人员均应全部检查虫卵，以做到早发现早治疗，更重要的是早预防。④不随地大小便，加强粪便管理，不用新鲜粪便施肥，粪便应经无害化处理，杀灭寄生虫卵后才能施肥。⑤加强家畜管理，以免动物成为肠道寄生虫病的传染源。

114. 忌不能从孩子的食欲观察中发现疾病

做父母的，谁不希望自己的孩子食欲正常，身体结实。可有的孩子往往是面对着美味佳肴却无动于衷，毫无食欲。而有的孩子对粗茶淡饭，却狼吞虎咽，大有饥不择食之状。这究竟是怎么一回事呢？原来这里有一个从食欲观察疾病的问题，疾病与饮食密切相关。在正常情况下，孩子的食欲不会发生太大的变化。但当身体患病时，孩子对食物的喜恶、口味、食量都会发生变化。常见的影响婴幼儿正常食欲的疾病有：①食欲旺盛，甚至吃得多，喝得多，尿得也多，但身体却日益消瘦，这极有可能是患了糖尿病。②孩子面黄肌瘦，腹部脐周经常疼痛，这很可能是有肠蛔虫病。③食欲增进，体重明显减轻，易出汗，性情急躁，乏力，面部潮红，父母就应带孩子去看看是否患甲状腺功能障碍。④吃了某种食物后，全身出现很多红疙瘩，奇痒，甚至伴有身体其他系统的症状，则有理由怀疑是对食物过敏所致。应到医院做变态反应实验或观察是某种食物过敏，并避免再食用。⑤如果孩子不思饮食，头痛流涕，畏寒低热，舌苔白腻，多是感冒所致。⑥暴饮暴食后，突然上腹部剧烈疼痛，并向两侧背部放射疼,伴有恶心、呕吐、发热等症状,这很可能是威胁生命的急性胰腺炎所致。⑦孩子见食生厌,特别对油腻的食物。浑身疲乏无力,上腹部不适,有压痛,尿色如茶,皮肤巩膜黄染,很可能是患了肝炎。

观察孩子食欲的目的是能够及时发现一些与食欲变化有关的疾病。这不但能及时治疗疾病,也能使孩子的食欲恢复正常水平,这对孩子的健康是十分有利的,而家长的细心,则是发现疾病的最重要的条件。

115.“蚕豆黄”患儿禁止吃蚕豆

蚕豆不仅好吃,还富有营养。但是有的孩子第一次吃蚕豆后会出现面色苍白,全身皮肤及巩膜发黄、气急、小便像葡萄酒样颜色等症状,同时还伴有发热、发冷、疲乏、腹痛和腰痛。如果不及时治疗,可能出现休克、尿少,甚至因急性贫血及肾功能衰竭而死亡。由于这种黄疸是吃蚕豆引起的,所以叫“蚕豆黄”,也称“蚕豆病”。医学上称之为葡萄糖-6-磷酸脱氢酶缺乏症。

正常人体血液内有一种酶,称为葡萄糖-6-磷酸脱氢酶(G-6-PD),它能催化体内代谢过程,产生稳定红细胞膜的物质,而“蚕豆黄”的病人正是由于缺乏这种酶,使红细胞脆性增加,发生溶血、贫血,然后引起一系列症状。

新生儿出生后可以对葡萄糖-6-磷酸脱氢酶的功能进行筛查,如果是阳性,需进一步确诊,确实是这种病,这个孩子将来就不能吃蚕豆了。这种孩子对蚕豆制品及某些药物如磺胺类、氯霉素、伯氨喹啉、非那西丁、阿司匹林、呋喃妥因等都可能诱发红细胞溶血,出现贫血、黄疸,所以应让他们避免吃这一类食品和接触使用此类药物。另外,提醒喂奶的妈妈们,如果您的孩子确定有"蚕豆病"，请您千万别吃蚕豆，以免婴儿吃奶后诱发本病。

116. 忽视预防营养性缺铁性贫血

营养性缺铁性贫血是常见的儿科疾病，多见于 6 个月至 3 岁的婴幼儿。因为这个年龄段的小儿生长发育较快。

(1)铁需要增加：婴幼儿生长发育快，足月儿到 1 周岁体重可增至出生时的 3 倍，血循环中血红蛋白增加 2 倍，就需要更多的铁合成血红蛋白。

(2)饮食中缺铁：婴儿 3～4 个月时体内储存的铁已用完，这样就必须从婴儿的饮食中得到铁的补充，而此时婴儿常常以吃乳类食品为主，乳类食品中含铁量极低，不能满足生长的需要。

(3)铁丢失过多：如钩虫病、肠息肉、肛裂出血、溃疡病等，往往引起长期慢性失血，虽然有的病每日失血量不多，但天天失血，这对婴幼儿来讲其总量就相当可观了。

(4)其他：如长期腹泻，急、慢性感染均可使铁的吸收受到障碍。由此可见，婴幼儿时期铁剂需要量多而供应不足，供需矛盾就显得较为突出，容易发生缺铁性贫血，如果再伴有失血或感染，则使缺铁更加严重。其实，在小儿出现贫血之前体内已经缺铁，缺铁的早期表现为烦躁不安，对周围的环境不感兴趣，注意力不集中、反应慢、记忆力差、易怒、多动、智力减退等神经精神症状。这与铁依赖的有关酶的活性下降有关。当缺铁进一步发展时才出现贫血的症状，如面色、口唇、指甲颜色苍白、易疲劳、精神萎靡、食欲减退、无力、头晕、从坐位到立位时眼前发黑、耳鸣。当贫血非常明显时，由于缺氧而出现气急、心跳加快、心脏扩大等重症现象。有的孩子还会出现爱吃泥土、烟头、纸屑等"异嗜癖"现象，这可能是因为缺铁的同时还缺锌。

因此，营养性缺铁性贫血，重在预防，一旦出现症状，应积极治疗，以防发生重症。建议家长，挑选一些含铁量既丰富，又易于吸收的食物哺喂孩子，同时注意食物之间的搭配，这种防治营养性缺铁性贫血的效果才最好。铁在食物中有两种形式存在，即血红素铁和非血红素铁。血红素铁主要存在于动物性食物中，不受其他膳食的干扰，吸收率很高，如鱼、肉、肝等。另外，鸡血、鸭血、猪血也是铁的很好的来源，吸收率与猪肝相似。非血红素铁主要存在于植物性食物中。绿叶蔬菜如油菜、荠菜、苋菜中含铁量比较高，香菇、黑木耳、紫菜及海带等的含铁量也很高。在粮食中，小米、高粱、玉米等杂粮中的含铁量和吸收率也比较高，所以平时要吃一些杂粮。大豆的含铁量和吸收率也较高，是素食中铁的很好的来源。非血红素铁容易受其他成分如纤维素、草酸、植酸等的干扰，从而影响了铁的吸收率。维生素C在促进血红素铁及非血红素铁的吸收方面都有明显的作用。另外瘦肉在肠道中分解产生的半胱氨酸等物质能有效地协助铁的吸收，故肉类与蔬菜同吃，能显著地提高蔬菜中铁的吸收率。值得一提的是，为了防止婴幼儿发生营养性缺铁性贫血，自出生后4个月起，应逐渐添加肝泥、肉末、豆粉、煮烂的菜叶以及去骨的鱼、肉等辅食。如果在日常的饮食中能注意到以上几方面，就可以通过食物补充铁剂，起到预防缺铁性贫血的效果。

117. 缺铁性贫血忌补铁不当

婴儿贫血最多见的是营养性缺铁性贫血，应该说铁剂治疗效果最好。在服用铁剂时必须注意以下问题：

（1）明确诊断：当诊断不确切，盲目乱服铁剂，不仅毫无效果，而且延误其他病的诊治。

（2）去除病因，补充铁剂：多数病儿是由于用牛奶喂养未及时添加含铁食物，或慢性消化道疾病，使铁吸收不良引起发病。在病因治疗的同时服用铁剂，一般收效满意。

（3）注意食物搭配：食物的搭配对铁的吸收有很大的影响，如蔬菜及谷类中含有草酸、植酸，因此与这些食物同吃时抑制铁的吸收。然而，瘦肉在肠道中分解产生的半胱氨酸等物质能有效地协助铁的吸收。故肉类与蔬菜同吃，能显著地提高蔬菜中铁的吸收率。

（4）补充铁剂的同时服用维生素C：这是由于维生素C可使三价铁还原成二价铁，使铁剂处于溶解状态，有利于铁的吸收。因此服用铁剂时可与维生素C片剂同时服用，或同时吃一些富含维生素C的食物，如新鲜蔬菜、水果等。

（5）避免与大量牛奶同时服用：因为牛奶含磷高，能影响铁的吸收；茶或咖啡与铁同时服用，也会影响铁的吸收。

118. 忌给患嗜异症的孩子盲目吃驱虫药

所谓嗜异症就是喜欢吃一些不应吃的东西，如土块、墙皮、头发、鸡蛋皮、煤渣等。嗜异症在孩子中并不少见，应当引起父母的重视。

一般认为，嗜异症是由于孩子体内有寄生虫的缘故。如钩虫、绦虫等毒素通过人体血液循环，刺激脑神经，使大脑中枢控制失调，导致嗜异。

钩虫对人体的损害，主要是成虫吸血造成人体贫血。钩虫分泌出抗凝素使血液不凝固，患者可排出柏油样大便。由于钩虫不断在肠壁上更换附着部位，造成肠粘膜多处损害，患者可出现消化系统症状,如腹痛、腹泻、恶心、呕吐。

国外一些医学专家还认为,许多嗜异症的病因在于缺乏微量元素铁、锌、镁等。如单纯母乳或牛乳喂养的孩子,随着月龄的增加,未及时增加辅食,可造成缺铁。缺铁性贫血的患儿补充铁剂后,有可能治愈嗜异症。

孩子患了嗜异症,对自身是有害的,会影响孩子身体发育及智力发育,不仅如此,随着年龄的增长,孩子懂事以后,如果此症仍然存在,会给孩子带来很大的心理压力,孩子自己会觉得很难堪、自卑,同时,父母的精神负担也很重。

所以,孩子一旦出现此症,父母一定要查明原因,对症处理,不能盲目使用驱虫药。孩子的饮食要做到多样化,要供给足够的营养。并要给孩子讲明道理,让他清楚利弊。在日常生活中要多开导孩子,谅解他,并帮助孩子纠正,久而久之,病情是会好转的。

四、学龄前儿童饮食营养保健禁忌

119. 忌忽视学龄前儿童的膳食营养

学龄前儿童的膳食营养状况是非常重要的。膳食中的营养素不仅为体格生长提供原料,而且有利于神经系统的发育与成熟。许多家长不注意调理学龄前期儿童的饮食。膳食上随随便便,大人吃什么就给孩子吃什么,或以零食代主食。这些错误的做法,势必造成学龄前儿童膳食结构的不合理。因此家长对学龄前儿童的膳食应注意以下问题:

(1)讲究平衡膳食:所谓平衡膳食,就是比较稳定的各种营养素的摄入。注意避免某些营养素摄入的过多或过少。要做到平衡膳食,孩子每日摄入的各类食物量就应当相对固定。

(2)注意食物品种的多样化:随着孩子的长大,对食物更为关注,要求也更高了。这种要求有利于孩子神经心理活动的发展,故要注意为孩子提供多样化的食物。多样化的食物有利于孩子获取全面的营养。

(3)注意食物的色、香、味、形:上幼儿园的孩子常常会评价:妈妈烧的菜不如幼儿园阿姨烧的好吃。这就要求做家长的注意食物的制作加工方法。色、香、味、形俱全的食物,可提高孩子摄食的兴趣,激发孩子的食欲。

(4)养成定时进餐,少吃零食的饮食习惯:孩子喜欢吃各种零食是很正常的,要孩子完全不吃零食也是不可能的。特别是在当今各种休闲食品发展十分迅速,这些食品为快节奏生活与工作的人们提供了必要的营养素补充。但对孩子而言,首先是要吃好一日三餐,因为孩子所需的营养物质,绝大部分是来自三餐,在安排好三餐的基础上,可选适量的零食作为点心,但一定要选择那些营养素搭配合理、卫生合格的食物。这样既满足了孩子吃零食的要求,又补充了一些营养素。

(5)早餐保证质量:由于孩子代谢较旺盛,经一夜的消耗后,早上应进行能量及营养素的补充,如果早餐量过少、质量差,不但影响孩子上午的活动,也不利于生长发育。

120. 忌饮食营养搭配不合理

合理营养和膳食,需要编制食谱以保证实现。许多家庭并不重视孩子食谱的编制,因而往往会在无意中造成孩子某种营养素的缺乏,给孩子的健康带来不利影响。一般来说,家庭编制食谱,包括主食和副食的品种和烹调制作的方式,同时还要根据当时的时令蔬菜和粮食的供应情况,制作营养丰富的食物,以满足儿童的营养需要,还要做到经济实惠,使孩子的饮食更有计划性。

就主食而言,提倡粗粮、细粮搭配使用,花色品种多样。如今许多家庭都将粗粮弃之不用,认为生活水平提高了,再也不用过艰苦的日子了。其实,粗粮才是营养丰富的保健食品。为避免单调,可轮换着吃些小米、绿豆、红小豆、黄豆粉、玉米面、大米、白面。这样做还可以使米、面中的蛋白质和豆类中的蛋白质互为补充,从而可得到更全面的营养。有的人认为米、面越精越好,这是错误的。因为在研磨加工的过程中丢失了许多营养成分。

在蔬菜方面,妈妈要多为孩子选择一些绿叶菜。一般来说,叶菜比根茎类的菜所含的维生素多,绿色、橙黄色的菜含胡萝卜素较多,柿子椒、小白菜、韭菜、菜花、油菜、芹菜含维生素和无机盐较多。心里美萝卜和西红柿,适宜于洗干净之后生吃。这样,不但营养素的损失很少,而且还是维生素 C 的好来源。

在动物性食物方面,肉、蛋、鱼、肝要适当搭配。肝含有丰富的维生素 A,每周吃 1 次,可以预防维生素 A 的缺乏。还可以炖些骨头汤,给孩子补充一般膳食中缺少的钙和铁,以及少量的蛋白质。海产品中的虾米皮,含钙和磷比较丰富,需要搭配着吃,以均衡各种营养的摄入量。

编制食谱,是为了使孩子获得更充足的营养,防止各种营养素之间出现不平衡现象。食谱既有利于妈妈有计划地安排膳食,又有助于孩子的健康发展,因此,应当大力推广到每一个家庭中去。

121. 忌长期食用高脂肪食物

脂肪对孩子来讲,是三大营养素中重要的一种,尤其是较小的孩子由脂肪提供的热能相对更多。脂肪中的必需脂肪酸是神经系统发育的必需物质,是组成细胞膜的重要成分,还参与血小板的凝血活动,而且有防止动脉硬化的作用。因此,对正在生长发育期的孩子来说,提供足够的脂肪是必要的。但是再好的营养素也要有一定的比例,如果长期食用含脂肪较高的食物,造成机体摄入脂肪过多,对孩子的健康就不利了,还有可能导致某些疾病。

儿童摄入脂肪过多,一般见于长期食用含脂量较高的食物,如肉食过多,烧菜用油过多,油炸食物,以奶油、黄油为主要原料制作的食品等。脂肪摄入过多,总热能一定增多,尤其当糖类也过多时,更是如此。脂肪过多可引起糖类代谢紊乱,久之可累及到胰腺功能,导致成年后糖尿病的发生;当过多脂肪,过少糖类摄入时,可导致酮症酸中毒。这是因为糖类有调节脂肪代谢的作用。也就是说人体在利用脂肪的供能时,会产生一种可使人发生酸中毒的物质,即酮体。当糖类足够时,脂肪分解少,机体有能力及时清除这些酮体。当糖类不足时,脂肪分解增多,产生大量酮体,机体无法及时消除,就引起酮症酸中毒。长期脂肪摄入过多,会导致小儿肥胖症,肥胖不但诱发许多病,特别对肥胖男孩来说,还可影响性器官及功能的发育。脂肪摄入过多,还可引起血管粥样病变。另外,食物中脂肪过多容易引起腹泻。

122. 忌摄入糖类食物过多

营养学上所讲的糖类(碳水化合物),包括食物中的单糖、双糖、多糖和部分膳食纤维。其中膳食纤维在功能上不能作为产能营养素。

糖类是儿童生长发育不可缺少的营养素之一,它的主要功能是提供热能。糖类也是构成人体细胞与组织的物质之一,它们主要分布在细胞膜、细胞浆和组织液中。供给足够的糖类,还可防止蛋白质被分解氧化而放能。人体所需的糖类主要是淀粉,淀粉在谷类食物中含量十分丰富。在消化道中,淀粉经消化酶分解变成葡萄糖而被吸收。乳糖是婴儿糖类的主要来源,乳糖在乳类食品中含量丰富。儿童摄入糖类过多,一般见于过多地喂给谷类食物、糖及其他甜食等。如果其他营养素供给正常,则会发生肥胖;如果同时伴有其他产能营养素的缺乏,孩子则表现为虚胖,甚至可发生水肿。

当儿童食入大量的糖类,尤其是很容易被消化吸收的糖类(如精制白糖)时,胰腺中分泌胰岛素的细胞活动加强,胰岛素分泌增加。在人体内多种调节糖类代谢的激素中,胰岛素是惟一能促进热能储存的物质。在大量糖类进入体内时,刺激胰岛素分泌增加,胰岛素促进葡萄糖合成糖原的同时,也促进过多的葡萄糖转化为脂肪而储存起来。所以过多地食入糖类就会发生肥胖。

为了防止孩子肥胖,就应避免过多食入糖类,可多吃糙米、全麦面,少吃精米、面及精制糖食。对食量大并且体重超常或增长过快的孩子,更应控制糖类食物的摄入,而以蔬菜来满足孩子的食欲要求。

123. 儿童不要嫌弃粗、杂粮

许多孩子的主食,只是精米、精面等,少有粗粮、杂粮。认为精制的食物营养好,粗粮既难吃又难咽,是不正确的。如此长期下去会引起许多营养素,特别是维生素 B_1 缺乏,而影响孩子的正常生长发育。

B 族维生素属于水溶性维生素,容易被肠道吸收,但很少储存。维生素 B_1 的作用是在体内参与热能代谢,缺乏时糖类代谢不能正常完成,对维持儿童正常的生长发育,保证孩子有良好食欲起着重要作用。当孩子缺乏维生素 B_1 时,会出现厌食、呕吐、腹胀或便秘等消化系统的症状;出现烦躁、好哭、肌肉无力、身体感觉异常;视神经、喉部神经及大脑受损;有的孩子还会出现心脏受损,心动过速、呼吸困难、发绀、肝脾肿大、全身水肿等。这就要求家长对孩子的膳食合理安排,经常让孩子吃一些粗、杂粮,并注意膳食的荤素搭配,还要注意烧饭时不加或少加碱,因为碱能破坏饭菜中的维生素 B_1。维生素 B_1大量存在于谷类植物的种皮内,当反复加工去除谷类外皮时,将丢失大部分维生素 B_1,故不宜吃加工太精细的米、面。另外在肉类食物中,维生素 B_1 含量也较多,故不宜挑食、偏食或吃素不吃荤。

124. 忌把零食当主食

据营养专家介绍,零食不但营养素单调,而且大都为甜食。糖果、点心等都会增加血糖浓度,致使孩子没有饥饿感。糖类只能供应热能,它不能代替蛋白质、维生素、无机盐等营养成分。孩子偏爱甜食,其他食物摄入必然随之减少。这样就会造成营养结构发生紊乱,从而影响生长发育,甚至导致缺铁性贫血、佝偻病、营养性巨幼红细胞性贫血等病。这就是"好心妈妈养出多病儿子"的道理。

纠正孩子吃零食的方法一般是说明其害处,逐步减少零食的供给,饭前不给零食,饭后可吃些水果和饮料。并使孩子参加一些有益的活动,以分散注意力,改掉吃零食的习惯。孩子不爱吃饭,就是表示不饿,不饿就不要勉强孩子吃,只要两餐之间不给孩子零食,下一餐他肯定吃得香甜。过去多子女家庭,由于生活条件所限,大都是粗食,却从不担心孩子不吃,相反在饭桌上,你争我抢,结果身体还结结实实的。这就向人们说明了一个道理:过分地娇惯溺爱孩子,不但不是对孩子的爱,相反对他们的身心健康是不利的。

125. 儿童饮食习惯十忌

家长应从小培养孩子良好的饮食习惯,切不可百依百顺,有求必应,以免养成孩子饮食上一些不良习惯。归纳起来,可分为以下十个方面的禁忌:

(1)忌偏食:偏食容易造成孩子某些营养素的缺乏,长期偏食引起营养不良,影响孩子体格和智力发育,并容易得营养缺乏性疾病。

(2)忌暴食:暴食容易引起"胃病"。因为吃得太多超过了胃肠道的消化能力,会引发胃炎、胃溃疡、肠炎或消化不良,而腹泻、呕吐更为多见,吃得太多还可引起肥胖,儿童肥胖得不到控制,到成年时就会成为发生高血压病、糖尿病、冠心病的重要原因。

(3)忌零食:孩子经常吃零食,到正餐时不愿吃饭,会影响食欲,同时会因为吃饭没有规律,破坏了胃肠道正常消化,容易引起胃病。

(4)忌笑食:孩子在说笑、打闹时进食,食物容易呛入气管,有造成窒息的危害。

(5)忌甜食:孩子常吃甜食,特别是糖果,容易造成龋齿,引起肥胖,甚至出现糖尿病、心脏病。

(6)忌咸食:孩子肾脏功能尚不成熟,经常吃过咸食物,容易引起水液代谢失调,使体内水分潴留;另外使心脏排血量增加,容易引起心脏病和高血压病。

(7)忌走食:有些孩子边走边吃,不但不文明,而且很不卫生。空气中的灰尘、细菌会和食物一起吞进去,有害于身体健康。

(8)忌看食:边吃边看电视或看书,影响消化液的分泌,天长日久,会引起消化不良。

(9)忌哭食:在哭的时候更不宜让孩子进食,以免不慎将食物吸入气管。

(10)忌睡食:睡前或睡中醒来后都不宜进食,以防损坏牙齿,也不利于消化。

126. 忌把孩子养成小胖墩

肥胖是指贮存于人体内的脂肪过多,超过同年龄小儿的正常量,通常以超过同年龄同身高的正常体重的 20%者称为肥胖儿,即小胖墩。小胖墩形成的原因多由于:一是摄入热能过多;二是活动太少;三是遗传因素。任何年龄的小儿均可发生肥胖,但以婴儿期、学龄前期及学龄期多见。小胖墩会有很多隐患:

(1)肥胖小儿一般由于动作笨拙、迟缓,使活动不灵便,容易发生意外事故。

(2)不爱活动,有自卑感,又易惹人注意和讥笑,性格会变得孤僻怕羞,不合群。

(3)肥胖症不但给孩子的生活、学习和将来的工作带来诸多活动上的困难,而且与高血压病、糖尿病、动脉粥样硬化症、冠心病、喘息性肺炎、肝胆疾病及其他一系列代谢性疾病,均有密切关系。还可引起少年高血压、高脂血症,使心脏负荷增加,影响心脏功能。肥胖还容易形成平足。

(4)由于肥胖,脂肪组织过多,容易使皮肤皱褶加深,如果护理不当,局部容易潮湿,引起皮肤糜烂、炎症或产生疖肿等。

(5)肥胖儿还可导致"脑肥胖",使脂肪在幼儿脑组织堆积过多,大脑皮质的沟变浅,脑的皱褶减少。从而影响智力发育。肥胖孩子成年后,无论是体质、智力等各方面的功能将大大下降。

父母要懂得小儿肥胖不等于健康。孩子摄入的热能能保证正常生长发育即可,同时应鼓励体格锻炼及适宜运动,以保持小儿体重的正常增加。如果已经是肥胖儿,那就应该从饮食疗法开始,在保证每日的食物中有足够的蛋白质前提下,不吃或少吃零食；少吃甜食、淀粉类食物；少吃高脂肪食品；多吃蔬菜和水果。进食要有规律，不偏食、不贪食，多做些体育锻炼，参加适当的体力劳动以达到减肥的目的。在这里提醒每位小胖墩的父母，不能急于要求孩子减轻体重，孩子处于身体发育阶段，过度地削减热能和各种营养素会影响到发育和健康，最好去保健门诊接受医生的指导。

127. 切勿把孩子养成"豆芽菜"

当你看着自己瘦弱的孩子像"豆芽菜"时，一定会想，怎样使孩子健壮起来。

一般来说，孩子瘦弱的主要原因是营养不良。所以，孩子过瘦应该先找医生检查一下，是否有消化系统或其他一些慢性消耗性疾病。假如孩子没有什么病，那就是饮食上的问题，即营养不良引起的。营养不良是一种慢性营养缺乏症，多由于食物选择不当，使热能及营养素供给不足或某些营养素缺乏所致。

营养不良的最初症状是体重减轻或不增。严重的儿童营养不良，可见皮下脂肪几乎完全消失，额部起皱、面颊消瘦、颧部突起，状如老人。此外，还表现皮肤苍白、干燥松弛、失去弹性。肌肉发育不良，肌张力低下，运动功能发育迟缓。重度营养不良者体温偏低，多哭而烦躁，继之变为呆钝，智力发育落后，对周围环境反应较差，食欲低下以至消失，往往伴有腹泻及呕吐，甚至出现营养不良性水肿，其水肿多见于下肢，重者外生殖器、上肢、腹部及颜面处均有水肿。营养不良，还可使患儿缺乏蛋白质和造血所必需的其他营养物质，引起营养性贫血，并可伴有各种维生素缺乏症，出现一系列相应症状。由于营养不良患儿的抵抗力低下，易于继发各种感染，如鹅口疮、支气管肺炎、结核病、中耳炎、尿路感染等,形成恶性循环。

建议家长正确安排小儿的饮食生活,积极参加户外活动和运动锻炼,以增强体质,预防感冒,从而使孩子变得健康起来。

128. 不能让孩子多吃零食

所谓零食,是指一日正餐以外的零星小吃。常吃零食会给孩子带来多方面的不利影响。

(1)多吃零食最大的害处是打乱了胃肠道的正常消化规律,使胃肠道不停地工作着,没有休息的时间。长此以往,影响了胃肠的消化功能,出现消化紊乱。对于消化能力较弱的孩子,必然会引起食欲下降、消化不良,而导致消化系统疾病的发生,使身体抵抗力下降,影响孩子的健康。

(2)多吃零食会影响孩子的食欲。例如吃过午餐,血糖升高,几小时后血糖下降产生饥饿感,到了晚餐就有食欲。而经常吃零食的孩子,使血糖维持在不高不低的水平,所以没有饥饿感,也没有食欲,到吃饭的时候不饿,过了吃饭的时间有些饥饿感,就又要吃零食了。

(3)由于吃零食而影响了孩子吃正餐,必然会影响到人体所需营养素的全面摄取。例如有些小孩老爱喝雪碧、可乐,其得到的只是糖分和水分,肚子胀胀的,里面却没有各种必需的营养素。久而久之,便造成营养失调,而影响到孩子的生长发育和健康,使得一些孩子面黄肌瘦,常常得病。

(4)有些孩子喜欢在睡前吃糖果,又不漱口刷牙,结果得了蛀牙,经常牙疼。个别孩子爱吃零食发展到见一样、爱一样、吃一样,达不到目的就大哭大闹,耍无赖,养成了任性的习惯。吃零食的坏习惯,还会使孩子在花钱上随随便便,大手大脚,对孩子的成长不利。

总之，吃零食的习惯不好，家长要巧妙地控制好孩子的零食。父母除了对孩子讲明吃零食的坏处外，还要在正餐上多下功夫，把正餐变成一种美好的享受，让孩子一见到饭菜就像看见零食那样口水直流，正餐吃得多，孩子自然对零食的要求就会降低。

129. 不要做孩子挑食、偏食的诱导者

孩子的成长需要多种营养。"挑食"导致摄入的营养过于单一，影响孩子的发展，甚至危及健康。然而，现在越来越多的孩子都有"挑食"的毛病。这令许多年轻父母深感为难、束手无策。

据医学心理学研究，幼儿及儿童可受环境心理因素的影响而发生偏食。例如，母亲的挑食行为必然会影响孩子；父母出于溺爱，对孩子百般顺从，当他不吃某种食物时，就改换另一种，时间一长，也就形成了偏食的习惯；还有的妈妈不善于变换食谱，调整菜肴，使孩子产生厌食、挑食。

值得注意的是，在同孩子一起进餐时，最好不要互相谈论这种东西不好吃，那种东西不愿吃。挑食的孩子有时在很大程度上受成人的影响。比如，面对一桌子的美味佳肴，妈妈独独冷落了清炒胡萝卜丝，并对丈夫说："我最不喜欢吃胡萝卜了，以后别买了！"孩子见妈妈很讨厌胡萝卜，原本伸出要夹胡萝卜的筷子也收了回去，不再去光顾它了。妈妈这种无意间流露出的偏食习惯，常常也会潜移默化地影响到孩子，这可能也是引起孩子偏食的一个重要原因吧！

130. 忌养成挑食、偏食的饮食习惯

挑食、偏食是孩子常见的一种不良饮食习惯，大都与疾病无关，而是由人为因素养成的。挑食、偏食既然是由人为因素养成的，那么通过人为因素也是可以进行防范或纠正的。建议家长在实际生活中，首先自己要以身作则，不挑食不偏食，并注意做好以下事情，使之培养出具有良好饮食习惯，身体健壮的好孩子。

（1）从小培养出孩子良好的饮食习惯，要让孩子的饮食丰富多样，什么食物都吃，吃饭时绝不能让孩子挑挑拣拣。要少吃零食。吃饭要定时定量，不能喜欢吃的就大吃一顿，不喜欢吃的就一点不吃。

（2）家长要给孩子树立好的榜样。要想让孩子不挑食，家长一定要以身作则，不要在吃饭时，当着孩子的面议论这个不好吃，那个不好吃，自己爱吃什么，不爱吃什么等，防止孩子受到暗示，或者是模仿家长的行为。

（3）家长要注意烹调方法，尽量使饭菜多样化。现在市场供应是很充足的，所以家长在选择食品时就要多样化，每餐的种类不一定要太多，但要经常变换花样，变换烹调方法，以激发孩子的食欲。

（4）要耐心纠正挑食、偏食的毛病。对于有了挑食、偏食毛病的孩子，家长不要紧张、急躁，而是要耐心地启发、诱导，帮助孩子逐渐纠正。可以用别的小朋友做榜样来教育孩子，也可以用讲故事等方式来向孩子说清道理，讲明挑食、偏食的害处。不要总是当着他人的面议论孩子的毛病和自己的焦虑，更不要用训斥、打骂等粗暴方法来强行纠正。这种方法不仅不易使孩子改正毛病，还有可能产生暗示和强化的作用。

（5）不要强迫进食。对于孩子不喜欢吃的东西，要讲清它的好处、作用等，可将此种食物与其他孩子爱吃的食物一起烹制，千万不要硬强迫孩子吃某种食物，不要给孩子造成心理压力，使他对这种食物厌恶。

（6）不要乱吃补品。有的孩子有挑食、偏食的毛病，可能会暂时影响食欲。此时，有的家长怕营养不够就及时给孩子服补品，如蜂王浆等。这对孩子是不利的，对挑食、偏食的问题不仅起不到好的作用，还有可能补出其他的新问题，不可不慎。

131. 忌用粗暴的方法纠正挑食和偏食

人们都知道孩子挑食或偏食，是一种不好的饮食习惯，会给健康带来不良的影响。因此，家长对这种现象都很焦急。因急于纠正这种不良习惯，往往会做出一些不合适的处理。例如，有的家长硬逼着孩子吃不喜欢吃的东西，连训带骂，弄得孩子边吃边哭，甚至会使孩子闹出病来。这种做法是不可取的。

孩子偏食或挑食，家长不必急躁、紧张。在仔细分析原因的基础上，要耐心启发诱导，帮助孩子逐渐纠正。对较小的孩子，可用他们熟悉的健壮小伙伴作榜样，进行对比教育；也可利用故事、诗歌等文学作品向孩子进行形象教育。对较大一点的孩子，可讲讲食物营养的好处，鼓励孩子样样饭菜都吃。切不可发现孩子不吃某种食物，便不再给孩子吃该种食物，而是要在烹调和制作上下功夫，以增加孩子的食欲。比如有的孩子不吃胡萝卜，可把胡萝卜做成丸子，或在包子、水饺的馅中放入少量的胡萝卜丝，逐渐使孩子适应。另外，如果孩子有偏食或挑食的缺点，不要当着孩子在他人面前议论孩子的挑食、偏食毛病和自己的焦虑。对成人的焦虑孩子不理解，反而对孩子产生了暗示和强化作用,更不可用训斥、打骂、哄骗或强迫孩子的方法来纠正。例如,孩子不吃肥肉,成人硬要强迫孩子吃下肥肉,否则不许离开饭桌,这样做给孩子造成极大的心理压力,对某些食物更加反感和厌恶,即使勉强咽下,也会产生恶心、呕吐现象,可能因此而造成终生拒食某种食物。

建议每位家长,要想培养孩子有良好的饮食习惯,首先自己以身作则,为孩子做出榜样,还应注意饭菜品种多样化及烹调方法。一旦孩子出现偏食、挑食的现象,家长不能盲目行事,要有足够的耐心和信心,反复不断地进行说教和诱导,逐步把幼儿偏食与挑食的习惯纠正过来。在纠正过程中,切忌采用粗暴、强硬的办法。

132. 忌让孩子暴饮暴食

暴饮暴食是指在短时间内吃进了大量的食物。其结果是食物超过了胃肠道本身消化能力的限度,导致急性胃肠道功能的紊乱。

暴饮暴食对身体健康的最大危害,是打乱了胃肠道正常消化的规律性及最大承受的限度。例如胃液被稀释,胃液酸度降低,不仅影响蛋白质的消化,降低了胃内抵抗细菌侵入的能力,过大体积的食物还可造成急性胃扩张。所以,暴饮暴食常常引发急性胃炎、急性胃扩张、胃穿孔、急性胰腺炎等疾病。这些疾病如不及时救治将严重危害孩子的健康,甚至危及生命。从营养角度分析,假如一顿吃了大量的优质蛋白质,其吸收率反而会明显下降,大多数来不及吸收就随大便排泄出去白白浪费掉。

因此,家长要教育孩子养成良好的生活规律,其中包括一日三餐要定时定量,由于孩子自制能力差,碰到爱吃的食物就会不加限制,家长要起到监督作用。因为胃肠道的蠕动有严格的时间节律,胃肠道消化液的分泌量及各种消化酶的量也会相互搭配,并与进入的食物有一定的关系。所以,摄入的食物有一个速度和量的限度,超过了这个限度,胃肠道就无法完成超额的消化任务。

133. 忌在饭前饭后做剧烈运动

好动是孩子的天性,大多数孩子喜欢跑跑跳跳,打打闹闹。但是家长一定要注意,不能让孩子在饭前或饭后做剧烈活动。

剧烈活动,人体会发生一系列适应性变化,这时大部分血液涌进运动器官,特别是肌肉中,而胃肠血管供血相对减少,同时迷走神经被抑制,使消化液分泌减少,因而胃肠不能很好地工作。所以在饮前不宜进行剧烈运动。至于饭后,因为胃肠里充满了食物,如果此时剧烈活动,就可能把联系胃肠的系膜拉紧,甚至扭转,发生疼痛。强调饭后不宜剧烈活动,并不是禁止活动,如果孩子吃饱饭后让他坐下不动,或立即躺下睡觉,同样不利于孩子健康。建议家长,让孩子在饭后可做轻度适当活动,有利于胃的排空,肠的蠕动,促进消化。

134. 盛夏也不要多吃生、冷、油腻食品

在炎热的夏天,有些孩子偏爱吃生、冷瓜果及冷饮,有的一天要吃好几次雪糕、冰砖、冰淇淋等。大人也认为冷饮降温消暑,于是常常满足孩子的要求,其实多吃这些冷饮不仅不解渴,反而伤了孩子的胃口,对孩子并不适宜。另外,孩子受夏季高温的影响,胃口及消化能力均较弱,故多吃油腻同样是不适宜的。

孩子夏季热能消耗多,且出汗多,大人要注意多供给清凉的饮料或水分,同时要保证孩子足够的营养。饮食宜清淡,少吃油腻及生、冷瓜果之类食品,可选一些健脾化湿、消暑清凉的食物,如薏苡仁、扁豆、绿豆汤、焦大麦茶、西瓜等。对于那些夏季发热、消瘦无力的孩子,在初夏季节给太子参、红枣煎汤代茶,可强身健体。总之,盛夏季节更需精心护理孩子。

135. 不要给孩子吃烤羊肉串

烤羊肉串,它以色香味美,鲜嫩可口吸引着孩子。家长免不了买几串给孩子吃。有些家长认为,羊肉串是肉类,含丰富的营养素,吃上一顿即使回家不吃饭,也不会缺营养。其实这样做是不正确的。营养问题暂先不说,如果经常让孩子吃这种街上烤的羊肉串,极不符合卫生标准,长此以往会得许多种疾病。

经过熏烤后的羊肉串中含有一些致癌物质,如 3,4-苯并芘、亚硝酸胺等。特别是肥羊肉串。在加热过程中,油滴落在炭上,3,4-苯并芘的含量更高。其次是亚硝胺,它是由仲胺和亚硝酸盐在人的胃中"相遇"后在酸性条件下形成的,同样对人体健康有害。

所谓的"羊肉串",不一定是纯正的羊肉所制,更谈不上保质保鲜了。又不通过检疫机构检测,单在火上烤一烤,外焦里生,吃了这种半生不熟的肉串,除了容易得肠道疾病外,还有可能得两种寄生虫病,即绦虫病和旋毛虫病。得了绦虫病后会出现腹痛、腹泻、消瘦、肠绞痛等症状,影响孩子的生长发育;得了旋毛虫病可出现高热持续不退,伴有恶心、呕吐、腹痛、腹泻及肌肉疼痛,严重的还可危及生命。

另外,烤羊肉串的串条通常用锈的废铁条,还有的是用旧自行车条串制,自行车条含铅,经过烤制后串条中的铅可渗透到肉串中,对人体造成危害。建议家长要尽量少吃或不吃在大街上熏烤的羊肉串。

136. 儿童忌吃味精过多

味精是烧菜时的一种调味品,烧菜时加些味精可以增加菜的鲜味,还可增进孩子的食欲。味精的主要成分是谷氨酸钠,它经过胃肠道吸收、分解后产生一种叫谷氨酸的物质。这种物质具有改善和保持大脑功能的作用,医生常给智力差的孩子开些谷氨酸片,就是这个原因。有些人认为,味精是有营养的调味品,在烹调过程中多加些味精,不仅能使饭菜鲜美,还可得到营养物质,一举两得。

多吃味精并不见得对身体有益,相反还会引起一些不良反应。有人给新生小鼠注射味精,发现引起小鼠骨骼发育不良,出现肥胖;味精还能使骨髓中的红细胞和颗粒白细胞数量减少,破坏甲状腺素和甲状旁腺素之间的生理关系,而这两种物质是调节骨组织代谢的。国外还报道因大量服用味精引起"中国餐馆综合征"(或称味精综合征),表现为面红、出汗、头晕、呕吐、精神不振、肢体麻木、心跳加快等症状。

其实,食物的美味主要依靠食物本身及其新鲜的程度。如肉、虾、蟹等,由于其中含有相当数量的氨基酸,鲜度较强,所以烹调时完全可以不加味精,让食物显出原有的独特风味,尤其是孩子吃的食物,一般不宜使用味精,即使用味精,也不宜高温煮沸,因为高温不仅破坏味精的调味作用,而且增加其副作用。为了调味,应在做好的菜肴离开高温煮沸时,略加少许味精为宜。

137. 忌给孩子吃未经碘化的盐

碘缺乏对儿童的危害很大,轻者甲状腺肿大,重者成克汀病。碘是人体内重要的微量元素之一,它在体内仅有25毫克左右,其中40%在甲状腺中。食物中的碘在小肠吸收,吸收的碘有30%在甲状腺合成甲状腺素而被机体利用,其余的则通过尿、汗液排出体外。别因为碘的需要少而小看了它的作用。碘缺乏对人的生长、发育影响是非常严重的。新中国成立初期,我国内蒙古的部分地区,因交通闭塞,经济文化落后,有42%～70%的人患上了地方性甲状腺肿(俗称"大脖子病"),患地方性克汀病者达13%～14.9%,智力发育低下,成为著名的傻子村。造成这些病症的关键,是由于人体内一种微量元素——碘的缺乏,不能不引起人们的高度重视。

怎样才能预防孩子缺碘呢?利用碘盐预防碘缺乏是极为有效的。每人每日需要碘0.1毫克～0.2毫克,联合国世界卫生组织推荐的碘化物和食盐的比例为1∶2 000～5 000。现在市售食盐基本都已碘化,只要让孩子吃上碘盐,就可以有效地防范碘的缺乏。值得每位家长注意的是,未经碘化的食盐绝对不能让孩子食用。碘盐的缺点是易升华而丢失,若严密包装,放于干燥避光处,可减少盐中碘化物的丢失。

138. 不要让孩子吃酒心糖

酒心糖的味道甘醇,大人小孩都爱吃。成年人吃几块,不仅觉得香甜可口,还能起到一定的益气活血,爽心悦神作用,可是对于未成年的孩子来讲,就不太合适了。因为孩子皮肤表面的血管很丰富,胃粘膜也较娇嫩,吃过酒心糖之后,往往使皮肤血管扩张变粗,胃肠粘膜受到刺激,出现面红目赤、头晕脑涨、咽喉刺痒、咳嗽吐痰、腹部烧灼感，重者，精神不振、昏睡不醒、四肢无力。另外，酒心糖里含有酒精，对孩子稚嫩的身体及各种器官都有不良的刺激作用，对大脑皮质细胞也有损害。同时，经常吃酒心糖，还容易使儿童养成爱喝酒的习惯，既影响孩子的智力，又影响身体的发育，所以不宜让小孩吃。

139. 不要让孩子吃糖过多

生理学研究告诉我们，人的舌表面分布着成千上万个味蕾，味蕾感受到各种味道，传递给中枢神经，产生味觉。味觉细胞对味的敏感度不同，对甜味耐受性最大，对苦味耐受性最小。儿童味蕾分布区比成人广，对甜味的敏感度比成人高。因此，糖类食物对孩子而言，有一种极大的诱惑力。

研究表明，少吃食盐、糖和脂肪，对增强人体健康、减少疾病，大有好处。有的饮食保健专家甚至认为，过多吃糖比吸烟对人体的危害还大。吃糖过多，糖就会变成脂肪存积于体内，会使人虚胖，肌肉松弛，加重心脏负担。孩子过多吃糖，糖的吸收会使体内呈中性或弱酸性，孩子会感到疲倦乏力。多吃糖，也会使牙的表面容易繁殖细菌，产生大量酸，使釉质脱落，造成龋齿。另外，甜食吃得过多，会影响孩子的骨骼发育，会使孩子食欲不振，长期下去，会出现营养不良，有碍体格的发育和智力的开发。

但是，糖对孩子不全是害处。它还是人体不可缺少的营养成分，人体必备的六大营养素(蛋白质、脂肪、糖、无机盐、维生素和水)之一。糖的主要作用是在体内分解成葡萄糖、产生热能，供体内消耗，特别是脑细胞活动需要的热能，要靠葡萄糖供应，供应不足，则会出现头晕、心慌、出冷汗，甚至休克的现象。

在人们的日常膳食中,大部分谷物、蔬菜、水果里都含有糖分,孩子只要每日正常吃饭吃菜,摄入的糖量是足够的,如果孩子还要吃糖,也不要吃得过多,吃完后要漱口,以免细菌繁殖。

140. 忌用水果代替蔬菜

水果和蔬菜的营养都比较丰富,从营养成分上讲有许多相似之处,二者均含有丰富的无机盐(如钾、钙、钠、铜、铁、锌等)和维生素(如维生素C、胡萝卜素等)。这些营养素是谷类食物和动物性食物中所缺乏的,但却是人体所必需的营养物质,有些孩子只爱吃水果,不爱吃蔬菜,许多家长就多给孩子吃水果,以弥补不吃蔬菜的欠缺。其实这种认识是非常片面的。虽然二者从营养成分上有其相同之处,但也有许多不同之处。例如大多数蔬菜中,无机盐和维生素的含量比水果丰富,且含有许多水果不及的营养素,而且蔬菜在人们的生活中是主要的食物,在膳食中所占的比例比水果更大。这些要从两者所含的营养成分进行分析比较,就可以得出正确结论了。

首先,饭菜是人们的主食,所以蔬菜也就成了一日三餐中的主要食物,而水果只能是辅助食物。如果长期吃不到新鲜蔬菜,就会引起维生素C缺乏而引发坏血病。蔬菜中还含有丰富的胡萝卜素,它能在体内转变为维生素A,对维持正常的视力和皮肤粘膜的健康有重要意义。蔬菜中所含的钾、钠、钙、镁等元素偏于碱性,对调节人体的酸碱平衡也有重要意义。

其次,蔬菜中所含的纤维素比水果多。纤维素虽然不能被人体所吸收,但可以刺激肠蠕动,防止便秘,减少肠对体内毒素的吸收。据研究表明,吃蔬菜纤维量较多的人患直肠癌、结肠癌的发生率明显低于吃蔬菜纤维量较少的人。而且蔬菜中含有β-胡萝卜素具有抗癌、防癌的作用,而水果中β-胡萝卜素的含量很少。

第三,蔬菜中所含的糖分以多糖为主,进入人体后不会引起血糖的改变;而水果中所含的糖类多数是单糖或双糖,进入人体后会引起血糖忽高忽低,使人产生不舒服的感觉。

另外,不少蔬菜还含有芳香油和有机酸等特殊成分,如葱、蒜含有辣椒素,姜里含有姜油酮等能刺激食欲,增强人体内分泌功能,有促进消化吸收,提高人体免疫功能的作用。

由此可见,水果和蔬菜在营养成分上虽有相似之处,但不完全等同,所以水果是不能完全代替蔬菜的。这就要求家长,对那些不爱吃蔬菜的孩子,在烹饪上要多下点功夫,慢慢诱导孩子,使孩子逐渐养成爱吃蔬菜的习惯。

141. 不要多吃水果罐头

水果和水果罐头比起来,有些孩子更爱吃水果罐头。爱吃这种食物,并不全是好事,特别是经常吃,大量吃,对孩子的健康会造成不良的影响。

因为罐头制作中,都加入了一定量的添加剂。为了使罐头中的水果颜色漂亮,味道好,又长期保存不腐败,往往需要加一定量的人工合成色素,如甜味剂、香精、防腐剂等。这类添加剂如果使用不当,不仅会对人体产生危害,而且有些是致癌物质。有一些添加剂还可引起人体的钙质缺乏和磷酸摄入过多。这样就会影响儿童的骨骼发育,造成骨质脆弱。

另外,孩子的身体还没有完全发育成熟,年龄小,体质弱,对化学物质解毒能力低,常吃水果罐头,势必加重脏器解毒、排泄的负担,影响身体各部位的健康发育和成长。因此,孩子还是吃新鲜的水果为好,少吃或不吃水果罐头。

142. 水果不要带皮吃

一般人都了解，水果中含有大量的水分，是维生素C的重要来源。它不仅营养价值高，而且吃起来香甜可口，大多数人都喜欢吃，特别是孩子，尤其偏爱水果。如吃水果不削皮不符合营养保健要求。

（1）据有关专家研究分析，水果肉质的营养成分越靠近果核含量越高，虽然水果皮中也含有一定量的维生素，但与果肉部分相比，是微不足道的。

（2）水果在生长过程中，为了防止病虫害，果农往往要喷洒一些农药，那就会有部分农药渗透并残留在果品表皮起保护作用的蜡质内，即使吃时用水冲洗也很难洗掉。

（3）水果在收获、运输、销售过程中常会受到细菌的污染，尤其是表皮破损的水果。这些污染的细菌不易被水冲洗掉，多多少少总会有些残留在上面。

（4）研究发现，凡是颜色鲜艳的果皮中都含有一种类黄酮的化学物质。类黄酮在人体肠道内经细菌分解后会转化为三羟苯甲酸及阿魏酸，阿魏酸有抑制甲状腺功能的作用。

（5）水果在保存中会使用一些保鲜剂，这对人体是有害的。

143. 忌生吃菱角、藕、荸荠

菱角、藕、荸荠都是水生植物，生吃时又甜又脆，多数人都爱吃。但是，这些水生植物却不宜生吃。如果生吃容易感染上姜片虫病，还有可能发生急性胃肠道传染病。

姜片虫是一种寄生虫，由于形似姜片而得名，又因其色赤如生肉，亦称之为"赤虫"。它是在人体内寄生的最大吸虫。本病主要是由于孩子生吃不洁的菱角、荸荠等水生植物,将带有姜片虫的囊蚴吞入而发病。

姜片虫的卵随人的粪便排出后,在水中适宜的条件下孵化、发育成为尾蚴。尾蚴会吸附在水生植物如菱、藕、荸荠等的外皮上,发育成为囊蚴。如果孩子吃了生的、附有囊蚴的水生植物,囊蚴会进入孩子的胃肠,在十二指肠蚴虫脱囊而出,逐渐发育为成虫,吸附在小肠粘膜上,造成局部炎症、出血及溃疡。如果感染姜片虫的程度较轻,会有慢性腹泻、上腹部隐痛、厌食、消化不良、面色发黄、身体消瘦等症状。如果感染的程度较重,则可能出现腹部作痛、肠鸣、粪便稀与便秘交替、面黄、水肿等。病久可出现营养不良、肢体困重、食欲不振或恶心、呕吐等。如果有生吃水生植物的历史,且疑有感染姜片虫者,应做粪便检查,以便早诊断、早治疗。

如果这些水生植物没有彻底洗干净就生吃,尤其是当水生植物生长的水源受到严重污染时,还可能发生细菌性痢疾、肝炎,或者急性胃肠炎等急性胃肠道传染病。

为了预防姜片虫病,要切实注意不生吃菱、藕、荸荠等水生植物。

144. 儿童不要多吃橘子

橘子味甘略酸,是孩子喜欢吃的水果之一。它含有丰富的多种维生素和无机盐、糖分、粗纤维等。橘子虽然营养丰富,又比较好吃,但是小儿不宜多吃。

孩子如果短时间内食用大量橘子,就会出现在手掌、脚底、鼻尖、鼻唇沟处的皮肤都呈黄色。严重的话,还可伴有恶心、呕吐、食欲不振、全身乏力等症状。这是因为橘子中含有丰富的胡萝卜素,摄入人体后经肠道吸收,在肝脏内转变为维生素 A,如果短时期内摄入胡萝卜素过多,肝脏不能及时转化,过多的胡萝卜素就会随血液到达全身各处,发生高胡萝卜素血症,如果多吃胡萝卜也同样会发生高胡萝卜素血症,故而出现上述的一些症状。另外,多吃橘子还容易使孩子"上火",从而引起口腔炎、咽喉炎、牙周炎等各种病症。因此,孩子吃橘子或胡萝卜要适可而止,不能过量。

145. 忌吃变质的甘蔗

甘蔗很甜,水分又多,大人、孩子都很喜欢吃。可是有时候买回来的甘蔗中有一、两段颜色发红,外观上看没有光泽,削去皮后甘蔗瓤为棕褐色、浅黄色或浅灰色,在切断面上有白色的絮状或绒毛状菌丝,有的还能直接看到"虫眼"。这样的甘蔗吃起来有酸霉味、酒精味或辣味。这种甘蔗千万不要吃。

甘蔗中含糖量很高,尤其是成熟的甘蔗含糖量高达40%。但是,如果保存不当,比如湿度或温度过高容易发霉。甘蔗发霉主要是由节菱孢真菌引起的,节菱孢真菌分泌的毒素3-硝基丙酸,是一种强烈的嗜神经毒素。一般吃了变质发霉的甘蔗后会突然发病,短时间内就会出现恶心、呕吐,继而四肢明显无力,走路不稳,伴有头痛、头晕、嗜睡、视物模糊、语言障碍等症状,甚至出现昏迷和抽搐,严重的还会导致死亡。甘蔗中毒即使康复后也可能留下智能发展迟缓及神经系统等方面的后遗症。

所以,在为孩子挑选甘蔗时一定要注意,如果发现有变质、发霉的部分,千万不要让孩子吃。

146. 儿童不要多吃荔枝

荔枝是一种非常好吃的水果。但不宜让孩子吃得太多。如果吃得太多,吃后不久可能会出现面色苍白、四肢冰冷、大汗淋漓、神志昏迷等症状,甚至出现抽筋,血压降低和呼吸衰竭,并可导致死亡。在每年6、7月份荔枝收获季节,广东、海南岛一带常常有人因大量进食而发生荔枝病。究其原因主要是由低血糖引起的,症状的轻重与血糖降低的程度有密切关系。

化验表明,患儿血液中葡萄糖浓度降低,往往只有1.1毫摩~2.2毫摩/升(正常人血糖为4.4毫摩~6.7毫摩/升)。为什么吃荔枝和低血糖有关系呢?原来荔枝肉中有一种物质,α-次甲基环丙基甘氨酸,它可引起血糖降低,还能使肝脏脂肪变性。在一般情况下,让孩子适量地吃些新鲜荔枝是不会引起低血糖的。只是孩子吃荔枝太多时,正常的膳食就吃得很少,使饭量锐减,所以更容易发生低血糖。

家长应注意,一旦孩子因为吃了大量的新鲜荔枝而出现低血糖症状时,应马上让孩子喝一杯比较浓的白糖水,如果条件允许,最好是喝葡萄糖水,可以被人体较快吸收。如果病情比较严重,应立即去医院静脉注射葡萄糖液,并给予保肝药物。特别严重的病人还要用肾上腺糖皮质激素治疗。一般来说,只要及时发现,及时治疗,病情能迅速改善。但是本病容易反复发作,应引起高度重视。

147. 儿童不要多吃竹笋

竹笋脆嫩爽口,味道鲜美,是大人、孩子都喜欢吃的一种食物。它含有丰富的膳食纤维,能吸收水分,刺激肠道蠕动,通畅大便。并能减少胆酸的吸收,使血胆固醇浓度慢慢下降。纤维素还能减缓糖类的吸收速度,从而减轻胰岛细胞的负荷,故糖尿病患者吃了有利。

常吃竹笋固然有很多好处,但儿童不宜多吃。因为竹笋中含有较多的草酸，草酸很容易与食物中的钙、锌、铁、铜等元素结合成不溶于水的盐类，妨碍人体对这些元素的吸收和利用。儿童处于不断的生长发育之中，如果体内缺钙会出现骨骼畸形，会得佝偻病。缺锌会影响食欲，使生长发育迟缓，降低机体免疫功能并影响智力的发育。缺铁可造成贫血，早期缺铁会引起儿童注意力涣散，记忆力减退及理解力降低。因此，孩子不宜多吃竹笋。

148. 儿童不要多吃杏仁

杏仁有苦杏仁和甜杏仁两种。苦杏仁入药，甜杏仁药、食兼用。目前，市售的炒杏仁有国产的，也有进口的大粒杏仁。虽然都是属于甜杏仁一类，但多吃也会中毒。因为苦杏仁有毒，所以入药时用量宜少。儿童用量每次应少于 4 克，每日 1～2 次。苦杏仁之所以有毒，主要是含有苦杏仁苷，当其受到杏仁中苦杏苷酶的水解时，即可变成氢氰酸，氢氰酸是一种剧毒的化学物质，只需 0.06 克就可置人于死地。杏仁中毒的早期症状为呕吐、腹痛、腹泻、头晕、乏力，呼气有杏仁味；重者抽搐、昏迷，甚至死亡。儿童一次吃上 10 余粒苦杏仁便可致死。甜杏仁中的成分与苦杏仁相同，也有苦杏仁苷，但它在苦杏仁中的含量是 3%，而在甜杏仁中仅 0.1%，两者相差 30 倍之多，所以用甜杏仁制成的食品，只要适量食用一般来说还是安全的。但是，建议儿童吃甜杏仁一日量不要超过 30 克，家长要教育孩子不要多吃杏仁。一旦出现中毒现象就要立即送医院抢救。

149. 不要让蔬菜中的维生素丢失

孩子在生长发育期，需要大量的营养供给，例如从食物中摄取需要的蛋白质、脂肪、糖类、钙、维生素 A、B_1、B_2、C 等。特别是维生素类物质，不仅是孩子生长所需要的营养素，而且对预防孩子的一些疾病，具有极其重要的作用。

为了尽量避免蔬菜中维生素的丢失，应注意：

(1)尽量少丢弃叶边和外层菜叶。因为在一棵菜中，外层菜叶的维生素 C 比内层菜叶含量要多，叶部较茎部多。

(2)要做到先洗后切。洗菜时也不要在水中久泡，以免蔬菜中的可溶性维生素和无机盐溶解于水中而损失。

(3)炒菜时宜适量加点醋。维生素 C 在酸性环境中比较稳定，所以在做菜时最好加点醋，既改善了口味，提高孩子的食欲，又能保护蔬菜中的营养。

(4)蔬菜在锅里不宜久炖，以减少维生素的损失。煮菜时最好先将水煮沸后再将菜放入水中，炒菜时宜急火快炒。

(5)讲究存放与烹调方法。维生素 C 主要存在于新鲜的蔬菜中，如果暴露在空气中，加水、加热、加碱和脱水等都可使维生素 C 大量损失，所以不要久存，烹饪勿加碱，少用铁锅等。

目前已知的维生素有 20 多种，它们多数不能在体内合成，必须由食物中供给。因此，家长应了解一些科学的烹饪方法，尽量保护好蔬菜中的维生素，以供给孩子生长发育的需要。

150. 忌烹调方法不合理损失营养素

在食物的制作加工过程中，烹调方法得当与否，与营养素能否更多地保留在食物内不被破坏，有着非常密切的关系。因此，建议每位孩子的父母，在给孩子做饭时，切忌运用不当的烹调方法，以免破坏掉食物当中的营养素。

首先,在洗米时不要用劲搓洗,不泡米,以免将表面的维生素和无机盐损失掉。在做饭时,最好是焖饭、用碗或盆蒸饭等。这样,营养素溶于饭内,损失较少。煮粥要连米汤一起吃,不要放碱,以免破坏维生素 B_1。

　　做面食时,蒸馒头可用鲜酵母、酒酿发面,不要用碱中和,发的时间不宜过长。如用老发面引子发面,用少量碱来中和酸性,减少维生素 B 被破坏。煮面条、煮饺子的汤内有一些营养,应多盛一些喝。

　　蔬菜多含维生素 C。这种维生素很不稳定,容易被氧化,从而失去它的作用。若遇碱、热、铜器都能被破坏而损失掉。所以烹调青菜时要防止大量损失。要选择新鲜青菜,因为储存时间过长会失掉其中的水分和维生素。烹调时要先洗后切,菜要整洗,然后切碎。过早切好,维生素会由切断的菜脉中随水流失,同时,切后横断面积增大,与空气接触面多,时间稍长就会因氧化损失掉。所以要现吃现做,做菜时要等油热或水沸后再放入,急火快炒,炒好后再加盐及其他调料。醋可保持食物中维生素 C 不受损失,可以用醋作醋熘白菜、黄瓜等。菜的外层叶比内层叶含的营养素高,吃时尽量少掐掉,莴笋叶、萝卜樱、芹菜叶都可以做菜吃。另外,蒸菜可减少养分的丢失。

　　肉在炒、炖时,水中溶有一些维生素 B 和铁质,所以肉与汤要一起吃。蒸肉可以多保存其中的养分。用醋做酥鱼、酥肉、糖醋排骨,骨中的钙质被溶解在汤和肉中,鱼刺也易酥烂,可以吃,也安全。

　　鸡蛋用小火煮、煎或蒸食,均能保存营养。高温油煎,蛋白质易损失掉,故不宜采用。

151. 忌忽视萝卜的营养

民间有谚语称谓:"晚吃萝卜早吃姜,不劳医生开药方。"的确,萝卜具有很高的营养价值,它含有构成脑细胞和骨髓细胞的磷质和生长骨骼、牙齿的钙质,还含有多种维生素和无机盐。萝卜不仅有营养价值,还具有某些药理作用。萝卜又有润肺化痰、清热止咳、解毒、利尿等功能。吃萝卜对孩子是有益的。要鼓励孩子吃萝卜。做到以下几点:

(1)家长要以身作则。要使孩子吃萝卜,大人首先不能在孩子面前表现出厌恶萝卜的情绪和行为。孩子的饮食习惯主要是在家庭中养成的,而且孩子对父母的态度非常敏感,只要大人见了餐桌上的萝卜就皱眉头,不用更多的语言,已经足以使幼儿拒绝吃萝卜了。

(2)对于稍大一点的孩子已经能够接受一些道理,家长可以教育孩子,让他明白吃萝卜对身体有好处,养成爱吃萝卜的习惯。

(3)佳肴的色香味是激起食欲的主要因素,对孩子尤其如此。家长可利用萝卜颜色鲜美的特点,将萝卜切成各种形状,有助于吸引孩子的兴趣,加上可口的调味,是能够使孩子喜欢吃萝卜的。另外,萝卜除了做成各种菜肴外,也可以制成馅用来包水饺和包子以及馅饼等。这对于一些爱吃包子、水饺的孩子,也是一种很好的食用方法。总之,家长要开动脑筋,巧妙地让孩子吃上萝卜。

152. 忌饮不适宜儿童的饮料

儿童大多都偏爱各种饮料。但是有的饮料并不符合卫生标准,更有不法商人用色素对白水加糖精自配饮料。另外,还有些饮料所含的成分不适合孩子。家长在为孩子选择饮料时要特别慎重。以下饮料不适宜儿童食用：

（1）汽水对儿童不适宜。因为汽水多是人工合成香精、色素和糖精配制而成，这些食品添加剂对孩子都是有危害的。

（2）含有酒精的色酒、啤酒及含有咖啡因的可口可乐、咖啡、茶叶饮料等都不适于儿童饮用。因为酒精能刺激消化道，咖啡类能兴奋中枢神经系统，对儿童的发育有不利的影响，故儿童不宜饮用这类饮料。

（3）冰棍、雪糕、冰淇淋等冷饮，一要注意卫生，二不要多吃。因为这些冷饮都含有糖分，吃后有饱胀感，影响儿童的食欲。再者冷饮会刺激儿童娇嫩的胃粘膜，引起血管收缩，血流减少，影响正常胃液的分泌和消化，从而导致厌食。

无论平时，还是在盛夏，给孩子选择饮料时，要注意选择既卫生又有营养，还能清热解渴的饮料。如矿泉水、果汁及果汁饮料、奶制品饮料等。这些饮料含有儿童所需的营养物质，有助于儿童的生长发育。

153. 忌乱吃补养品

从营养学的角度来看，凡是营养丰富，能够补充人体内营养素不足的食物都可以称为补品。一谈到"补"，人们就想到各种各样的补品，如人参、蜂王浆、鹿茸、阿胶、银耳、桂圆、燕窝、球蛋白等，还有补锌的、补钙的、补赖氨酸的、补微量元素的、开胃的、养血的等，市场上为儿童提供的补养品应有尽有。有些家长，为了使自己的孩子健康聪明，经常地给他们买一些营养补品吃。这种做法是十分错误的。经常吃补品，不好好吃饭的孩子，会与家长的期望相反，越补越瘦，越补身体越差，甚至补出病来。

对待补养品要有正确认识,任何补养品均有各自的特点,也就是说只能适用于一定的身体状况,并非像广告宣传的那样包罗万象。我们不是说补养品没有作用,只是它并不适合于每个儿童,也并非对人体的各个方面都有功效。因为人体是一个非常精确的平衡体,多一点少一样都对人体的健康不利,乱吃补养品就有可能人为地去打破本来平衡的机体,产生一系列的不适症状,人体还得花去一定的力量去重新形成平衡,这就得不偿失了。尤其是儿童的各系统功能尚未发育成熟,调节功能相对差些,不恰当的营养会造成疾病。

对正在生长发育的儿童来说,最迫切需要的是蛋白质、多种维生素和微量元素等,那么让我们分析一下上面提到的"补品"中的营养成分:银耳、桂圆中的主要成分是糖类,蛋白质仅占 5%,无机盐的含量也少得可怜,因此称不上补品;燕窝中蛋白质可达 50%,但目前在含有燕窝的补品中,其含量却很少;人参是大补元气之物,鹿茸、阿胶等属于助阳、补血之品,对孩子均不宜随意使用;儿童服用蜂王浆后引起性早熟,早已有这方面的报道;丙种球蛋白是从人的血液(或胎盘)中提取的含有某些抗体的免疫制剂,主要用来预防麻疹、甲型病毒性肝炎,或治疗一种罕见的丙种球蛋白缺乏症的针剂,它的半衰期 3~4 周,随着时间的推移,效力便慢慢降低,所以丙种球蛋白不能预防"百病",而且它对人体还是一种"异体蛋白",注射后会出现发热现象;过去,大家对补充赖氨酸很热衷,后来知道了赖氨酸缺乏主要发生在那些长期吃米、面,缺乏肉、蛋、奶、鱼动物性食品的儿童中,对一些营养状况正常的儿童就没有必要去补充,渐渐地就不提补充赖氨酸了;现在,补充无机元素(如钙、锌、铁等)又是一件很时髦的事,但人体并不可能每种元素都缺乏,即使缺乏,量也不一样,盲目地补充无机元素对儿童身体健康也是无益的。

俗话说"药补不如食补"。对于平时身体健康的孩子来说，从食物中就能摄取丰富全面的营养，只要不偏食，又没有特殊需要，就没有必要另外添加额外的补养品，更不要去跟着广告走，去赶时髦，去与别人攀比，这样做是一种盲目、无知的表现。如果你的孩子确实存在某些问题需要增补营养，最好经医生检查，选择一种合适的补品，有目的有针对性地去添加。儿童营养并非多多益善。

154. 忌把维生素当作补养品

维生素是一类为人体健康、生长、繁殖和生活所必需的有机物质。按照维生素的溶解性，可将其分为脂溶性维生素和水溶性维生素。前者包括维生素 A、D、E、K；后者包括维生素 B_1、B_2、PP、B_6、叶酸、B_{12}、泛酸、生物素及维生素 C。脂溶性维生素在体内，主要是参与一些高度分化的组织的生长发育，缺乏时会引起一系列相应症状。如维生素 A 的主要作用是构成视觉细胞内感光物质，维持细胞膜的稳定性及保持上皮细胞的完整与健全，促进骨骼与牙齿的正常生长等；缺乏时，可表现为夜盲、皮肤干燥、发育不良等。维生素 D 的作用是调节钙、磷代谢，缺乏时典型的表现就是骨骼发育不良。维生素 E 的主要作用是抗氧化，保护细胞免受损伤，缺乏或不足时，可发生溶血、水肿、皮疹等病症。维生素 K 的功能是参与凝血因子的合成，缺乏时会产生出血现象。而水溶性维生素绝大多数的功能与能量代谢有关，除维生素 C 外，均属于 B 族维生素，缺乏时，也会出现一系列相应症状。如 B 族维生素的主要功能是在人体细胞内与蛋白质结合，可产生正常代谢所需要的酶。当人体缺乏时，生长发育受到影响，新陈代谢也就不能正常进行。维生素 C 的作用为抗坏血酸,缺乏时可表现为各种出血症状。

以上我们了解了各类维生素的主要作用,以及缺乏和不足的症状。知道了维生素对维持人体健康的重要性。但是,如果长期给孩子大量服用维生素也是不适宜的,滥用维生素不仅是浪费,而且会使孩子产生毒性反应,甚至出现严重的中毒症状。例如,维生素 D 中毒时,轻者或早期表现可有低热、烦躁、厌食、恶心、呕吐、腹泻、便秘、口渴、无力等。重者或晚期可出现高热、多尿、少尿、脱水、嗜睡、昏迷、抽搐等症状。严重者还可因高钙血症和肾功能衰竭而致死。如果给孩子长期超剂量服用浓的鱼肝油,就会发生维生素 A、D 中毒。又如,维生素 C 供给过多时,能影响骨的钙化,可形成尿路结石及肾结石,还可引起腹痛、腹泻等。

给孩子补维生素最好的方法是,遵医嘱,缺什么、补什么、缺多少、补多少。

155. 忌把蛋黄和菠菜当作补血佳品

以前总认为蛋黄和菠菜含铁量高,是“补血”的佳品。特别是对患有营养性缺铁性贫血的孩子,家长就鼓励孩子多吃。其实这是个误解。近年来发现,它们的补血效果并不理想,患有贫血的孩子,用这些食物“补血”,不但起不到治疗作用,如果长期大量地食用还会影响孩子的健康。

首先,蛋黄中含铁虽然不少(每只蛋黄含铁 2 毫克左右),但它常常与含磷的有机物紧密结合,影响肠道中铁的吸收,实际上吸收率仅占 3%。与此相反,猪肝和瘦肉不仅含铁丰富(每 100 克中分别含铁 25 毫克和 4 毫克),而且吸收率高达22%,均为蛋黄所不及。还有,蛋黄中含有极高的胆固醇,每

100 克中胆固醇的含量是猪肝的 7 倍, 猪肥肉的 17 倍, 牛奶的 120 倍, 多吃会影响血管系统的功能。

其次, 菠菜中铁的含量很少（100 克菠菜仅含铁 1.9 毫克）, 远远低于大豆（每 100 克含铁 10.2 毫克）和芹菜（每 100 克含铁 5.2 毫克）。另外, 菠菜中含有大量的草酸, 与铁结合后会形成难以溶解的草酸铁, 吸收率仅有 1.3％。孩子多吃菠菜不但起不到补血效果, 反而会影响孩子骨骼及牙齿的发育。因此, 孩子不宜多吃菠菜。

对孩子来说, 补血的食物可以选用猪肝、鱼、瘦肉类; 以及大豆、韭菜、芹菜、核桃、红枣、黑木耳等。这些食物不仅含铁丰富而且吸收率也高。

156. 忌冬季就减少孩子的水果和蔬菜量

在我国, 由于各种条件的限制, 人们只能随季节的变化而决定摄入水果及绿色蔬菜的质与量。例如, 夏季食用各类蔬菜较多, 秋季食用水果较多, 而春、冬季时的蔬菜、水果是量少价贵, 人们食用的也就较为有限了。然而, 人们需要它们, 特别是 3～4 岁的孩子, 由于生长发育的需要, 更不能缺少, 否则就会因缺乏某种营养素而导致疾病。为此, 父母一定要尽可能地把孩子们的饮食调配好。比如, 北方冬季的蔬菜以大白菜、土豆、萝卜为主。这对儿童营养需求来说就显得不足。但是胡萝卜、芹菜、菠菜、豆芽菜、海带等可弥补营养素的不足。这就要取决于父母采购蔬菜的合理性和粗菜细做的能力。有的母亲采购蔬菜时不注意多样化, 做出来的菜自然会单调乏味。以萝卜为例, 萝卜可以生吃, 也可以炒菜, 还可糖拌; 胡萝卜可剁碎炒熟包饺子, 既烂又甜, 味道也好。

冬季的水果少, 价钱贵, 可以给孩子们常吃些心里美萝卜,它的钙和维生素C都比梨高,而且质地脆,味儿美。俗话说"好吃萝卜不买梨",即是这个道理。也可给孩子买些干果品。它们的价格较低,尽管没有新鲜果品香甜可口,但营养素却是一样的。冬季孩子易缺钙,应适当多给孩子食用蛋类,同时加强户外活动和锻炼。为了避免儿童缺钙,也可买些墨斗鱼、小杂鱼,只要洗净后放些醋,在高压锅内炖成酥鱼,不但味美,而且富含钙质,易于消化。

总之,在冬季绿色营养食品上市较少的季节里,父母要根据孩子生长发育的需要,想方设法让孩子吃上该吃营养素。如果您的经济条件比较宽裕的话,可以给孩子吃些脱水蔬菜,以满足孩子生长发育的需求。

157. 忌用维生素C药片代替蔬菜和水果

有的孩子只喜欢吃荤菜。一看到青菜就皱眉头,甚至连水果也很少吃。为了平衡营养,家长就给孩子服一些维生素C药片,来代替蔬菜和水果。这种做法是不合理的。

蔬菜和水果中所含的某些营养素,是鸡、鱼、肉、蛋类所不能及的。蔬菜和水果中除了富含维生素C之外,还含有大量的胡萝卜素。胡萝卜素在人体内可以转变为维生素A,能维持孩子正常的视力和皮肤、粘膜的完整性,抵御病原体侵入机体;维生素A可以增强体内的细胞免疫和体液免疫的功能。蔬菜和水果中还含有钾、钠、钙、镁等元素,对调节人体的酸碱平衡也有重要的意义。蔬菜中的纤维素比任何其他食物要多得多。它可以刺激消化液的分泌及胃肠道的蠕动,增进食欲,防止便秘。此外,不少蔬菜中还含有芳香油和有机酸等特殊成分,如葱、蒜含有辣椒素,生姜里含有姜油酮等能刺激食欲,增加人体内分泌功能,有促进消化吸收,提高人体免疫功能的作用。由此可见,蔬菜与水果中的成分及其作用,决不是几片维生素 C 药片可以替代的。因为维生素 C 药片中只含有维生素 C,而不含有其他成分。而且维生素 C 制剂供给过多,可影响骨的钙化。容易形成尿路结石及肾结石,还会影响其他营养素的代谢。

对于不吃蔬菜、水果的孩子,家长还是要想方设法,尽力改变这种不良的饮食习惯。因为素菜和荤菜两者各有千秋,不可偏废,只有荤素合理搭配,才能有益于健康。

158. 忌把燕窝、鱼翅当补品

俗话说"一分价钱一分货"。认为价格昂贵的食品其营养必定丰富。燕窝和鱼翅均属于珍品,其价格昂贵,有些用心良苦的父母不惜重金,买些这样的珍品给孩子补用,希望自己的孩子长得健壮、聪明。其实这种做法是很片面的,食品的价格与营养没有必然的联系。

因为食品是一种特殊的商品,其价格往往受原料来源的难易度,加工方法的复杂程度,以及传统习惯的影响。价格昂贵的食品营养未必一定丰富,比如说燕窝,它是取之于悬崖峭壁上的金丝燕巢,其采摘十分艰辛和危险。价格昂贵也在情理之中。但燕窝缺乏色氨酸,是一种不完全蛋白质,其营养价值还不及普通的黄豆,虽被世人视为珍品但不是补养品。再拿鱼翅来说,它取之于鲨鱼的鳍,来源希罕故价格居高不下,但研究分析表明,鱼翅也含不完全蛋白质,不能列入营养品之中,更谈不上是补品了。

民间有一种说法,常用食物中四条腿的(如猪、牛、羊)营养价值不如两条腿的(家禽类),两条腿的不如一条腿的(蘑菇),一条腿的又不如没有腿的(鱼、蛋、乳类)。这种说法虽不完善,但尚有一定道理。因此,家长在为儿童准备食品时,可结合市场价格,择优选购。要注意高价食品不一定是高营养品,不要再为孩子花大价钱买营养微薄的食品。

159. 忌阻止儿童用筷子吃饭

3岁以前的孩子,练习用勺子吃饭,这是理所当然的。但是孩子长到4～5岁以后,就应该教他使用筷子。有些家长,认为孩子还小,吃饭用筷子不如用勺子方便,而且用筷子吃饭很慢、很别扭,还经常会把饭菜弄到外边。于是,缺乏耐心的家长干脆不让孩子用筷子。这种做法是不可取的。孩子无论长到多大,用筷子吃饭都有一个逐渐适应的过程。家长要给予鼓励,要有耐心,否则,为了省事,光让孩子用勺子吃饭,对孩子的健康成长十分不利。

筷子夹食物的动作,可以牵动着手指、胳膊、肩部等30多个关节、50多块肌肉的运动,而且时刻受大脑控制。用筷子吃饭可以使孩子手巧,还有训练大脑的协调作用。每次进餐30分钟,一日三餐,1个半小时,这对大脑神经,是连续性的刺激,可以说是一种"体操"。孩子早日学习使用筷子,经常使用筷子,不仅有利于锻炼手部肌肉的发育,还可以使大脑灵活敏慧。

160. 忌忽视餐具在饮食中的作用

人们在饮食上,往往重视"色、香、味",却容易忽略餐具(美器)在饮食中的作用。人的食欲受诸多因素的影响,色香味美的食物固然能引起良好的食欲,但餐具同样会刺激人的食欲。例如有的家长发现,孩子用自己的碗吃得不多,但换了新餐具,就吃起来没够,这是什么道理呢?

如果美好的饭菜,再配有适当的餐具来盛,那对孩子可以说是一种"诱惑"。因为较大一点的孩子,已经有了一定的审美意识,对一切事情的发生、发展,对一切物体的摆弄、摆放,他都初步有了自己的看法。同样在进餐过程中,餐具的适当使用,对孩子也是一种审美的教育培养。

现介绍一些美食与餐具合理搭配的方法:菜肴与餐具使用要和谐,在颜色搭配上,不要形成对立,不要使孩子感到不对劲。色彩和谐,就有美感,能刺激食欲。这无形中对孩子也是一种有关各种颜色之间关系的潜意识培养。一般地说,凉菜和夏令菜,宜用冷色餐具,热菜与冬令菜,宜用暖色餐具,但要避免同色。例如,将绿色的炒青菜,放在绿色盘中,既显不出青菜的鲜绿,又埋没了盘上的纹饰类。如放在白盘中,便会产生清淡悦目的艺术效果。又如把嫩黄色的蛋羹盛在绿色的莲花盘中,色彩便格外美丽,容易引起孩子的食欲。此外,在餐具的纹饰,食物的原料及造形,也要相得益彰。这样不仅能引起孩子良好的食欲,还能随时进行美的陶冶和美的欣赏,以增强其审美的能力。

161. 冰箱存放过久的食品不宜给孩子吃

自从冰箱问世以后,给人们的生活带来许多方便。许多家庭常常把生、熟食品都往冰箱里放。其实,放在冰箱里的食品,保质期是有限的。有的家长认为,冰箱里存放食品很安全,即使时间稍长一点也没关系,仍给孩子吃。这样做是很危险的,千万不能把冰箱当作食品的保险箱。

冰箱分为冷藏室与冷冻室两部分。冷藏室的温度在0℃～8℃。这个温度可以抑制微生物的繁殖,延长熟食的保存时间。但是有一种小肠结肠炎耶尔森菌即使在这样低的温度下仍然可以生长。所以放在冷藏室内的食物只能保存 3～4 天,再吃时一定要煮沸。冷冻室的温度在－10℃以下,放进食物都会冻结,故保存时间较长,但放久后的食物也会发生质的改变,放在冷冻室的食物最好标明日期,先放的先吃,避免放置时间过长。

162. 忌节日贪食过度

过节,孩子最常见的是消化不良、胃肠炎或细菌性痢疾等胃肠道疾病。主要由于节日期间主、副食品及零食吃得太多,远远超过孩子胃肠道的消化能力。比如孩子比较喜欢吃既香又脆的油炸食品,但多吃后不易消化;零食中的瓜子、花生、核桃之类含有一定量的油脂,孩子也喜欢吃,这些也不容易消化。再者,年龄小的孩子很少考虑饮食卫生,看到好吃的就买,买来就吃。当然,节日期间允许孩子比平时多吃一些,但也应适当的限制,不能撑开小肚猛吃。更要注意饮食卫生,教育孩子要记住"病从口入"的道理,吃东西前一定要洗手。

163. 孩子独自进餐忌吃带刺的鱼

孩子长到六、七岁之后,大多数能够独自进餐,当孩子能够独自进餐后,妈妈也应监督关照孩子进餐的全过程。注意不要让孩子独自吃刺过多的鱼类食物,以防鱼刺卡喉。

鱼富含蛋白质、多种维生素、钙、磷、铁、镁、碘等无机盐。其结缔组织少、肌纤维短,易消化吸收。人体必不可少的八种必需氨基酸以及孩子需要的组氨酸,鱼肉中均含量丰富。鱼肉还具有良好的补脑作用,特别是鱼头、鱼油具有明显的健脑益智作用。日本人是世界平均寿命最长,平均智商最高的民族,据说与日本人吃鱼多有关,有谚语说到:吃鱼的女士更漂亮,吃鱼的先生更健壮,吃鱼的孩童更聪明,吃鱼的民族更兴旺。

鱼有如此意想不到的功效,难怪当今的父母都纷纷选择鱼作为孩子的三餐食物。鱼虽美味,但鱼刺却是美味中的隐患。孩子在吃鱼的时候,一不小心,就容易被鱼刺卡喉,这是常常发生的事。出现这种情况,妈妈千万不要慌张,用下述办法可以帮助你解脱:

(1)先轻轻地咳几声,利用气管里冲出来的气将鱼刺咳出来。

(2)张大口腔,如能看得见鱼刺,可选用干净的摄子或筷子小心地将其取出。

(3)喝一口醋,在嘴里停留一会儿,缓慢地咽下,细小的鱼刺被软化,可反复几次,直到刺感没有为止。

(4)吃几颗高粱饴糖或橄榄。吃时,慢慢地咀嚼,轻轻地吞咽,直到鱼刺咽下为止。橄榄最好是咸的,如没有,甜的橄榄也可以起到同样的功效。

(5)中药治疗。威灵仙 30 克,煎汤饮服,连服 2～3 天。

当上述办法无效时,应及时到医院请医生取出鱼刺。

值得注意的是,有些妈妈用一大口饭团或馒头企图让孩子将鱼刺吞下,这种办法是不可取的。

164. 忌因孩子有过敏史就盲目忌海鲜食物

究竟什么是过敏体质呢?原来人体内有一个免疫系统,这个系统的作用就是免受外界因素对人体的侵害,一般情况下是对人体有益的。但有少数人这种免疫反应过于强烈,以致造成对机体本身的损害。这就变成不利于人体的免疫反应,也就是变态反应。固然,鱼、虾一类的海鲜是不同于人体的异类蛋白质,属于致敏因素之一,但是除了海鲜之外,还有其他许多致敏因素,例如花粉、灰尘、香料、油漆、螨虫、鸡蛋、牛奶、药物等。对于那些有哮喘、皮肤病等过敏性病史的孩子,究竟对哪些物质过敏而容易发作,最好的办法是找出致敏源,不要单单在海鲜一类食物上顾虑重重,怕这怕那,因为海鲜类引起身体过敏的机会并不比其他动物性蛋白质多,况且致敏源也并非只有食物。

如果认为孩子某次皮肤过敏或者哮喘发作等是因为吃了海鲜引起的,那么最好等这次变态反应结束后 1～2 周,再让孩子吃少量的海鲜,并密切观察。如果确实再次出现如上次一样的变态反应,那么下次就不能再吃了。总之,因为变态反应而忌口,要有真凭实据,不要盲目。如果毫无根据地把含有优质蛋白质的海鲜食物全部忌掉,那岂不太可惜了。一方面孩子失去了品尝海鲜的机会,另一方面也可能因此而缺少了这类食物中所含有的某些营养素。

165. 忌忽视维生素 A 的急性缺乏

有些孩子生病发热时,往往胃口不佳,不愿吃油荤和蔬菜等,倘若有 10 天以上的时间持续存在摄食障碍,这样就有可能发生维生素 A 缺乏的症状。维生素 A 缺乏的主要临床表现为夜盲、皮肤干燥、发育不良。这种急性缺乏以眼部症状最为突出,尤其是在农村偏远地区,由于科学育儿知识不能广泛宣传,这种缺乏时有发生。这对孩子是非常危险的。维生素 A 急性缺乏很可能导致孩子失明,这主要是由于眼角膜上皮病损、溃疡、穿孔的结果。在城市中,维生素 A 不足则少见眼部症状,主要表现为维生素 A 缺乏的亚临床症状,如容易患上呼吸道感染,容易腹泻,实验室检查孩子的维生素 A 水平过低,这种情况与孩子膳食中长期维生素 A 摄入不足有关。

维生素 A 是一种脂溶性维生素,存在于动物性食物中。植物性食物中的胡萝卜素,也可在机体内转变成维生素 A。由于维生素 A 参与眼的视网膜感光细胞中视紫质的构成,而视紫质是人在昏暗光线下看物的必需物质,所以缺乏维生素 A,就会造成视紫质合成减少,视紫质减少,人就在暗光下看不清东西。这就叫"夜盲"。维生素 A 有维持细胞膜的稳定性,保持上皮细胞的完整与健全的作用,故当维生素 A 不足时,上皮细胞萎缩变性,当眼的角膜上皮病变时,可引起角膜溃疡,甚至穿孔而失明;病变发生于体表皮肤出现皮肤腺体萎缩、汗腺分泌也减少,故皮肤干燥;发生于呼吸道、消化道、泌尿道上皮,则会反复感冒、腹泻或患泌尿道感染。维生素 A 尚有促进骨骼、牙齿发育的作用,故一旦维生素 A 缺乏,儿童则表现为不增体重,不长个子。

知道了维生素 A 的急性缺乏是由一段时间的摄食障碍或"忌食"所造成,那么就要有针对性地预防维生素 A 的急性缺乏。其预防的主要措施为:不要忌食含维生素 A 及胡萝卜素丰富的食物,哪怕是几天也不要忌。所以在孩子饮食中,应定期摄入维生素 A 含量高的食物,并多吃新鲜蔬菜、水果等,主食也要粗细搭配。在孩子维生素 A 急性缺乏时,或孩子有明确的亚临床表现时,可在医生指导下用维生素 A 制剂(鱼肝油滴剂或丸剂)进行治疗。而对大多数孩子来讲,则应以膳食补充为首选。

五、学龄儿童饮食营养保健禁忌

166. 忌一日三餐安排得不合理

学龄期儿童在各个方面正在逐渐发育至接近成年人。除了生殖系统外,各系统器官组织都逐渐发育成熟了。但这一时期的孩子仍是发育中的个体。他们对营养的需要仍与成人不同,安排好孩子的一日三餐,是每一位家长都应重视的问题。三餐比较合理的原则是"早上好,中午饱,晚上少"。从三餐所占总热能的比例看,一般早餐占 25%～30%,午餐占 35%～40%,晚餐占 30%。这样,孩子晨起后,吃上一顿质量较高的早餐,能精力充沛地投入到整个上午的学习和活动中,中午放学后也消耗得差不多了,再吃上一顿营养丰富、花样齐全的午餐,等于给孩子的身体"充了一次电"。然后去迎接下午的学习任务。到了晚上,活动量相对减少,大部分时间都在睡眠,如果晚餐吃得太多太饱,身体消耗不了,经常如此会引起肥胖。但是有些家庭,将孩子一日三餐膳食的合理安排正好颠倒过来。这种用餐方式是十分不合理的。长期下去,不但影响孩子的体格及智能的发育,还容易引起许多疾病。

建议每位家长,尽可能使孩子三餐合理一些,在保证孩子吃足主食量的同时,也应将每日的各类食物较为均匀地分配在每一餐。比如,早餐在吃汤饭时,加一个炒鸡蛋;孩子早餐吃饼干或油饼,外加一个煮鸡蛋,1 瓶牛奶,这样就提高了早餐的质量。又如午餐,应将豆类、肉类食品多安排一些,以使孩子补充早餐的不足，并为这些蛋白质含量较高而难以消化的食物提供充足的消化吸收时间。对于晚餐，建议清淡一些，以便孩子尽快消化胃肠中的食物，以免影响孩子睡眠。总之，家长应该为孩子提供尽可能符合需要的膳食安排。

167. 忌早餐吃不好

据调查，大约有 10% 的儿童早上经常不吃饭就上学去了。经常不吃早餐，或早餐吃不好，会对孩子的生长发育和身体健康造成许多危害。

从医学科学角度分析，人体内的血糖值早上是处于低峰，如果持续性地过低，会影响到脏器的活动和血液的运行。儿童不吃早饭，就没有热能的供给，会觉得力气不足、头昏眼花、思维迟钝，甚至发生低血糖性休克。上午正是学生学习的黄金时间，没有足够的能量保证孩子精力充沛，头脑清醒，哪能谈得上学习效率。美国有一份报告显示，中小学生早餐食入合理的比早餐不合理的成绩要高出 20%。

因此，希望家长们重视孩子的早餐。如果上班太忙，没有充足的时间准备早餐，可以给孩子吃些体积小，热能高的食品，如牛奶、豆浆、鸡蛋、面包等。这比馒头、稀饭吃起来快而且营养好。如果孩子不能天天接受这些食品，这就要求父母为孩子做出点牺牲，少睡个把小时，提前为孩子准备好早餐。上午的学习任务最繁重，孩子吃饱后去上学，就会精力充沛，思维敏捷地去接受新的知识。

168. 忌晚餐吃得过饱

有不少孩子的早、午餐吃得比较简单，所需营养全靠一顿丰盛的晚餐补回，实际上这种做法是不科学的。孩子的一日三餐需要搭配,需要均衡,否则就不能保证孩子所需要的营养。俗话说"人是铁,饭是钢,一顿不吃饿的慌",所以一天的营养单靠晚餐怎么能补足呢!这样不但补不足,长期下去还会对孩子的健康不利。

人在晚上大部分时间处于睡眠状态,活动比白天少,所需的能量也少,而且睡眠时,大脑处于抑制状态,胃肠道分泌的消化液量减少,消化功能显著地降低。在这种情况下,如果孩子晚餐吃得太多,会加重消化道的负担,影响消化功能,还会影响睡眠。另外,晚餐过饱,摄入过多的营养不能消耗掉,会转化为脂肪贮存体内,容易引起肥胖。经常性地晚餐过饱,还会发生"胃病",如胃炎、肠炎、消化不良、胃溃疡等。

因此,为了孩子的健康,请家长们合理地为孩子安排好一日三餐。上午学习任务最繁重,活动量也大,早餐要让孩子吃饱、吃好;午餐就像一个加油站,孩子活动了一个上午,热能消耗得差不多了,进食午餐储备热能以保证下午需要,所以午餐不能凑合,还要尽量使饭菜丰富些;晚餐要吃得少,因为孩子在晚饭后相对活动量大大减少,而且入睡较早,热能消耗少,需要量也就相应减少。因此,晚餐不宜让孩子吃得过饱。

169. 忌过饥与过饱

现实生活中,有不少的孩子,由于家庭的溺爱,存在挑食、偏食的现象。饭菜适合胃口时就饱餐一顿,如果不对胃口就少吃或不吃。这种不合理的饮食,应该引起家长重视。因为暂时性或长期性的过饥与过饱都会有害于孩子的健康。

在儿童日常的饮食中,由于各种原因,的确存在着过饥与过饱的现象。一类情况是经常性的过饥与过饱,另一类则是选择性的过饥与过饱。选择性的过饥,常见于早餐不吃或吃得马虎,因而易发生低血糖,出现头晕眼花,出冷汗、恶心、心跳快、注意力不集中,严重者可因低血糖而昏迷、抽搐等;选择性的过饱常见于暴饮暴食,容易发生"胃病",轻者可有胃疼、恶心、呕吐等,严重者引起胃炎,急性胃扩张、胃溃疡等。因为吃得太多超过了胃肠道的消化能力,故会引起胃炎、肠炎或者消化不良,而腹痛、腹泻、呕吐更为多见。经常性的过饥则会发生营养不良。一般因经济条件不好而摄入营养不足的现象较少见,更多见于缺乏喂养知识,花了不少代价但真正提供孩子生长必需的营养素却摄入不足;经常性过饱的后果为肥胖症。目前儿童中肥胖症的发生率逐年增多,其原因除了遗传因素外,主要的因素是长期过量饮食与缺乏体育运动。儿童的肥胖得不到控制,到成年时就会成为发生高血压、冠心病、糖尿病、脑血管病等的重要原因。我国传统的养生经验也告诉我们,切忌过饥与过饱。

170. 忌"狼吞虎咽"式进餐

有的孩子进餐时狼吞虎咽,不一会儿就拍拍肚子说"吃饱了"。从表面上看,食物是吃进去了,但由于食物在口腔内咀嚼时间短,不能充分和唾液混匀,在胃肠消化会受到影响,导致消化不好,吸收困难,时间长了会发生消化不良等疾病。

人体对食物的消化和吸收是一个非常复杂的过程。咀嚼是消化食物的第一步。食物进入口腔,经咀嚼被分割成小的碎块,嚼的越细,食物的表面积越大,也就越能和消化液均匀混合。咀嚼作为消化食物的第一个信号,还会通过神经反射加强胃肠道的蠕动,促进胃液、胰液、肠液的分泌。这对于食物的消化和吸收具有十分重要的意义。咀嚼除了机械地切割食物以外,唾液中的淀粉酶还能把淀粉一步步的分解成麦芽糖,使淀粉更容易吸收。这种"机械性消化"是为进一步"化学性消化"打基础的。

细嚼慢咽，不但利于消化吸收，还有很多好处。细嚼慢咽会使食物更滑润，吞咽时就没有困难，减少了食物对消化道粘膜的刺激和损伤。研究表明，经常吃粗糙的食物会损伤食管和胃的粘膜，是诱发食管癌的重要原因之一。对肥胖的孩子来说，细嚼慢咽有更重要的意义，把食物充分咀嚼之后再进入胃肠道内消化，可使血糖较快地上升，出现饱胀感，使肥胖的孩子减少进食量。

相反，如果孩子一顿饭要吃上一两个小时，那不是细嚼慢咽，而是另有其他原因。如边吃边玩，虽然时间挺长，但吃的时间并不长，由于吃饭精力不集中，除了会出现呛咳等意外事件，时间长了还会影响孩子的食欲，这也是一种不好的饮食习惯。

因此，良好的饮食习惯，需要父母的耐心培养，既不能让孩子边吃边玩，更不能狼吞虎咽。

171. 忌暴饮暴食

节假日里，妈妈总要做一大桌香喷喷的饭菜，一家人围坐在一起分享着节日的快乐，面对着这么多的美味佳肴，孩子们总免不了胃口大开。这本来是件好事，然而即使是再好吃的食物，也应该保持适度。如果妈妈不注意孩子的食量，而孩子们的自我控制能力又很差，这样很容易导致饮食过度，就会伤害身体。正因为如此，每逢重大节日，特别是春节，小孩因为暴饮暴食而引起的胃肠系统疾病会突然增多。在这里特别提醒父母们，别让孩子因一时痛快而暴饮暴食，这对孩子的身体健康是极为不利的。

孩子正处于生长阶段,消化系统的发育还不成熟,胃酸和消化酶的分泌较少,消化酶的活性较低,不易适应食物的质和量的较大变化;而且孩子自身的生长发育很迅速,需要的营养物质也相对较多,胃肠道的负担较大,使消化功能经常处于紧张状态;加之神经系统对胃肠道的调节功能还较差,免疫功能欠佳,因此,外界因素很容易影响消化功能,并导致其发生紊乱,这也是饮食过度伤身体的主要原因。

孩子在暴饮暴食之后,会出现一些什么样的症状呢?最常见的是呕吐和腹泻。主要表现为大便次数增多,每日数次至10余次。大便为水样、稀糊状或蛋花汤样。严重的恶心、呕吐和腹泻,还可引起水和电解质紊乱及全身中毒症状。轻型腹泻一般停吃不易消化的食物和脂肪类食物即可。呕吐、腹泻比较严重的话,就应暂时禁食,饮水也应适当控制或全停。这是为了减轻胃肠道负担,恢复消化功能。但禁食时间不宜过久,尤其是对于伴有营养不良的患儿,一般为 6～12 小时。吐、泻好转后,逐渐恢复饮食。在饮食疗法的同时,也可以看看中医,采用针灸、中医辨证施治的方法来治疗,双管齐下,以期取得更好的疗效。

孩子暴饮暴食,必须从根本上来解决。父母既要做到严格监督,又要时刻教育孩子,并告诉孩子暴饮暴食的严重后果,培养饮食适度的良好习惯,更加有益于孩子的身体健康。

172. 忌只吃荤菜或只吃素菜

从营养角度讲,必须使孩子的膳食保持平衡。所谓膳食平衡是指膳食的搭配必须满足和适合人体对各种营养素的需要。因为没有一种天然食物能够完全达到这样的要求,因此要求每位家长根据自己孩子不同年龄的生理需要,对各类食物进行调配,力求使各类营养素既满足生长发育的需求,同时又不会发生某种营养素过多,或某种营养素过少的情况。但是在日常生活中常常听到一些家长说,他的孩子只喜欢吃荤菜或者只喜欢吃素菜。确切地讲,荤菜和素菜各有优点,也各有缺点,长期只吃荤菜或只吃素菜,势必造成营养素的不平衡,而使某一种或几种营养素缺乏,从而影响健康成长。

让我们从荤菜和素菜各自所含的营养素,做一下比较分析:荤菜和素菜的最大区别在于蛋白质的数量和质量上的差异。一般荤菜中蛋白质的含量高,而且各种氨基酸的比例与人体的需要也比较接近。素菜中蛋白质的含量较低,各种氨基酸的组成与人体的需要相差较大。素菜中的蛋白质无论在数量上还是在质量上都比不上荤菜。再从脂肪的成分来分析,炒素菜用的植物油成分主要为必需脂肪酸,人体自己不能合成,而且含量丰富,熔点低,易于被人体消化吸收;而荤菜中的动物性脂肪,熔点高,不容易被人体消化吸收,但是含有脂溶性维生素 A、D,这是植物油中没有的。还可从其他方面做比较,如荤菜中所含的维生素 C 不多,而新鲜的素菜中所含的维生素 C 则是人体维生素 C 的主要来源,而且各种有色蔬菜中所含的胡萝卜素,能在肝脏中转变成维生素 A,以供人体利用。在无机盐方面,动物性食物中含有品种齐全的各种无机盐,量也丰富;而素菜中所含的无机盐数量极少,所以只吃素食的孩子容易得缺铁性贫血及锌缺乏症。纤维素的含量素菜比荤菜多,纤维素虽然没有营养价值,但它可以促进肠蠕动,保持大便通畅,及时排除肠道中的毒物及致癌物质,防止肠癌的发生。纤维素还可以防止胆酸的吸收,具有降低胆固醇的作用。

所以孩子不能只吃荤菜,或只吃素菜,只有荤素搭配,不偏食,不挑食,相互取长补短,才能满足孩子生长发育的需要。

173. 忌不讲究烹饪方法

烹调有很多学问。在烹调膳食中,要注意以下事项:

(1)米饭等主食的烹调:精白米和精白面营养价值不及糙米及标准面粉,因此主食要精细杂粮搭配吃,以提高营养的价值;在大米的洗淘前,先拣出杂质,再用冷水淘,不要过分洗,尽量避免大米外层所含的维生素损失过多。已淘好的米最好用热水煮成软饭,这样可使 B 族维生素保存。吃面条或饺子时应连汤吃,以保证水溶性维生素全部摄入。

(2)荤菜的烹调:鱼、肉、动物肝类最好能切成丝、丁、薄片。这样要比大块的食物容易煮烂,有利于消化吸收。蔬菜与肉类合烧时应先烧鱼、肉类,再加蔬菜,以保证蔬菜内营养素不致因烧煮过久而破坏太多。烧骨汤时加少量醋有利于钙质从骨中释出,增加汤中钙的成分。

(3)蔬菜烹调:首先应选购鲜嫩蔬菜。保存过久的菜及干菜、腌菜,营养素大多已丢失,不宜常吃。要求将蔬菜洗净后切,切好就烧,勿放置过久,以防菜中水溶性维生素的丧失。炒菜时要旺火快炒,不要加碱,避免维生素 B、C 被破坏。

174. 忌饮水不足

水在人体内起什么作用呢？水能维持人体细胞内及细胞外液体平衡,酸碱平衡、电解质平衡及正常渗透压,促进体内化学变化,使细胞维持正常生活。水能促进食物的消化吸收,使人获得维持生命的各种营养;水能运输生命必需的各种营养物质及排除体内不需要的废物;人体通过水的蒸发调节体温;水还是体内摩擦的润滑剂,胸膜腔、心包内液体、关节滑液、眼泪、唾液等,即使是吞咽,没有水也是不能完成的。

每日需要多少水？健康小孩子体重的 70%～80% 是水。各种组织的水含量不一：血液 90%，肌肉 72%，脂肪 20%～35%，骨骼及软骨约 10%。小孩子因年龄不同，每日的需水量也不一样，按每公斤体重计算：2 岁以下为 120 毫升～160 毫升；2～3 岁为 100 毫升～140 毫升；4～7 岁为 90 毫升～100 毫升；8～9 岁为 70 毫升～100 毫升；10～14 岁为 50 毫升～80 毫升。年龄越小需水越多。

口渴才喝水，既对也不全对。孩子口渴是体内缺水到一定程度，需要补水的一个信号，所以说口渴喝水是对的。但也不全对，这是因为人的生命活动离不开水，而生命活动中无时不在丢失水，如呼吸、出汗、大小便等均不断地排出水分，要使生命维持在最佳状态，应随时补充丢失的水，至少要定时饮水才好。当人丢失水严重到一定程度，影响到生理活动时，口渴中枢才感受到"缺水"而发出喝水的信号，这时体内已处于水代谢失衡状态，细胞已开始脱水并影响到正常的生理活动。

那么什么时候喝水为宜？喝水也是有学问的，要定时喝水，或少量多次喝水。早晨起床后喝水，有助于血液稀释后通过循环，有利于排出体内代谢产物；饭前半小时至 1 小时空腹喝水，饮入的水容易吸收并分布到各消化腺处，有利于消化液的分泌。早餐前多喝水，中午及晚饭前宜少喝水，在剧烈运动后不宜立即大量饮水，晚上入睡前不宜多饮水。

175. 忌餐桌上缺少粗茶淡饭

随着人们生活模式的改变，粗茶淡饭不但难登大雅之堂，即使是普通的一日三餐里，也难觅它的踪迹了。这可能是因为人们对粗茶淡饭的偏见，认为营养价值不高，而且难以体现对孩子的爱。殊不知，现在许多加工之后的食品反而丢失了其营养。以大米为例，由糙米碾成精米的过程中去掉了谷胚层，因而把大米中的维生素 B_1 全部丢掉了，同时还损失了 55％的铁，86％的锰，还有大部分的锌。这些都是人体不可缺少的微量元素，缺乏则会引起相应的病变。另外精米中的纤维素含量也很少。纤维素可促进肠道的蠕动，从而减少肠道系统的疾病。

自然界赐给人类的各种谷物、动物，正是人类健康生存的物质基础。由于它们营养成分和含量的不同，在进入人体后，才给人一种自由选择而满足身体需要的可能。否则，即使天天吃鱼肉，也可能患营养缺乏症。人赖以生存的食物包括主食和副食。主食包括谷类、薯类，主要供给糖（淀粉）。副食中的鱼、肉、蛋类主要供给蛋白质和脂肪。蔬菜和水果主要供给各种维生素和无机盐。合理的饮食安排应是将上述食物中的荤素、粗细搭配，使孩子身体所需的各种营养成分都得到满足。

在生活条件允许的情况下，尽可能地改善孩子的生活，满足他们对一些食物的追求，这是每位母亲都愿意做的。但是做妈妈的应该认识到，爱并不等于全在物质上的满足。如果孩子的生活条件过于优越，则很可能使他们养成贪图安逸，过分地追求吃、攀比吃的恶习，并在这种追求中滋长虚荣心，造成心理不正常，这种"爱"只会在孩子们的心灵中播下不健康的种子。例如，吃包子只吃馅不吃皮；萝卜、青菜一概不吃；糖果非巧克力不吃等。

因此，无论是从营养学的角度出发，还是从培养孩子艰苦朴素的品质来看，粗茶淡饭都同样有益处，同样都能体现出父母爱孩子的心情，又怎能说："粗茶淡饭不是爱呢？"

176. 忌取消对儿童的"优待"

学龄期儿童还没有真正长大,足够成年人营养成分的食物,对孩子来讲却可能意味着不足。建议,除与大人同吃的普通饮食外,应给孩子另外增加一些食物。也就是说,孩子虽然长大一些,但所需要的营养较成人更多,因此在饮食上,不能取消对儿童的"优待"政策。

与成人同食,如果成年人食物结构是合理的,孩子可能存在着蛋白质、钙等营养素的不足。如有条件,可每日供给孩子一瓶牛奶和定期供给一些动物内脏。另外这种在饭桌上"有福共享"的平均主义,从营养学的角度来讲是不合理的,在通常的三口之家中,孩子对营养素的要求较高,作为学龄期儿童的父母,特别是并未参加体力劳动者,对营养素的要求已步入逐渐减少的时期。需求高的与需求低的给予同样的供给量,就会造成高者不足,低者有余。单对孩子来讲,如果长期得不到足够的某些营养素,孩子生长发育必定受到影响,当错过这段发育的黄金时段之后,做父母的想要补偿也是不可能的了。

177. 忌膳食中没有豆制品

豆制品中含有较高的蛋白质。人体所摄取的蛋白质有两种来源:一是动物蛋白质,如鸡、鸭、鱼、虾、瘦肉、蛋和奶类等;二是植物性蛋白质,如豆类及豆制品。可以说蛋白质是生命的物质基础,它不仅是构成各种组织细胞的主要物质,还供给机体器官与组织新生的原料,并能修补缺损的组织。蛋白质是合成人体各种生物活性物质所必需的。

从目前人们育儿实际情况来看,虽然都比较讲究营养,但饮食的结构不是很合理,尤其是对生长发育特别重要的蛋白质、脂肪、糖类这三大营养素的摄取更不合理。其中脂肪常常超过正常的需要量，而无论大人和小孩缺乏的是蛋白质。尤其是植物性蛋白质。人们虽然注重吃鸡、鸭、鱼、肉、虾、蛋、奶等，但这都是动物性蛋白，人们最容易忽略的是植物性蛋白，如豆制品。它是很好的植物性蛋白，而且蛋白质的含量非常高，价格又便宜。每100克干豆腐含有19.7克蛋白质，0.5公斤豆腐泡含蛋白质98克，而0.5公斤猪肉或黄鱼只含蛋白质80克左右。豆制品中不仅含有丰富的蛋白质，而且还含有脂肪、钙、磷、铁以及各种维生素等。比如0.5公斤豆腐泡含脂肪108.5克，比鱼、肉、蛋、奶中的脂肪含量多，当然产生的热能也高了。豆制品里胆固醇的含量比鱼、肉、蛋、奶少得多。因此，多吃些豆制品，不仅味美价廉，而且营养丰富，还可以预防动脉硬化症等。

豆制品的种类很多，如豆腐、豆浆、豆腐干、豆腐皮、腐竹、豆腐丝、豆腐泡以及酱豆腐、臭豆腐和豆豉等。这些豆制品都可以适量地让孩子吃。

178. 忌食物中缺少膳食纤维

膳食纤维包括纤维素、半纤维素、木质素、果胶、树胶、海藻多糖等。这些物质均不被肠道所消化吸收，也就不是供人体所利用的营养素。因此不会有太多人去注意它。但近些年，人们对膳食纤维有了较多的研究，它虽然不是营养素，但对人体却有着不可忽视的作用：

（1）预防癌症：由于膳食纤维可加快食物通过肠道的速度，使一些致癌物质与肠道组织接触时间减少，从而防止肠癌的发生。

（2）减少脂肪吸收：当肠道内膳食纤维较多时，脂肪吸收减少,这对防止脂肪摄入过多和热能过剩有积极作用。

(3)防治便秘:膳食纤维在肠道中吸收并保持水分,增大了粪便的体积,通过细菌发酵而保持排便通畅。

(4)解毒作用:膳食纤维可使肠道内潜在的有害物质凝固,从而阻止了有害物质的吸收。

(5)预防胆石症:膳食纤维可与肠道中一种或多种胆酸盐结合,从而改变肠道中胆汁成分,阻止胆酸盐的吸收。因为过多胆酸盐的吸收可引起胆石症。

(6)对糖尿病的作用:膳食纤维多是些结构复杂的糖类,有人认为这种糖类也可吸收并可降低糖尿病患者的空腹血糖水平,从而对糖尿病的治疗有利。

如果膳食纤维摄入不足,除了容易便秘外,还会引起肠道内有害物质的吸收,如一些胺类物质、细菌毒素等吸收入血液,对孩子大脑发育十分不利;另外膳食纤维不足,人的饱胀感不够,孩子容易过食其他食物,而发生营养过剩的表现。所以建议每位家长,让孩子适当吃些含膳食纤维的食物。所有的绿叶蔬菜中,都有较多的膳食纤维,其他如木耳、干蘑菇、芥菜、蕨菜、竹笋、魔芋粉等食物中,也含有较高的膳食纤维,这对于经常便秘、肥胖的儿童来讲,尤为重要。

179. 忌摄入膳食纤维过量

膳食纤维又称食物纤维。人们知道,它虽然不被人体吸收利用,但却是人体不可缺少的。据研究,缺乏膳食纤维的膳食是许多疾病,如结肠癌、憩室性疾病、高胆固醇血症、缺血性心脏病、糖尿病、便秘、痔疮等的直接或间接病因。膳食纤维的主要功用是预防结肠癌,改善憩室病症状,预防胆石形成,降低血脂水平,影响血糖水平,减少糖尿病患者对胰岛素的依赖作用,防止热能过剩和肥胖。膳食纤维尽管有多种有益于健康的作用,但也不是越多越好,而应当有一个适宜的量,不能过多,否则会出现腹部胀气,大便次数过多等不适现象,并且可造成一些微量元素如锌、铁的吸收率下降,引起这些元素的不足或缺乏。这对我国以植物性食物为主的膳食尤为重要。已发现我国儿童缺锌、缺铁与植物性食物摄入量过多,动物性食物相对不足有一定关系。

180. 肥胖儿童应禁忌的食物

儿童发生肥胖,对体格发育、内部脏器的健康、神经心理的发展都有很大的影响,而且儿童肥胖常导致成年后许多疾病的发生。因此,肥胖的儿童应进行膳食调整,避免热能摄入过多。我们建议,肥胖儿童应禁食以下食物:

(1)甜食:包括各种甜点心、甜汤、含糖饮料等。

(2)油炸食品:为了满足孩子的饱腹感,可让孩子多吃蔬菜,孩子吃菜多就已摄入了较多的植物油(炒菜用植物油),如再吃油炸食品就额外地增加了许多热能。

(3)精米、精面或各种精制食品:这类食品往往含有较多热能及较少的维生素、微量元素和膳食纤维。

(4)少吃水果,或以蔬菜代替水果:这是由于水果含糖较高之故。

经过调整膳食后,孩子体重大都会有所下降。此时应对膳食进一步调整,才能逐步将体重降到正常范围。不过最好是在专业人员的指导下进行,以免导致其他营养偏差的发生。纠正热能摄入过多,除了饮食方面的调整外,尚应结合运动锻炼,增加热能的利用,才能取得较好的效果。

181. 儿童对胆固醇的摄入忌限制过严

胆固醇是一种类脂,由于在动脉粥样硬化病人的血管壁中发现了这种物质,不少人一提到胆固醇便会谈虎色变。血液中胆固醇过高,的确是导致动脉粥样硬化的重要原因之一。对于成年人而言,特别是体形肥胖者,一天胆固醇摄入量应低于300毫克。这对预防动脉硬化及冠心病有着非常重要的意义。对于儿童来讲,目前尚无推荐摄入量,值得注意的是胆固醇对人体是有重要作用的。它参与细胞膜的构成,参与神经细胞的构成。人体内绝大部分的胆固醇用于合成胆汁酸。胆汁酸是消化脂肪的重要物质之一。胆固醇尚参与肾上腺激素与性激素的合成。另外胆固醇还是人体内源性维生素D合成的前提物质。如果胆固醇过少,在儿童期可能会影响神经系统的发育成熟及体格生长。

鉴于儿童神经系统发育所需,维生素D代谢所需量均相对较成人高等特点,故对胆固醇摄入不必过分限制。

胆固醇存在于动物性食物中,含量最高的是动物内脏,鸡蛋黄、乳类、肉类含量也较高。故食入过多动物性食物就会摄入较多胆固醇。提倡儿童对胆固醇摄入不必过分限制,并不是说毫不限制。任何一种营养素过多摄入,都会对身体产生不利的一面,例如胆固醇过多,在儿童期也许不会有什么表现,但以后成年期会表现为各种疾病,如高血压、肥胖、冠心病、脑血管等疾病的发生与发展过程中,起到不利的作用。下面我们提一个建议摄入量:儿童每日食入一个鸡蛋,一周食入动物肝脏25克～50克,其他肉类食物,尤其是畜、禽肉类只要不是太多的情况下,胆固醇的摄入就在合理的范围。

182. 肥胖儿童忌盲目用减肥药

现在肥胖儿童的发生率越来越高。儿童肥胖后如何减肥是家长们非常困惑的事。许多家长在天花乱坠的广告诱导下，减肥药自然成了肥胖儿童的减肥希望。然而对于正处在生长发育期的孩子来说，减肥药的作用却是弊大于利。有些减肥药由于不合理的使用，使肥胖儿童大便次数明显增多，一方面影响了营养物质的吸收，另一方面也给肥胖儿童带来学习、生活上的不便，从心理、行为上影响了孩子。其实减肥不应仅仅依靠药物，还应采取综合处理的方法。儿童肥胖症99％是单纯性肥胖症，而单纯性肥胖症主要是不合理的饮食和不良的生活习惯引起的。一般而言，治疗单纯性肥胖症不需要任何减肥药，应首先了解及纠正肥胖儿童不合理的饮食和不良的生活习惯，即从饮食摄入的控制着手，辅以适当的体育活动。总的说来，轻、中度单纯性肥胖儿童通过合理饮食和良好生活习惯的培养，体重可逐渐降至正常，重度肥胖儿童应在医生指导下进行合理治疗。

183. 儿童忌用节食减肥

有些少年儿童，特别是女孩子，随着自己慢慢的长大，开始追求"身材苗条"，自动节食，或追求所谓的时髦去吃"减肥食品"。久之造成神经性厌食，厌食的结果导致许多营养素不足，当然热能也缺乏，以致影响孩子的健康成长。

少年儿童，正处在生长发育最旺盛的时期，需要足够的营养素及热能来满足机体的需要。如果为了追求苗条而盲目节食，或不敢吃肉类、蛋类，而只吃蔬菜、水果，将会对身体造成极大的损害。

我们知道,孩子的正常生长发育以及人体的各种功能活动都需要靠足够的热能来维持。热能不是营养素,但它是由营养素转化而来的。产生热能的营养素是蛋白质、脂肪、糖类。其中以脂肪产生的热能最多,蛋白质和糖类则少一些。当孩子节食时,三大营养素就会摄入不足,或者比例不尽合理,导致热能的缺乏。孩子热能不足,会出现精神不振,面色不好,时间一长孩子就会瘦下去。这是由于热能摄入不足时,体内脂肪动员出来释放热能以供生理活动需要的结果。当脂肪动员得差不多时,蛋白质也会参与放能,蛋白质一减少,机体细胞往往会变小萎缩,孩子会继续消瘦。如果孩子的热能长期供给不足,将使整个身体的各种功能受到极大影响,如脑功能受影响时,孩子便发生烦躁,或嗜睡淡漠,思维反应不灵敏,注意力涣散,记忆能力减弱。这对正在学习知识的学生来说会造成极大的不利;热能不足时,对心脏、肾脏、消化道等也有很大的影响,如出现肢冷、血压低、多尿或遗尿、腹泻、腹胀气等。

节食,特别是只食素食,会导致蛋白质的摄入不足,造成负氮平衡,使孩子生长发育迟缓、消瘦、抵抗力下降、智能不足,严重者可出现营养不良性水肿,女孩还可出现内分泌失调,导致严重的不良后果。这是因为孩子在生长发育过程中,骨骼、肌肉的增长,脑细胞的增大,心、肺、肝、胃、肠、肾等各组织器官细胞的发育与功能的完善,都必须有蛋白质的参与。蛋白质犹如机体这座建筑中的主要建材,一点也不能少。

因此,正处在生长期的少年儿童,单纯地为了追求外表美而盲目地节食减肥,是极不可取的。因盲目追求所谓的线条美而节食减肥者,在我们身边为数不少,应该引起家长乃至社会的高度重视,真的因节食减肥闹出毛病的话,后悔就晚了。

184. 儿童不要多吃午餐肉

午餐肉营养丰富,味道纯香鲜美,而且食用方便,是居家旅游的佐餐佳品。但是,儿童不宜多吃午餐肉。

这是因为午餐肉在制作过程中,需要加入一些硝酸盐和亚硝酸盐等化学物质。其目的除了发挥防腐作用使肉不易变质以外,在酸性条件下亚硝酸盐还会与鲜肉中的血红蛋白及肌红蛋白产生化学反应,使肉保持鲜艳的红色。亚硝酸盐是一种有害物质,从肠道过量吸收会使具有携带氧气功能的亚铁血红蛋白转变成不能携带氧气的高铁血红蛋白,从而导致全身缺氧,患儿可出现头晕、头痛、嗜睡、呼吸急促、四肢无力以及面色和唇周发绀等症状,重者则可危及生命。如果摄入不多,虽不会出现上述急性中毒症状,但是亚硝酸盐会在肠道中与蛋白质分解所产生的各种胺类结合,形成具有强烈致癌作用的亚硝胺。所以家长千万不要让孩子多吃午餐肉。

185. 忌食不新鲜的禽蛋类

禽蛋类包括鸡蛋、鸭蛋、鹅蛋及加工制成的咸蛋、松花蛋等。蛋类虽有品种和产地的不同,但营养成分和组成特点基本相似,且加工成咸蛋或松花蛋后,其营养成分及含量变化不大。禽蛋类含有丰富的营养素,是儿童膳食结构中不可缺少的食物。但是购买不新鲜的禽蛋容易在较短时间内变质,不仅营养价值降低,吃了还会得病。因此,在购买和制作时要认真辨认蛋的新鲜程度,不可盲目食用。

下面给家长们介绍怎样鉴别禽蛋的新鲜程度:蛋类的结构基本相似,主要有蛋壳、蛋清和蛋黄三部分组成,蛋壳位于蛋的最外层,表面有一层水溶性胶状粘蛋白附着,对防止微生物进入蛋内及蛋内水分、二氧化碳过度向外蒸发起着保护作用。鲜蛋附有这层膜，呈霜状，外观无光泽；如无霜状物，且油光发亮不清洁，说明蛋已不新鲜。由于这层膜是水溶性，在储存时要防潮，不能水洗或雨淋，否则会很快变质腐烂。另外，还有一种鉴别蛋类是否新鲜的方法，那就是看蛋黄是否上浮贴壳，贴壳的是不新鲜蛋；反之是新鲜蛋。这是因为蛋黄呈球形，由两根系带固定在蛋的中心，随着保管时间的延长和外界温度升高，系带逐渐变细，最后消失，蛋黄就逐渐上浮贴壳，由此也可鉴别蛋的新鲜程度。

186. 儿童不要多吃酸性食物

高糖、高脂肪及高蛋白的动物性食物，均属于酸性食物。过量食用这些食物后，使体液酸性化，体质呈现一种酸性状态。现在的儿童，在饮食方面倍受家长的关注，家长特别注意给予高蛋白、高脂肪、高糖的饮食，却往往忽略了蔬菜及杂粮的摄入。近来科学家研究发现，儿童过量食用"酸性食物"与儿童孤独症的发生和发展有着密切的关系。

孤独症是儿科临床上一种较为常见的病症。主要表现为性情孤僻，表情淡漠，行为迟钝；有的表现为严重的语言障碍，不愿与人交往；有的怯懦恐惧，整日沉默寡言；还有的敏感多疑，情感易激动或暴怒，啼哭等。若得不到及时治疗，有的可能进一步发展为精神疾病。对于儿童孤独症的病因，以前认为是由于脑部功能障碍及后天教育方式不当所致；也有人认为是父母对独生子女溺爱忽视家庭教育造成的。但现代科学研究证明，过分食用酸性食物对于儿童孤独症的发生发展起着推波助澜的作用。近年来，随着人们生活水平的提高，儿童孤独症的发生率呈明显的上升趋势。据报道，我国有儿童孤独症患者达 60 万～70 万人。这是一个惊人的数字。

儿童正处于生长发育的关键阶段,对于糖、脂肪、蛋白质等营养素的摄入是不能缺少的。但是对于酸性食物应适当限制摄入,能保证正常生长发育需要即可,千万不要长期过量食用。建议孩子的家长,在平常的饮食中,多搭配一些绿色蔬菜,既能为儿童提供营养素,又可预防“孤独症”的发生。

187. 孩子不要多吃洋快餐

洋快餐的特点是外焦里嫩、香酥可口,再配上一杯果汁,一个巧克力冰淇淋,特别适合孩子的口味。每到周末,会看到许多家长领着孩子光顾这样的快餐厅,而孩子也把吃洋快餐作为一种享受,一种快事。其实,对于孩子来讲,这是一种很不合理的饮食。

孩子正处在生长发育的关键时期,合理的膳食,是保证孩子健康成长的重要因素。让我们来分析一下洋快餐的营养特点:洋快餐的主食类高蛋白食物占据最多,如炸鸡腿、炸鸡块、炸鸡柳、薯条,各类夹心的汉堡包等;配以高脂肪食品,如奶油夹心、肉食鸡的皮内也含有大量脂肪,且油炸食品占大多数;高糖饮料,如各类果汁、圣代、冰淇淋等。由此可见,洋快餐从营养成分分析有两大特点,一是高蛋白、高脂肪、高糖饮食;二是大多数食品属于油炸类。很显然,这类食物不符合儿童生长发育的特点,经常食用“三高”食品会引发小儿肥胖,对健康不利,另外儿童多吃油炸食品不仅发胖,更不利消化。其实,像洋快餐这种膳食类型早已被认为是欧美人口多发肥胖病、高血压病、心血管病、糖尿病的根源。专家指出,经常食用这类洋快餐尤其对肥胖儿童的健康十分不利。

据儿童营养专家介绍,矮小、瘦弱儿童与肥胖儿童形成的主要原因是由于营养知识缺乏和膳食结构不合理造成的。前者主要分布在农村地区,尤其是边远贫困的少数民族地区;后者则集中在城市里。因此,不合理的饮食结构会影响孩子的正常生长发育。

188. 儿童不要多吃动物油

　　人们在日常食用的油类,一般分为两大类。一类是植物油,人们俗称素油;另一类是动物油,又称为荤油。两者均属于脂肪类。脂肪是人体不可缺少的主要营养素之一。根据常用油脂的营养特点,有几种油脂类不适宜儿童长期食用,如猪油、牛油和羊脂、黄油和奶油等。

　　猪油属于荤油,人们常称为大油。因含胆固醇,不含维生素 A、D,消化率也较低,故不宜经常吃。但用来炒菜比等量素油香,做糕点也酥软可口。为了调节口味,可以偶尔适量少吃。牛油和羊脂也属于荤油,熔点比猪油还高,其消化和吸收率更差,且含胆固醇太高,故也不宜经常吃,特别是偏胖的孩子不宜食用。不过用牛骨髓油制做炒面,产热能高,吃法简便,风味独特,一直被认为是冬令补品,可以适当食用。黄油和奶油均是从牛奶中提炼出来的,含有丰富的维生素 A 和 D,也是荤油。它们都有一种特殊气味,有的人觉得很"香",但中国人大多不习惯,而且很容易变质,如黄油氧化后,颜色变深,发出一种臭味。黄油和奶油所含的饱和脂肪酸和胆固醇都较高,不宜经常食用。

　　总的来说,素油与荤油相比似乎对健康更有益。儿童在日常饮食中,可以以植物油为主,适当地吃点动物油。如芝麻油、豆油、花生油、菜子油、玉米油、葵花籽油、茶油等,它们含有较多的必需脂肪酸,可降低血中胆固醇,减少动脉硬化的发生。

必需脂肪酸又是合成磷脂和前列腺素的原料,磷脂是神经营养所必需的,前列腺素有降压,抑制胃液分泌的作用。缺少了必需脂肪酸对健康不利,特别是婴儿会患湿疹。但植物油也并非多多益善,日常膳食中也应适量。

189. 儿童不要多吃油条

在制作油条时,每 500 克面粉中大约要加 15 克明矾。明矾的化学成分是硫酸钾铝,如果孩子每天吃两根油条(100克),等于吃了 3 克明矾,日积月累其摄入量就十分惊人。有人做过调查研究,观察了三组人群,第一组是每天要吃 2 根以上油条;第二组是平均每周吃 2 根油条;第三组几乎不吃油条。结果发现每天吃油条的这一组人,其头发和血液中的含铝量明显地超过另外两组人,所以长期吃油条会造成体内铝的沉积。铝对人体会造成很大的危害,在美国长岛地区,长期流行着一种震颤麻痹症,患者四肢出现不由自主的震颤,拿碗时手抖,走起路来跌跌撞撞像个醉汉。经过科学家的研究,才发现这是由于当地土壤中含有高浓度的铝造成的。研究发现,用含铝量高的饲料喂家兔,结果这些动物都出现了类似震颤性麻痹的表现。显微镜下观察发现,这些动物脑内出现了老年性痴呆所特有的神经元纤维缠结病变。随后人们也发现老年性痴呆患者死亡后大脑的颞叶海马回含有大量的铝,最高的可达正常人的 30 倍以上,因为脑的颞叶海马回与记忆、听觉等功能有关。所以说,如果孩子长期多吃油条可能会吃"傻"的。

此外,炸油条所用的油,常常是反复使用的,这种"老油"不仅营养差,而且还有致癌的可能。所以儿童应尽量少吃或不吃油条。

190. 忌让孩子经常吃方便面

方便面因其味道鲜美,食用方便而倍受生活节奏快的人们青睐。早上时间紧张,家长为孩子煮方便面最省事,孩子早上吃一碗鲜美的方便面去上学,家长既放心又方便。其实,经常吃方便面对孩子的健康不利。

方便面是一种油炸食品,其主要成分是脂肪和糖类及少量的蛋白质,缺少儿童生长发育所需要的蛋白质。由于体内脂肪和糖类都不能转变成蛋白质,因此孩子经常吃方便面容易导致蛋白质摄入不足,而影响其生长发育。方便面中的原料含很少的维生素,经过油炸,维生素被破坏殆尽,因此常吃方便面的孩子会出现各种维生素不足或缺乏。由于方便面中含有较高的脂肪,若存放时间过长,其中的油脂会被空气中的氧气所氧化,发生酸败,产生酮体、醛类和过氧化脂质,这些物质会刺激消化道,引起恶心、呕吐,过氧化脂质可沉积在中枢神经系统和内脏以及皮下脂肪中,不仅会使人过早地衰老,还会产生其他不良作用,有的甚至有致癌作用。

儿童应尽量少吃方便面。也不宜将方便面长时间储存。以免儿童食用后发生营养不良或其他不良影响。

191. 儿童不要常吃油炸食品

很多孩子喜欢吃油炸食物,如炸猪排、炸鸡腿、炸土豆条、春卷、脆麻花等。食品经过油炸后,酥脆可口,确实很好吃,大人常常以油炸食品换口味,促进食欲。但是从孩子的健康角度考虑,多吃油炸食品是有害无益的。这是因为:

(1)孩子消化能力弱,多吃油炸食品易引起消化不良,还容易得胃病。

（2）油炸食品中含有大量的脂肪，脂肪经过高温处理后，产生一种叫丙烯醛的物质，这种物质很难消化。多吃油炸食物的孩子会感到胸口发闷发胀，甚至恶心、呕吐，个别孩子吃了油炸食物后还会连续几顿吃不下饭。

（3）常食油炸食品，容易出现小儿肥胖病。这是因为常吃油炸食品的孩子，每日由脂肪提供的热能明显超过正常指标，因此很容易出现肥胖。

油炸食品，对于增进食欲、调剂花样，偶尔吃一次，会有些益处。为了孩子的健康，尽量少吃油炸食品。

192. 忌食用"熟油"煎的食品

在日常生活中，经常可以看到有些人在煎东西时，喜欢先在锅里放许多油，煎完后把熟油储存起来，下次煎时加点新的油再用。据说用这种"熟油"煎出来的食品颜色金黄、松脆可口，但是从营养学角度来看，这种做法是不可取的。

因为油脂的营养价值很大程度上取决于其中所含的维生素的含量，反复加热会使油脂中的维生素 A、E 受到破坏，而大大降低油脂的营养价值。同时在高温下，油脂会裂解产生醛、酮、环氧化物以及过氧化物质，这些物质均对人体有害，人体吸收后会产生头晕、恶心、呕吐、四肢无力、心跳减慢等不良反应。据研究表明，油温过高（超过 200℃）特别是炒菜时有意让油锅起火的烹调方法，会形成大量脂肪酸的多聚物，这种多聚物不但没有营养，还会有致癌的危险。温度越高，加热次数越多，产生有害物质就越多。

因此，煎食品时一定要控制油温，一般不宜超过 150℃～180℃，即不要让油冒烟，更不要起火；其次不要反复用"熟油"煎东西，以免营养素破坏过多，而且热能高，容易引起营养素之间平衡失调,特别容易引起肥胖症,对健康不利。

193. 忌食有哈喇味的食油

食用油如果保存不当,就会出现哈喇味。如食油中曾经混进水、未加塑料袋包裹而经常暴露于空气中;接触铁、铜等具有氧化离子作用的容器;环境温度过高或者保存时间过长,均能使脂肪氧化酸败,产生环氧丙醛和脂质过氧化物,从而导致哈喇味。有哈喇味的油不宜再食用,尤其是儿童更不宜食用。

有哈喇味的油脂,其中所含的脂溶性维生素大多已被破坏,营养价值明显降低,这种油加热时会产生呛鼻的烟味,对呼吸道有强烈的刺激性,食后非但无益于健康,还可引起中毒。实验表明,一次摄入较大量的有哈喇味的油脂,会引起恶心、呕吐、腹痛、腹泻,甚至脱水及休克。小剂量多次摄入,则会引起肝脏肿大、脂肪变性,并影响儿童生长发育。因此,千万不要吃有哈喇味的食油。为了延长油脂的保存期,最好采用有色的玻璃瓶,油要尽量储满(以减少空气)并密封,置于低温环境中,若加入少量维生素 E(抗氧化剂),则能明显地延长保质期。

194. 忌食冷饮无度

清凉的饮料可谓孩子们夏季离不开的"朋友",它不但能止渴、消烦、提神,还能预防中暑,增进身体健康。然而,在享受惬意感觉的同时,还必须注意正确的饮用方法。这是因为病原微生物可以污染冷饮食品,并通过人的消化道进入体内,从而引起肠道疾病的发生。

夏季,孩子最常吃的是冰棍。有的孩子一次竟然连吃 7~8 根,结果没隔多久,就开始肚子疼、冒冷汗、拉肚子,一天下来,整个人都是萎靡不振。原因是冰棍吃多了之后,胃肠里由于受到持久的冷刺激,会引起强烈的收缩,造成消化功能紊乱,发生低热、腹泻、腹痛、食欲减退等症状。同时会造成肠道蠕动增快,食物在小肠中停留的时间缩短,消化差,营养物质的吸收相应地受到影响,这对孩子的健康是不利的。

孩子夏季喝饮料需要注意的问题:①饮料一般以饭后半小时或午睡后喝为宜,不要在饭前喝,否则会影响孩子的食欲。②在天气炎热时,如果出汗较多或体育活动和剧烈活动之后,也不宜马上用清凉饮料。尤其不能猛饮,以免体内的温度变化过于剧烈,对人体不利。③当天配制的饮料最好是当天喝完,非冷藏的过夜饮料则尽量不饮。

随着夏季的到来,市场上饮料也会越来越多,父母在为孩子选择合适的饮品时,应尽量选择合格饮料,还要注意饮料的生产日期,以防喝过期变质的饮料,危害孩子的健康。对于街头小贩所卖的冷饮,要谨防冒牌货,对不符合食品卫生要求的冷饮更不能随便饮用。

夏天是病菌繁殖最旺盛的时期,父母应随时提高警惕,在保证孩子身体健康的前提下,务必要适度地让孩子享用冷饮。

195. 夏季也不要喝冷牛奶

在烈日炎炎的夏天,有的儿童回家后先从冰箱中取出一袋凉牛奶喝下去,这时立刻会感到一股透心的凉意,舒服极了。实际上,这种吃法隐藏着很大的危险性。

首先,冰冷的牛奶进入胃里,会引起血管收缩,使胃粘膜缺血,胃酸和消化酶分泌减少,使胃液的杀菌和消化功能减弱。冷牛奶还会刺激消化道平滑肌,使蠕动增强,轻则孩子感到隐隐腹痛,重则导致腹泻。其次,在牛奶的收集和运输过程中,难免会遭受污染,目前,每毫升特级牛奶的含菌量不超过5万,每毫升甲级牛奶的含菌量则在5万到10万之间。也就是说,每袋225毫升的特级牛奶,含菌量可达1千万之多,虽然其中大部分是非致病菌,但实际上鱼龙混杂,难免会有少量致病菌混迹其中。在乳品厂中尽管要经过巴氏消毒,多数病菌已被杀死,但仍可能会有少数病菌未被杀死,如牛奶送来后在室温中储存达一段时间,这些未被杀死的病菌会利用牛奶的丰富营养不断地"发展壮大"。实验证明,在夏天室温中保存12小时,奶中的细菌数可增加381倍。当你喝牛奶时,这些"漏网分子"将趁机兴风作浪,引起恶心、呕吐、腹痛、腹泻。因此,喝生、冷牛奶是一种不良的饮食习惯,有很大的危险性。

正确的做法是,牛奶送来后应及时喝掉。如牛奶放置一段时间后,则在喝牛奶前先要将牛奶煮沸(一煮沸就离火),然后在室温中慢慢冷却,等温度适宜后再喝(25℃～30℃),这样能杀灭牛奶中潜藏的病菌,不至于引起胃肠不适,也有利于消化吸收。

196. 儿童忌生吃水产品

随着人们生活水平的提高,生吃水产品成了人们的一种消费时尚,如吃生虾、生鱼片、生鲜贝等都比较盛行。但是儿童不宜生吃水产品。

许多水产品主要生长在沿海浅滩内,很容易被大肠杆菌和副溶血性弧菌等肠道致病菌或病毒所污染。据调查,上海地区每年发生的细菌性食物中毒有70%是因副溶血性弧菌所引起的,该菌普遍存在于各种鱼、蟹、虾、贝中,如未烧熟煮透便可引起腹泻、呕吐、发热等症状,开始大便为水样,后为脓血便,重症可导致死亡。据浙江省某旅游风景点的统计,该地区肠道门诊病人中有 70% 以上是旅游者,绝大多数是由于生吃了水产品而引起的。广东某县有不少人出现低热、食欲差、咳嗽、盗汗等症状,一开始痰少,以后痰中带血并咳出铁锈色痰,且伴有胸痛,经拍片证实是因为当地居民爱吃半生不熟的龙虾而引起的肺吸虫病。还有,不少淡水鱼和虾类都含有肝吸虫囊蚴,如吃了被污染的生鱼片或生虾,便会引起肝吸虫病,最后导致肝硬化。据最近的调查,沿海地区近 60% 的河虾已含有肝吸虫囊蚴,因此,吃"炝虾"或"醉虾(生虾加酒)"是很危险的。此外,鄂口线虫也是一种常见的寄生虫,该虫的虫蚴常寄生在鱼、蛙、蛇体内,如未烧熟煮透便可侵入人体,发育成虫,该虫经常游移于人体胸腹部和四肢的皮下组织,使局部出现红色肿块,伴有发痒和刺痛感,肿块逐渐增大,产生局部炎症、出血、坏死,若转移到脑中可引起癫痫甚至危及生命。

因此,虽然生吃水产品的口味令人馋涎欲滴,食后难以忘怀,但毕竟危险性大,还是以不食为好。

197. 儿童忌生吃蛇胆、蛇血

许多人认为蛇胆、蛇血十分珍贵,于是喜欢生吃蛇胆、蛇血。的确蛇胆能清热明目,祛风化痰;蛇血能活血、祛风、镇痛。有的家长认为,让孩子吃点也有好处,于是也给孩子吃。其实,蛇胆、蛇血是不能生吃的,不然的话会引起"蛇舌状虫病"。

因为在剖蛇胆、接蛇血时,常常会受到蛇的气管或食管分泌物的污染,其分泌物中有蛇舌状虫的虫卵,生吃了污染有虫卵的蛇血、蛇胆之后,虫卵进入人体后,孵化为幼虫在人体的全身各脏器如肝、脾、整个消化道、淋巴结、脑等处移行、寄生,造成相应脏器的损害。并出现相应的症状,如高热持续不退,有时腹痛、腹泻;有时肝区不适,周围血中白细胞升高等。因为症状错综复杂,往往造成诊断上的困难,耽误了治疗。所以,千万不能生吃蛇胆、蛇血。

198. 忌食死甲鱼、死螃蟹

甲鱼有滋补作用,螃蟹的鲜味更是众所周知。有些家长往往在孩子身体不佳或考试期间买来甲鱼或蟹给孩子吃。但是,一定要买活的甲鱼或蟹,否则不但没有补益作用,还会发生食物中毒或食物过敏。

甲鱼、螃蟹平时是以食腐烂的动物尸体等为生的,其消化道中常常含有大量对人体有害的致病菌和各种有毒物质。但由于其消化道的屏障能力很强,故这些有毒物质平时是被局限于其胃肠道中,死亡后这些细菌一方面大量繁殖,另一方面迅速地扩散到全身各个组织和器官,使造成鲜味的氨基酸和核苷酸被细菌大量消耗掉,所以吃死蟹味同嚼蜡,而且由于致病菌的侵入,还很容易发生胃肠炎。严重者可致中毒。另外,甲鱼、螃蟹的体内含有丰富的组蛋白,一旦死亡后,组蛋白便迅速分解出组氨酸,组氨酸在脱羧酶的作用下,很快变成组胺。死亡的时间越长,体内的组胺就越多,组胺是导致人体过敏的重要化学物质之一,所以吃了死甲鱼、死蟹以后,常常会发生风疹块,甚至引起哮喘发作。

199. 忌食发芽土豆

土豆又叫马铃薯,是人们常吃的一种食品,它含有大量的淀粉、蛋白质、维生素。它可以烹调成各种点心或菜肴食用。马铃薯不但烹调方便,吃法多样,而且还有治疗胃痛、疏通排便、益气和中的功效。由于土豆的分布广泛、产量很高,所以有人认为,土豆将成为解决世界粮食问题的主要农作物。但是必须指出,发芽土豆千万吃不得,否则引起中毒。

现已查明,在绿色未成熟的土豆或土豆的芽胚中含有大量有毒的茄碱(又称龙葵毒素),它对胃肠道有强烈的刺激,并且能发生溶血和神经麻痹。人吃了发芽土豆后数小时便可出现恶心、呕吐、腹痛、腹泻,剧烈的吐、泻会引起血压降低、四肢厥冷,病情进一步发展可造成抽搐、昏迷、呼吸困难,如未及时治疗,将会引起死亡。故一旦发生马铃薯中毒,除给予补液和对症治疗外,应立即送往医院救治。

怎样才能避免发芽土豆中毒呢?首先,土豆应贮藏在通风干燥的地方,防止出芽。如果出芽不多,应将芽胚及其周围的果肉一起挖掉。对发紫变青的皮肉也应切除,然后切碎入清水浸泡。由于高温可使茄碱分解,故应烧熟煮透;加入少量食醋也可使茄碱变成无毒的茄啶。

200. 儿童不要多吃菠菜

在孩子的生长发育过程中,需要大量的营养,例如从食物中摄取的蛋白质、脂肪、糖、无机盐、维生素等。各类蔬菜中维生素含量较高,所以提倡孩子多吃蔬菜。但是值得家长注意的是,菠菜儿童不宜多吃。

因为菠菜最大的缺点是含草酸较高,不但吃时发涩,而且能妨碍食物中钙和铁的消化吸收。有些家庭烹调时,喜欢将菠菜和豆腐(豆腐中含有较多的钙)炖在一起,显然这是很不合理的,这样会妨碍豆腐中钙的吸收率。另外,有些人认为菠菜中含铁多,是"补血"的,就鼓励孩子多吃,其实这是个误解,菠菜中的铁不但利用率很低,而且多吃后,还会影响孩子骨骼及牙齿的发育。

因此,无论是几岁的孩子,都需要多吃青菜,因为青菜里有大量维生素。但青菜中的菠菜给孩子食用时,要适可而止,不宜多吃。

201. 皮薄或没皮的水果忌不消毒就吃

现在市场上水果品种很多,有的要先削皮再吃,有的可以直接吃,但无论怎样吃,都不能忽视了水果的清洗和消毒,否则对健康不利。说起水果,如果是苹果、梨、橘子、香蕉等,只要用清洁水擦洗后再削皮或剥皮就可以吃了。但有一些小的水果,如草莓、杨梅、葡萄等,有的皮很薄,有的没有皮,果质又比较娇嫩,不容易清洗。有些人贪图方便只用清水漂洗一下,再用凉开水一冲就直接吃了,这样做是不可取的,容易发生肠道传染病或肠道寄生虫病。

在清洗草莓、杨梅等水果前,要先剔除腐烂、发霉或有酸性的部分,余下好的先用清水彻底冲洗,再浸泡一段时间,去除水果表面的泥土及残留的农药。下一步可以用沸水烫泡1分钟左右,或者用淡盐水浸泡5～10分钟,然后再用凉开水冲洗。不过这样处理会影响水果的口味,而且仍然不能达到彻底消毒的目的。所以最好用一些化学的方法来消毒。

(1)高锰酸钾:取少量高锰酸钾溶于一盆清水中,使水的颜色变成淡粉红色。然后把水果浸泡在溶液中,浸泡10分钟,取出后再用凉开水冲洗一下就可以吃了。

(2)次氯酸钠:在每升水中加入0.1毫升～0.2毫升次氯酸钠,将水果浸泡3分钟。这种消毒液没有毒、没有刺激、没有异味,而且消毒效果好。此外市场上销售的各种消毒液,使用起来很方便,也可以选用。

水果人人都喜欢吃,但是在给孩子吃水果前,一定要做好清洗、消毒工作。

202. 忌食用被虫咬过的菜

有的人在购买青菜时,专门挑选虫子咬过的菜。认为被虫咬过的菜最安全,可能没有喷过农药。这是一种很片面的认识。其实虫咬过的菜,菜叶的表层也被破坏,质量很差,有的菜农发现菜虫后,反而加倍地喷洒农药,所以虫咬过的菜上农药也可能特别多。有人认为韭菜有杀菌作用,不会施农药,其实不然,韭菜的根部易生蛆,所以菜农也会用剧毒农药往根里灌,根里的农药会向地上的叶子输送,所以外观上叶大色绿的韭菜中,有些也含有剧毒农药,日常生活中,也会经常遇到吃了韭菜中毒的事例。所以煮之前在水中浸泡的时间更应长一些。

现在,有的菜农为了使蔬菜长得又好又壮,卖个好价钱,而不顾他人的饮食安全,往往施用一些剧毒农药。所以买回来的蔬菜应彻底清洗,尽量减少农药的污染。韭菜、豆角、菠菜、芹菜等可用清水先洗,也可在清水中加少量洗洁精浸泡,然后用清水多洗几遍,再用沸水烫 1 分钟捞起,下油锅炒。

203. 忌食发芽的花生

花生是一种营养丰富的食物。每 100 克花生中含蛋白质 28 克,脂肪 41 克,还含有丰富的维生素 E、胆碱等。花生衣能治疗各种出血,对血小板减少性紫癜具有较好的疗效。但是发芽的花生却不能吃。另外,生花生也不宜吃。

在温暖、潮湿的环境下,花生很容易发芽,发芽后的花生不但营养价值降低,而且破坏了外皮,使花生容易受到黄曲霉菌、寄生曲霉菌等的污染,这些真菌会利用花生所含的营养素迅速繁殖,并产生了黄曲霉毒素等有强烈致癌性代谢产物,对人体有很大的威胁,因此发芽的花生不能吃。

有些人喜欢吃生花生,认为生吃能健脾、助消化。殊不知花生是"土生土长"的,很容易被寄生虫卵所污染,生吃容易引起寄生虫病。如花生被鼠类污染过,吃了生花生还会传染上自然疫源性疾病,如流行性出血热。所以花生不宜生吃。

204. 儿童忌食盐渍、生醉的食品

盐渍及生醉均属于腌制食品。盐渍即是将盐搓入食物原料内,或将食物原料浸在盐水中腌制。食物原料大多为生的瓜、菜类,如白菜、小黄瓜、萝卜、莴苣等。通过盐腌将食物内水分渗出、盐分渗入,能保持食物的脆、嫩,再添加适当的调味品,如糖、醋、花椒、干辣椒、酱油、香油等,能提高菜肴的口味。生醉食品是醉腌食品中的一种(醉腌食品分为生醉和熟醉两种制作方法),是以酒和食盐为主要配料的一种腌制方法。一般选用海产品,如梭子蟹、蚶类、泥螺等,用酒腌制,再添加适当调味品,如花椒、胡椒、姜、陈皮、冰糖等,可不经烧煮,直接进食。但是,经观察证明,盐渍、生醉食品并不安全。因为这些食品采用的食物原料全是生的,其中还包括水产品。生的食品本身就有大量的细菌存在,特别是一些水产品,如鱼、蟹、虾、贝类等都是引起"副溶血性弧菌"食物中毒的致病源。此外,盐渍、生醉食品还存在着制作过程中的污染,如制作者的双手、用具、容器等的卫生问题,存放的时间、温度等,都是细菌繁殖的重要因素。再加上儿童体弱,本身胃肠功能尚未完善,耐受能力差,食用了盐渍、生醉食品后,容易因细菌感染引发肠道疾病,甚至食物中毒。所以盐渍及生醉食品不适合儿童进食。

205. 儿童忌食用未腌透的咸菜

咸菜在未腌透之前,呈碧绿色,比腌透的看上去新鲜,所以有些人特别喜欢吃未腌透的咸菜。其实,这是不科学的。

在腌制咸菜的过程中,新鲜蔬菜中所含的硝酸盐可以转变成亚硝酸盐,一般来说,各种蔬菜在腌制一个月以后,其中的硝酸盐和亚硝酸盐都会被破坏,这时候再吃才比较安全。但如果腌制时间过短,未腌透的咸菜中就含有较多的亚硝酸盐。亚硝酸盐进入人体以后,可将血液中有携带氧气功能的低铁血红蛋白氧化成不能携带氧气的高铁血红蛋白,从而导致全身缺氧,出现胸闷、气急、四肢无力、口唇发绀等一系列症状。如果反复少量吃这种未腌透的咸菜,虽不至于产生上述急性中毒症状,但亚硝酸盐也会在肠道内与各种胺类结合成具有强烈致癌性的亚硝胺,对人体十分不利。从营养学角度分析,尽管在腌制过程,蔬菜中的蛋白质会分解成各种氨基酸,糖类会转变成有机酸,所以咸菜具有一定的鲜味和可口的酸味。但是营养成分大多被破坏,因此咸菜不但营养少,而且还具有潜在的危险性,孩子不宜多吃。

206. 忌经常吃松花蛋

松花蛋也叫皮蛋。是一种味道鲜美的菜肴,无论大人、小孩都喜欢吃。其实,松花蛋是不能经常吃的食品,这是因为在制作松花蛋的原料中,加了一些金生粉。金生粉又叫氧化铅,这种东西容易透过蛋皮进到蛋里。据有关部门检测,有些松花蛋里面含铅量超过了安全标准的 4~5 倍。孩子吃的松花蛋越多,摄入到体内的铅越多,影响生长发育。因此,不宜经常让孩子吃松花蛋。

207. 忌食被污染的菌藻类食物

菌藻类食物是人们经常食用的植物性食物，它包括食用菌和藻类。食用菌类有蘑菇、香菇、银耳、木耳等品种。藻类供人类食用的有海带、紫菜、发菜等。

菌藻类食物营养成分较全面，富含蛋白质、膳食纤维、糖类(碳水化物)、维生素和微量元素。蛋白质含量以发菜、香菇和蘑菇最为丰富，在 20% 以上。氨基酸组成比较均衡，必需氨基酸含量达 60% 以上。糖类含量为 20%～35%，银耳和发菜中的含量较高，达 35% 左右。胡萝卜素含量差别较大，在紫菜和蘑菇中含量丰富，硫胺素和核黄素含量也比较高，微量元素含量丰富，尤其是铁、锌和硒，其含量约是其他食物的数倍甚至十余倍。在海产植物中，如海带、紫菜等中还含丰富的碘，每100 克海带中碘含量可达 24 毫克。由此可见，对于正在生长发育期的儿童来说，经常吃些菌藻类食物是非常必要的。

值得注意的是，在食用菌藻类食物时，应注意食品卫生，防止食物中毒。例如：银耳易被椰毒假单孢菌污染，食入被污染的银耳，可发生食物中毒。食用海带时，应注意用水洗泡，因海带中含砷较高，每公斤可达 35 毫克～50 毫克，大大超过国家食品卫生标准(0.5 毫克/公斤)。对被污染的菌藻类食物一定不要吃。

208. 忌使用油漆筷子

油漆筷子物美价廉，很受欢迎。但是使用这种筷子对健康不利。

因为油漆中含有多种有毒成分，如黄色油漆是以铬酸铅作为调色剂的，铅占颜料总量的 64%，白色油漆中含有碳酸铅,绿色油漆是由黄色和蓝色调和而成,棕色则是由红、黄、黑三色混合而成,这些油漆中均含有大量的铅。实际测定表明,用油漆涂刷一遍的物品表面,含铅量便已超过规定的最高限。使用油漆筷子进餐时,脱落的油漆很可能会随同食物一起被吞入而被人体吸收。铅对人体健康的危害极大,尤其是孩子更不宜接触过多的铅。铅被人体摄入后主要与人体细胞中含巯基的酶结合,从而抑制其活性。铅可通过血脑屏障,损害神经系统功能,引起行为偏离和智能障碍,这对于正在生长发育期的孩子来说,显得更为重要。还会影响造血、心血管、内分泌以及肝脏和肾脏的功能,孩子抵抗力差,故容易受到侵害。因此,不要使用油漆筷子进餐,应选用价廉物美的竹筷子,或者符合卫生标准的塑料筷子或木质筷子。

209. 忌用旧报纸包食品

在大街小巷中,常可以看见小摊贩用旧书或旧报纸包食品,如油条、点心、酱菜等。在家庭日常生活中,也经常看到将包好的饺子,擀好的面条或油饼,放在铺有旧报纸的小板上等待下锅。还有的人将零食放在报纸上,边吃边看电视等。实际上,旧书或旧报纸既含有毒物质,又含有大量的病菌,用它来包装食品对身体十分有害。

(1)旧书或旧报纸上的油墨,多是以苯类化合物为原料制成的,而苯是有毒物质。它的化学性质十分稳定,既不溶于水,又不能被氧化,挥发性极小,进入人体后也很难受酶的作用而水解,而是很快被体内的脂肪、脑和肝脏吸收储存起来。据测定,平均每公斤旧报纸含有 1 毫克多氯联苯,用它们来包食品,多氯联苯就会沾附在食品上进入人体,当有毒物质在体内积蓄到一定量,约 0.5 克～2 克时,人体就会出现中毒症状。

有毒的苯类化合物能使人体细胞发生变异而破坏遗传基因，因而具有致畸和致癌作用。它不仅危害摄入者本人，而且还会危害下一代。

(2)旧书或旧报纸如果放置时间过长，自然接触范围就广，污染了各种病菌。有关部门检验，发现旧书报中病菌很多，如结核、伤寒、白喉、痢疾杆菌以及肝炎病毒。食入了这些致病菌后，很容易得病。尤其是儿童抵抗力较差，更易发生腹泻等疾病。

(3)旧书报中还有铅、砷等元素污染，少量长期摄入，可在人体内蓄积，危害健康。因此，用旧书、旧报纸包食品极不卫生，一定要避免。

210. 儿童忌常吃含铅食品

在各种金属毒物中，铅是污染环境，危害人类健康最为严重的一种，世界卫生组织（WHO）规定，儿童每日铅的摄入量不能超过100微克。但在许多儿童喜欢吃的食品中，明显超过这个标准，如爆米花、松花蛋等。也就是说，儿童每日只吃50克爆米花（每100克爆米花中含铅量高达230微克以上），或每日只吃1个松花蛋（1个50克重的松花蛋含铅量达150微克），再加上呼吸道吸入的铅，就已经超过了这个标准。

儿童体内各种屏障功能比较差，因此体内铅积畜过多对儿童有许多不利的影响。铅常常可以毫无阻挡地侵犯孩子的脑部，从而造成智能低下，行为偏离，生长减慢和造血不良等。实验证明，随着儿童体内含铅量的增加，其智商相应降低，正常小儿的血铅浓度应低于0.48微摩/升，当血铅浓度超过1.2微摩/升时，其智能低下的危险性比正常小儿大27倍。轻度铅中毒也是造成孩子注意力涣散，记忆力减退，理解力降低以及小动作过多和学习困难的常见原因之一。铅还会妨碍体内维生素D的活化而引起佝偻病，并影响脑下垂体生长激素发挥作用，因此铅过多会使孩子生长发育不良。铅中毒时,合成血红蛋白的7种酶中有5种酶受到抑制,从而引起造血不良等。

再让我们简单分析一下爆米花和松花蛋的制作:爆米花一般是把大米或玉米放在铁制的容器内,加热到一定温度后爆制膨化而成的。容器的壁上,尤其是容器的盖子上含有一定量的铅,铅的熔点比较低,在密闭加热时会挥发渗入到爆米花中。松花蛋在制作时,要在鸡蛋或鸭蛋外面的一层辅料中加入氧化铅,这些铅也会逐渐渗进蛋里面。如果孩子爱吃爆米花和松花蛋时,可食用非铁罐制成的爆米花和无铅松花蛋。

211. 忌含碘食物摄入不足

碘在人体中主要存在于甲状腺,也是合成甲状腺素的重要原料。甲状腺素是儿童体格与脑发育过程中不可缺少的物质,缺碘会导致甲状腺素缺乏,甲状腺素缺乏者长不高,智力差。成人缺碘会患"甲亢"病,表现为"粗脖子"、"突眼"等一系列症状,故有"成人缺碘脖子大,儿童缺碘矮、哑、傻"之说。有人进行过研究,认为有相当一部分儿童智能低下的原因与碘不足有关。

缺碘会对人体造成危害,尤其儿童必须注意碘的摄入。平时注意适当吃一些含碘丰富的食物,如海带、紫菜、发菜、蚶、蛤干、蛏干、海参等。经常食用这些海产动、植物食品,是摄入碘的良好途径。

在严重缺碘地区,由卫生防疫部门定期为当地群众补充较多的碘;而在一般地区则通过在食盐中加碘来预防碘不足。

提醒大家,在食用加碘盐的过程中,要注意将食盐放入深色的玻璃瓶或瓷罐中,用后加上盖子,每次加食盐最好于菜将出锅时加入,这样才能保证摄入足够量的碘。这是因为碘是一种很不稳定的微量元素,它在某些条件下很容易被丢失。

212. 忌碘缺乏与碘过量

碘是人体生长发育不可缺少的元素之一,而且与智力有一定的关系。碘缺乏、碘过量都可危及健康。

调查研究已证实,碘摄入量长期处于较低水平(每日在40微克以下),甲状腺肿发生率非常高。如果孕期缺碘,可引起小儿出生后"呆小病"。但是,当人体内碘含量过高时,也可严重影响健康。据报道,日本北海道的一些沿海地区,因摄食昆布引起高碘性甲状腺肿,个别地方发病率竟高达25%。我国70年代也陆续发现一些地区有高碘性甲状腺肿病人,发病率高达30%~41%。某地因食用腌过海带留下的盐,及用腌制海带的盐腌咸菜而引起高碘性甲状腺肿。碘过量除可引起高碘性甲状腺肿外,还可能引起智力发育障碍。因此,在普遍食用含碘盐后,不宜再给儿童补充碘强化食品或碘制剂。

213. 忌补锌过量

锌是人体必需的微量元素,当其摄入不足或缺乏时,对人体的健康不利。不同年龄的人对锌的需求是不同的,儿童对锌的需要量相对比成人为高,因此注意补锌是非常必要的。但是当锌摄入过多时,特别是长期大量摄入,如每日摄入25毫克时,可继发性引起铜的缺乏;剂量达每日150毫克时,可发生血清高密度脂蛋白水平下降、胃损伤以及免疫功能抑制。另外,锌可竞争粘膜细胞中与铁结合的受体,当锌含量较高时,可抑制铁的吸收。当锌比铁量大 3 倍或以上时,就可明显降低铁的吸收,为此补铁补锌时,必须注意两者之间的比例,否则长期大量补锌,会引起机体缺铁。

因此,在补充锌时,应根据实际情况决定,补充时必须注意不可过量。同时注意运用锌制剂时,其浓度不宜过高,而且应在饭后服用,以减少胃肠反应。

214. 进餐时忌训斥孩子

父母能做到让孩子高高兴兴地去吃饭是件非常不容易的事。要么是父母的一片厚爱孩子不接纳,要么是父母的要求孩子做不到,还有些父母是不自觉地形成了一种恶习,一到吃饭的时候,便开始训斥孩子,什么功课不做啦,顽皮不听话啦,考试成绩不理想啦,或又犯什么小错误啦等。总之,饭桌上的纠纷在现在的小家庭中是常有的事,本来进餐前愉快融洽的气氛不知不觉就会变成父母和孩子的吵架擂台,这样非但父母吃不好,还影响孩子的食欲,且别说原来胃口就差的孩子,即使胃口好的孩子,也因为害怕、生气而变得"倒胃口"了。时间一长,孩子头脑中便形成了一种条件反射:进餐就是挨训的时刻。即使父母准备再好的美味佳肴,孩子也不会胃口大开,甚至产生厌食,因为他的注意力放在父母的训斥上了,进餐反而成了孩子的沉重包袱。这样会造成有的孩子进餐时不吃或少吃,过了进餐时间饿了吃零食,长年累月,因为得不到足够的营养,就会影响到孩子的健康。另外,有些孩子挨训后感到委屈,吃饭时边吃边哭,在抽泣时容易使饭、菜呛入气管,形成异物,造成呼吸困难,甚至引起吸入性肺炎并危及生命等。因此,奉劝每位家长,千万不要在进餐时训斥孩子。

215. 儿童左手持餐具忌强行纠正

在现实生活中,会发现有的孩子用左手持筷子吃饭,通常称"左撇子"。不少家长苦于无法改变孩子的这一习惯,同时也困惑于这一习惯需不需要矫正呢?

首先让我们来了解一下国际上对"左撇子"的一些看法。前苏联曾举办《保护用左手儿童健康》的研究班,医生们用教育学的观点解释:这样的孩子不能改教用右手,因为进行右手训练,可能会因此而引起儿童神经官能症,心理上的不适应,进而影响身体健康。有人研究证明,用左手的孩子与用右手的孩子相比,前者想象力丰富、思维敏捷。日本曾为"左撇子"展开过热烈辩论,90%以上的人认为没有必要纠正,因为它既不是病,又不是缺陷。美国科学家认为,"左撇子"在数学和口语表达能力方面强于用右手的孩子。

如果您的孩子用左手持筷吃饭,请不必强行矫正,否则会使孩子产生心理上的压力,以至出现自卑、焦虑、紧张、害怕等不良情绪,使孩子一吃饭就恐惧,害怕大人不允许他用左手持筷子,长此以往,会造成孩子厌食、食欲下降,对吃饭感到迷茫,无所适从,从而影响孩子的身心健康。所以家长应相信,随着年龄的增长,不少儿童在学习和生活过程中,会自动把"左撇子"的习惯改过来,形成左右手通用。这都是自然而然地改正,并非强制的结果。如果孩子真的改不过来,那也无妨,前面已经讲过了,正好发挥使用左手的那些优势,做一个"聪明、健康、快乐"的"左撇子"。

216. 学龄儿童进餐习惯禁忌

培养孩子良好的饮食习惯,对于孩子健康的生长发育有着非常密切的关系。孩子从婴幼儿时期，就应注意培养好的饮食习惯。孩子一旦有了不好的饮食习惯，就要及时给予纠正，使孩子能够健康地成长。

(1)忌进食无规律：教育孩子吃饭定时定量，这样可以使吃进的食物有规律地消化吸收，促进食欲。如果不按时吃饭，喜欢零食，就会使胃长时间得不到休息而造成消化功能紊乱，食欲减退。

(2)忌吃饭时狼吞虎咽：孩子吃饭时不宜太快，囫囵吞枣式的进食不利于消化吸收。孩子吃饭，家长不要催促孩子，要教育孩子细嚼慢咽。细嚼可使食物在口中充分磨碎，减轻胃的负担，也可以使食物和口腔中的唾液混合，便于吞咽，并能反射性地促进胃液分泌，增进食欲。由于咀嚼运动，还有利于颌骨发育，增强牙齿和牙周的抵抗力。建议孩子每次吃饭时间为30分钟左右，饭后不宜马上睡觉或做剧烈活动。

(3)忌挑食、偏食及过多零食：挑食和偏食都会妨碍孩子营养素的摄取，甚至造成营养不良。孩子很容易受成人影响而养成挑食的毛病。因此家长在教育孩子的时候，要特别注意自己的言行，不要在孩子面前谈论某种食物不好吃，或是不爱吃等。多给孩子讲解食物的营养价值和好处，使孩子对食物感兴趣而增加食欲。要求孩子不吃零食，更不能纵容一些不良习惯。

(4)忌分散精力：要为孩子创造安静、愉快的进食环境，这样有助于食物的消化。吃饭时，既不要逗笑引起兴奋，也不要训斥和责罚使孩子难过。让孩子安静地坐着吃饭，不要边玩边吃或看电视、看书，要集中精力吃饭。

(5)忌不讲卫生：一定培养儿童养成饭前、便后洗手，饭后漱口，用毛巾擦手、擦嘴的卫生习惯。在吃饭过程中不擦地、不扫地,保持餐室的环境卫生。

217. 忌边吃饭边喝水

有的孩子在吃饭时,喜欢边吃饭边喝水,这种习惯不好。因为这样会影响食物的消化吸收,增加胃肠负担,长期下去可导致胃肠道疾病,造成营养素缺乏。

人体口腔有两大消化功能:①通过牙齿和咀嚼肌将食物切割磨碎进行机械性消化。②口腔内唾液腺分泌大量唾液对食物进行化学性分解消化。食物经口腔的机械性消化,变成食糜,从口腔进入胃肠进一步消化,吸收食物中的营养素。如果边吃饭、边喝水,水会将唾液冲淡,减少了唾液的消化作用,同时也易使食物未经口腔仔细咀嚼就较快进入胃肠,势必加重胃肠的负担。如喝水过多还会冲淡胃酸,削弱胃液的消化功能。其结果是造成食物营养成分未经充分消化吸收就被排除体外。大量喝水还会使胃充盈,易使人产生饱腹感,从而影响进食量。

正确的做法是,在饭前或饭后适当地喝一些营养丰富、味道可口的汤,如肉汤、菜汤、鸡蛋汤等,可起到刺激胃液分泌,促进食欲的作用,尤其在夏天还可以补充消耗掉的盐分和水分,但在就餐时不宜大量喝汤。

218. 忌不合理的饮水方法

水是维持生命所必需的物质,当人体水分不足时就要饮水。但以下几种饮水法是不科学的,应予纠正。

(1)不要越渴越喝水:夏天大量出汗或剧烈运动后往往口渴明显,但这时即使大量喝白开水还是不解渴,这是因为出汗时除了丢失水分外,同时也丢失了相当量的盐分,应该喝些凉的盐开水,少量多次地喝,这样才能既解渴,又补充了出汗时丢失的盐分和水分。

(2)不要以冷饮解渴:口渴时,吃冷饮、喝冷饮料不是解渴的好办法。过冷的饮料会刺激胃粘膜,容易引起胃粘膜受损,影响消化液的分泌。冷饮,如冰淇淋等含脂肪和糖较多,饮料,以糖为主,吃下去根本不能补充身体所需要的盐分。

(3)饭前、饭后不要大量饮水:饭前、饭后饮水过多会把胃酸及胃消化酶冲淡,影响食物消化。餐前喝些鲜汤开开胃还是可以的,关键在于要少量。

219. 不要忽视"菠萝过敏症"

菠萝是大人、孩子都喜欢吃的水果,每当菠萝上市,那甘甜诱人的香味常使父母乐意让孩子尝尝。但每年在菠萝上市的季节,总有不少孩子因为吃了菠萝而出现腹痛、皮疹等症状,这是怎么一回事呢?

因为菠萝中含有一种菠萝蛋白酶,个别孩子对这种蛋白酶过敏,于是吃了菠萝后发生过敏,即菠萝过敏症。它是一种消化道的变态反应,发病迅猛,有的孩子吃了菠萝后半小时就会出现肠绞痛、频繁的呕吐、皮肤瘙痒潮红、荨麻疹等症状。有的出现四肢及唇发麻、多汗、眼结膜出血、哮喘等,严重的儿童可见面色苍白、意识不清、血压降低、休克等。若能及时治疗,经过洗胃、灌肠,尽可能将吃下去的菠萝吐出来,并采取输液及其他抢救措施,在 1~2 小时内病人可以完全恢复。

只有少数儿童吃了菠萝后会发生过敏,绝大多数儿童吃了菠萝后没有任何症状。为了预防菠萝过敏症,可用盐水浸泡鲜菠萝或切片煮后再吃。因为菠萝中的菠萝蛋白酶,可以通过盐水浸泡或煮熟加以破坏,这样就不会出现变态反应了。对菠萝产生变态反应的孩子,最好以后不要再吃菠萝。

220. 孩子不能多吃白果

白果是银杏成熟的种子,全国各地均有分布,秋季种子成熟时采收,除去内质的种皮,洗净晒干后储藏。它的别名叫银杏,是一味用途较广的中药,药书上记载它的性味甘、苦、涩、平,有小毒,具有敛肺平喘,收涩止带的功效。银杏树的叶子,即银杏叶,也是一味中药,具有敛肺、平喘、止痛等功效。白果不仅有较好的药效作用,而且它的肉质香糯可口,所以到了秋天,孩子们常常争先恐后地采摘。但是生白果不能吃,孩子只要吃上5～6粒生白果就会引起中毒。轻者表现恶心、呕吐、头晕、乏力、呼吸及心率加快;重者可出现脑缺氧、反复抽搐、渐渐转入昏迷;最后出现心跳微弱、血压下降、呼吸表浅、瞳孔散大,死于呼吸循环衰竭。

这是因为白果的肉里含有苦杏仁苷,遇到水会分解出氢氰酸(即白果酸和白果二酸)。氢氰酸是一种毒性很大的物质,进入血液后能与细胞内的细胞色素结合,使与红细胞结合的氧不能输送到全身的细胞,造成细胞缺氧,血液变成紫红色,这种毒物对人的皮肤和粘膜也有强烈的刺激性;而且侵害人体的神经系统,引起先兴奋后抑制的神经系统症状,所以表现为肌肉抽搐痉挛,出现呼吸循环衰竭。

如果生白果在水中浸泡,去掉尖和皮,煮熟了再吃,毒性可以大大减轻,但是多吃还是会出现中毒症状。一旦发生白果中毒,应立即把孩子送医院抢救,以防不测。

因此要求家长向孩子讲明,白果是一种治病用的中药,平时不能生吃或多吃。其他的果仁,如桃仁、李仁、枇杷仁、杏仁等也含有同样的有毒成分,所以也不能生吃或多吃。

221. 忌能导致儿童多动的食物

爱玩好动是孩子的天性,家长要明白,多动并不一定是"多动症"。多动症是儿童的一种病态表现,而多动则不一样。一般来说,男孩子比女孩子要好动一些,尤其是刚上小学的孩子,平时动作显得比年长儿多些。因为他的思维活动容易被新奇的事物或一些现象所吸引。如有些眨眼、皱眉、弄舌、耸肩等习惯动作也不要看作多动症。有一些原先没进过幼儿园的小孩,一旦进入小学后往往不适应学校的各项制度,上课时动作也多一些,这些都是正常现象。如果孩子表现多动,只有经医生诊断后才可确定"多动症"。专家指出,有些食品的确与多动有关,例如吃了人工色素含量多的食品可能出现多动。食物中含铁量不足而造成体内缺铁时也会出现多动,孩子注意力不集中,学习成绩下降,甚至智商降低。这些症状比缺铁而引起的贫血症状出现得更早。不过,只要及时补充铁剂,上述症状会比缺铁引起的贫血症状更早消失。另外,吃了含铅量较多的食品,如松花蛋(无铅皮蛋除外)或者用含铅制容器爆出的爆米花也会出现多动,因为这类食品中含有较多的铅,摄入过多会使血铅增高,超过正常范围,从而出现多动,注意力不集中等现象。需要指出的是,孩子多动除了和某些食品有关外,还有其他一些原因。一般来讲,因食品原因引起的多动,只要去除这方面的原因,多动即可减少。

222. 忌能导致食物中毒的食物

食物中毒在日常生活中时有发生,多数是由于吃了含有致病菌或毒素的食物而引起。引起食物中毒的常见细菌有沙门菌、葡萄球菌、嗜盐杆菌以及肉毒杆菌等;常见的毒素包括毒蕈、苦杏仁、发芽的马铃薯，以及没有腌透的蔬菜等。由于食物中毒往往来势迅猛，并发症较多，会给身体造成严重危害，因此一旦发生应立即送往医院抢救。

食物中毒的特点：发病往往比较集中，吃过同一种食物的人常在吃后几十分钟至几小时或1～2天内发病。病人症状相似，主要表现为恶心、呕吐、腹痛、腹泻，患儿可因呕吐、腹泻引起电解质紊乱而出现肌肉抽搐痉挛、脱水和虚脱。此外，某些毒物常常有其特殊的表现，如肉毒杆菌或河豚鱼中毒主要表现为神经麻痹(复视、全身无力、呼吸困难)；腌菜中毒以口唇、舌、指甲发绀为突出表现；野蘑菇中毒常常影响肾脏功能而引起无尿；桃、杏、枇杷、杨梅的核仁含有苦杏仁甙，在体内可分解出剧毒的氢氰酸，从而迅速引起头晕、乏力、牙关紧闭、四肢抽搐痉挛、神志昏迷并可很快致死。

为了防止食物中毒，千万不要吃被污染的和变质的食物。腌菜一定要腌透再吃。不要随便采摘野菜、野果。夏天吃凉菜时要先用清水洗净，沸水烫后拌好，而且最好要一次吃完，不要放到次日。

六、儿童常见疾病饮食禁忌

223. 新生儿窒息喂养禁忌

新生儿窒息是指新生儿缺氧引起的呼吸衰竭表现。可因窒息程度不同而表现不一，轻度窒息者可见全身发绀，呼吸浅而不规则。较严重的缺氧则皮肤苍白，四肢厥冷，呼吸微弱或停止，肌张力松弛。还可发生许多并发症及后遗症。本病患儿应注意以下喂养禁忌：

(1)忌喂养方法不正确：对患儿采取什么样的喂养方法要根据病情而定。新生儿窒息的患儿，多不能自行吸吮及吞咽，这时怎样喂养就显得尤其重要，一般可给予胃管、肠管喂养，当逐渐恢复吞咽后可给予滴管喂养，以确保患儿所需营养。

(2)忌总营养不足：只有充分供给患儿足够且营养丰富的食物，才能维持患儿生长发育所需及确保顺利渡过疾病期。在不能进行母乳喂养之前，所供给的热能一定要进行合理的配制，特别是热能和蛋白质要充足，水分要合理。做到既保证充足的营养，又不影响消化功能。在行人工喂养阶段还必须注意饮食卫生，以防病从口入。

224. 新生儿呼吸窘迫综合征喂养禁忌

新生儿呼吸窘迫综合征，又称肺透明膜病。是由于肺泡表面活性物质缺乏引起的。主要见于早产儿，偶可见于糖尿病母亲的足月婴儿或剖宫产儿。一般出生时并无窒息，而在出生后

4～6 小时内出现呼吸困难并进行性加重。患儿皮肤苍白,严重发绀,很快会出现呼吸衰竭,病死率很高。针对新生儿呼吸窘迫综合征的发病特点,患儿在喂养上应注意以下禁忌:

(1)忌过早喂养:患病后的新生儿,由于吞咽反射发育不全,易造成异物吸入肺内,故此要推迟喂养时间,一般根据情况可推迟 36～48 小时,以免发生吸入性肺炎,对于病情严重者可采取静脉供给营养和水分。

(2)忌热能供给不足:对于脱离危险期的患儿,一定要补充营养及热能,以防引起营养不良及硬肿症等。

225. 新生儿肺炎喂养禁忌

新生儿肺炎是新生儿时期比较常见的感染性疾病。其主要表现是一般情况差,少哭或不哭,吃奶不香或拒奶、呛奶、吐奶或口吐白沫,就像螃蟹吐泡一样。发热常不明显,甚至体温不高。病情进展可有精神萎靡或烦躁不安,呼吸变浅,加速或不规则,可有双吸气和呼气暂停,病情严重者可有口唇、肢端发绀、皮肤苍白或发灰,这是严重缺氧造成的,同时,新生儿肺炎容易合并其他疾病,如败血症、心力衰竭、脓气胸等。因此,对新生儿肺炎的治疗一定要注意保暖、给氧气及纠正酸中毒,针对性地给予有效的抗生素控制感染。在患儿的喂养上也需要注意:

(1)忌营养缺乏:当小儿患有肺炎后,多出现拒乳、拒食现象,因此,对病后患儿,要注意补充营养,保证摄入足够的热能及蛋白质等,极度虚弱的患儿,必要时还要给予支持性的增强小儿机体抵抗力的物质,如输些血浆等,以利于机体所需。

(2)忌水分摄入不足:病后患儿,因发热及呼吸等易造成脱水,不能单靠静脉补液。因此,要注意多给患儿喂水,以弥补机体脱失的水分。

（3）防止溢乳：对患儿，要非常精心地护理。由于患儿易出现呛奶、溢奶现象，因此要控制吃奶速度，不要采取平卧位喂奶，防止呛奶或吸入气管。同时，喂奶不要过饱，且喂后不要过度摇晃，以免发生溢乳。

226. 新生儿颅内出血喂养禁忌

新生儿颅内出血是新生儿期常见的严重疾病，死亡率较高，存活者也易留有神经系统的后遗症。其常见原因是缺氧和产伤，所以在早产儿、窒息儿及胎位不正的新生儿中发病较多。本病一般在生后 24 小时内即有症状，少数在出生 2～3 天后表现症状。多为烦躁不安、尖叫、吐奶、惊厥等大脑皮质兴奋性增高的表现，或是嗜睡、肌张力减低、对外界无反应、昏迷等大脑皮质受抑制的表现。此外，还常有呼吸不规则、暂停的表现。对患有颅内出血的新生儿应及早进行积极治疗，控制颅内出血，同时在喂养上应注意：推迟喂奶时间，然后根据病情逐渐好转时可酌情恢复喂奶，以防因颅内出血压迫，导致吞咽困难而发生奶液吸入气管引起吸入性肺炎、窒息等不良后果。病情急性期，婴儿所需营养可通过静脉供给。

227. 新生儿硬肿症喂养禁忌

新生儿硬肿症是指新生儿期由多种原因引起的皮肤、皮下脂肪变硬，常伴有水肿、低体温、多器官功能损害的一种病症。随着人们生活水平、居室环境、孕期及产后等各种条件的提高，此病已较少见。新生儿硬肿症的主要表现为皮肤发凉、变硬，呈暗紫色。硬肿一般从下肢、臀部开始，逐渐延及躯干部、上肢及面颊。重者可全身受累，硬如板状，常伴有水肿。患儿表现一般情况差、反应低下、哭声微弱、体温不升、不能吸吮等。呼吸浅慢，心音低钝而慢。危重者可造成弥散性血管内凝血。还可并发肺炎、心肌损害、肾功能损害等而危及生命。故而，针对此病的严重性，除积极进行治疗外，同时要注意如下喂养禁忌：

（1）忌营养不足：对硬肿症患儿一定要保证供给充足的营养，对于不能吸吮乳汁的患儿，可用滴管喂养，或用鼻饲法喂入，以免发生营养不良。

（2）忌热能及水分不足：当摄入热能不足时，机体产热能更少，体温不易复升，故应使患儿摄取足够的热能物质，以保证机体所需。水分在机体代谢中占有非常重要的位置，在体温复升后容易造成机体水分不足，故应注意给予患儿足够的水分，以确保代谢所需，促进机体早日康复。

228. 新生儿腹泻喂养禁忌

新生儿腹泻是因某些病因的作用引起小儿消化功能紊乱而出现大便次数增多，性状改变的一种症状。其常见原因有喂养不当、牛奶过敏、肠道感染、肠道外感染等。

腹泻可造成小儿脱水及电解质紊乱，也可造成小儿营养不良，所以积极预防最为重要。对于出现了腹泻的小儿，除了要积极寻找原因，进行诊治外，同时要调整喂养，注意以下喂养禁忌：

（1）牛奶过敏的婴儿忌食牛奶：急性变态反应是吃奶后几分钟至几个小时出现荨麻疹，口腔粘膜水肿，严重的喷射状呕吐和腹泻，可致脱水，甚至出现过敏性休克。牛奶过敏的慢性反应是引起结肠炎，顽固性腹泻，有粘液便及血便，也可有上消化道出血，长期存在这种情况可造成营养不良。因此，对牛奶过敏而引起腹泻者,要禁食牛奶。

(2)喂奶不宜过量:对新生儿腹泻者可调整喂奶时间及喂奶量,以便减轻胃肠负担。对于严重腹泻的小儿可给予适当禁食,一般为 6~12 小时,然后再少量授乳,慢慢加量,或暂时改喂乳酸奶、脱脂奶等。

(3)忌不洁食物:特别是人工喂养的患儿,最重要的一点是讲卫生。对患儿的饮食器具、周围环境及各种用品都要给予清洁、消毒及隔离。保证食物的新鲜卫生,没有受细菌污染,牛奶要煮沸消毒,夏季要注意有无腐败现象,且喂食的多少、时间、凉热等要掌握好。否则,不利于患儿康复。

(4)忌乳母饮食不良:乳母的饮食直接关系到乳汁的质量。母亲过食生冷、油腻、辛辣食品后再行哺乳,易造成婴儿消化不良而发生腹泻。因此,母亲一定要注意饮食卫生,以免影响患儿。

229. 新生儿破伤风喂养禁忌

新生儿破伤风是由破伤风杆菌引起的一种急性感染性疾病。中医学认为,由于初生儿断脐处理不善,接触不洁之物,为风冷水湿秽毒之邪所侵而发生的疾病。民间称为"脐带风"或"锁口风"。现代医学称为"新生儿破伤风"。临床以出现唇青口撮、牙关紧闭、苦笑面容、甚或四肢抽搐、角弓反张等为特征。多于出生后 4~7 天内发病,故又有"四六风"或"七日风"之称。但亦有极少数延至数周才发病的。发病愈早,为邪毒愈甚,危险性也愈大。解放后,大量培养新法接生员,积极推广新法接生,从而使新生儿破伤风的发病率逐年降低,很多地区已完全消灭了本病的发生。

新生儿破伤风喂养须要注意:一定要保证充足的营养,有足够的热能进入体内，这是确保患儿顺利度过疾病期的关键。如果患儿不能吸吮进食者，可给予鼻管饲喂。在行鼻饲时宜少量多次的缓慢注入，忌注入奶量过快而引起痉挛发作或呕吐。同时还应注意，抽搐时不要给服药物及喂奶。

本病发病后死亡率很高，故必须确立防重于治的思想，切实做好预防工作。

230. 新生儿败血症喂养禁忌

新生儿败血症是指细菌通过皮肤、粘膜、脐部或产道进入血液而引起的全身感染性疾病。常见的临床表现为少哭、少动、吃奶不香、反应低下、体温可高可低或正常、体重不增、黄疸可迅速加重、腹泻、抽风等。检查时在全身可找到感染灶。新生儿患了败血症后，由于机体极度虚弱，不能吃奶，有的不能张口，故营养显得尤为重要。对于这样的患儿，可将母亲的乳汁挤出，用胃管通过鼻饲法将挤好的奶注入胃内，以确保患儿的营养和热能充足，提高机体的抗病能力，促进疾病康复。

231. 麻疹患儿饮食禁忌

麻疹是一种常见的呼吸道传染病。临床以发热、咳嗽、鼻塞流涕、泪水汪汪、满身分布皮疹为特征。因疹子如芝麻粒大，故名"麻疹"。多发于冬春季节，传染性强，以 6 个月至 5 岁的儿童多发，为终身免疫性疾病。近年来，经过广泛地进行了麻疹减毒活疫苗的预防注射，发病率明显下降，并有效地控制了流行。麻疹患儿应注意以下饮食禁忌：

(1)忌营养及水分不足：麻疹患儿由于高热等原因，往往消耗过多的营养与水分。因此，补充足够的营养与水分是保证患儿顺利渡过病期的关键。

（2）忌食油腻食品：煎炸及肉类等油腻食物均能助热生痰，还能敛邪不散，影响疾病的康复，还会造成消化吸收不良，致使患儿营养缺乏。

（3）忌食海腥发物：一切出疹性疾病的患儿均应忌食海产品。因为食后可造成皮疹溃烂，诱发感染等。

（4）忌生冷食物：过食生冷食物如瓜果、凉水等，能使毛细血管及汗腺收缩，影响麻疹的透发，而麻疹最忌讳的是皮疹透发不畅。过食生冷还会妨碍脾胃的消化吸收功能，引起腹胀腹泻等消化功能紊乱现象，故应忌食。

（5）忌辛辣食物：中医学认为，过食辛辣食物，能助阳动火，伤津耗液，不利于疾病康复。因麻疹归属温热病范畴，麻为阳邪，易耗津液，特别是疾病恢复期，其病机为阴液亏损为主，如再食辛辣之物，如同火上浇油，故应忌食。

（6）忌疹透后过食透表食物：麻疹出透后要避免食用透表的食物，如香菜、香菇、葱、姜等。过食这类食物则会损伤正气，耗损津液，不利疾病康复。当有并发症出现时更应忌食。否则不利于并发症的治疗。

（7）忌食酸味食物：如石榴、醋、柠檬、山楂、酸菜、乌梅等。中医理论认为，酸有收敛固涩的作用，食用这类食物既能敛邪不散，又影响疹子的顺利透发。因为"疹以透为顺"，故应忌食这类食品。

（8）忌糖：麻疹患儿多由于高热等原因，影响胃肠的消化功能，食糖后会在体内产生过多的气体，造成腹胀、呕吐等。

232. 猩红热患儿饮食禁忌

猩红热是由乙型溶血性链球菌引起的急性呼吸道传染病。冬春季多发，2～8岁的儿童多见。主要是通过病人的飞沫传染,也可由于接触病人的衣服和玩具而传染,但很少见。

本病潜伏期短,起病急。常见症状为发热、咽部疼痛,皮肤起细小而有时如鸡皮样红疹,全身皮肤呈猩红色,面部潮红,而口鼻周围不红形成口周"苍白圈",舌成"杨梅舌",有时可伴有腹痛、恶心、呕吐及全身不适等。持续2~3天体温下降,皮疹渐消退,疹退后皮肤可见脱屑。猩红热的早期诊断非常重要,可及早隔离和治疗。否则能并发其他疾患,如中耳炎、淋巴结炎、关节炎、心肌炎、风湿病和急性肾小球肾炎。本病只要及早发现、及早隔离与治疗,一般预后良好,请家长不必担心。从饮食方面需注意以下禁忌:

(1)忌水分摄入不足:猩红热患儿易于消耗过多体液,容易导致机体缺水。因此要补充足量的水分。可适当给患儿多饮水,但不宜以饮料代水,而以凉开水为宜。

(2)忌食热性食物:在高热期间尤应忌食热性食物,如龙眼、荔枝、大枣、橘子等,以及热性调味品如八角、川椒、肉桂等,以免加重病情。

(3)忌食发物:如狗肉、羊肉、公鸡肉、黑鱼、虾、蟹、香菜等,以防止体温升高,皮疹加重,病情加剧,影响疾病顺利康复。

(4)忌食辛辣食物:辛辣食物易于助火生热,又可直接刺激咽喉部,使咽部疼痛加剧,而加重病情,故应避免食用。

(5)忌食硬性食物及长纤维食物:此类食物不仅影响消化吸收,还可刺激咽部引起疼痛加剧,故应禁止食用。

(6)忌过甜或过咸食物:过甜及过咸食物均能影响病人康复。

(7)忌油炸食物:此类食物易造成消化不良,又可生火助热,尤其是急性期的患儿更应忌食。

233. 水痘患儿饮食禁忌

水痘形态如豆,色泽明净如水疱,故名。水痘是儿童常见的急性呼吸道传染病。本病一年四季都有发生,但多见于冬春两季。儿童时期任何年龄皆可发病,1~4岁为多见。因其传染性强,易造成流行。水痘一般预后良好,愈后不留瘢痕。

本病有与水痘患者接触史,皮肤出现明亮如露珠般水疱,水疱呈椭圆形,大小不一,周围有红晕,有痒感,疱疹分批出现,伴有发热咳嗽等轻微上呼吸道症状,检查时见丘疹、疱疹、结痂同时存在,口腔粘膜、眼结合膜也可出现类似疱疹,疱疹分布以躯干为主。病情较重者,疱疹布满全身,呈大疱状。重症患儿还可并发水痘脑炎,水痘肺炎、脊髓炎、周围神经炎、视神经炎、肾炎、肝炎、心肌炎、关节炎等,故应引起高度重视。

小儿患了水痘后应注意以下饮食禁忌:

(1)忌食辛辣食物:水痘与其他发热性疾病一样,应忌食辛辣食物,以防辛辣食物助火生痰,使病情加重。如辣椒、胡椒、川椒、芥末、狗肉、羊肉等。

(2)忌食发物:如香菜、公鸡肉、南瓜、海产品、鲫鱼等。食用这类食物后会使水痘增多、增大,病程延长,破溃感染。

(3)忌不易消化的食物:水痘患儿多伴消化功能低下,如果食用不易消化的食物,如油腻食物等,会加重消化道负担,不利于水痘结痂痊愈。正确的是给予清淡易消化的饮食。还可常用绿豆煎汤代饮料,有良好的清热解毒作用。

234. 带状疱疹患儿饮食禁忌

带状疱疹是由疱疹病毒引起的非传染性皮肤病。多发于春秋季节。一般起病急,局部常有灼热、疼痛,也可见低热及全身不适等先驱症状。1～3天内出现皮疹,沿疼痛部位出现密集的红斑,上有绿豆大小的成群水疱,水疱发亮、紧张,疱间可见正常皮肤。多在一侧胸、腹部沿神经分布排列成群,偶见两侧对称者。疱疹约2周后干燥,结痂愈合,小儿患带状疱疹后需注意以下饮食禁忌:

(1)忌食兴奋性食物:如酒、浓茶、咖啡等。

(2)忌刺激性食物:如胡椒粉、辣椒粉、芥末、八角、川椒等。此类调味品,食后能使局部症状加重。

(3)忌辛辣食物:如辣椒、狗肉、羊肉等。能助湿热,不利疾病康复。

(4)忌过咸食物:中医学认为,过咸食物能伤血,引起皮肤瘙痒、疼痛。

(5)忌海腥发物:如鱼、虾、蟹、蛤,以及公鸡肉、香菜等食品,均应忌食。

235. 风疹患儿饮食禁忌

风疹是由风疹病毒引起的一种急性呼吸道传染病。多发于冬春季节。主要是通过飞沫散布并传染。好发年龄为1～5岁。有风疹接触史。临床表现一般症状较轻,预后也良好。患儿可表现发热,体温多在38℃～39℃,伴有咳嗽、流涕、头痛等,皮疹出得快,1天内疹子可以出齐,但手掌和足跖皮肤大部无疹。皮疹为浅红色,稍高于皮肤,成斑丘疹。分布均匀,约4～5天皮疹消退。疹退后皮肤无脱屑及色素沉着。耳后、颈部及枕后淋巴结常有肿大。

如果小儿患了风疹,请家长不要着急,因为是病毒性感染,没有特殊药物治疗,不服药也可自愈。但家中注意通风,小儿发热时注意卧床休息,同时应注意以下饮食方面的禁忌,以利疾病及早康复。

(1)忌食油腻食物:风疹患儿消化功能低下,若食油腻食物后能增加胃肠道反应,引起消化不良,故应给予清淡易消化的饮食。

(2)忌食辛辣刺激性食物:此类食物可加重皮疹部的瘙痒不适。

(3)忌食酸性食物:酸能收涩敛邪。因此,食用酸性食物后能影响疹子的透发,故忌食。

(4)忌食发物:如虾、鱼、蟹等海腥品,以及狗肉、羊肉、公鸡肉等。食后能使皮疹加重。

236. 传染性脓疱病患儿饮食禁忌

传染性脓疱病俗称"黄水疮"。疮面因流黄水而得名。黄水疮多发生于身体暴露部位,如面部、四肢,也可因搔抓而蔓延至其他部位。初起为疱疹或红斑,很快成混浊的脓疱,周围有一圈炎性红晕。疱壁薄,易破溃成糜烂面,干燥后结痂,而边缘再形成脓疱,成环状损害,愈后无瘢痕。本病若感染扩散后,可引起败血症、脑膜炎、肺炎等并发症,而造成严重不良后果。故要采取积极的治疗措施,以促进疾病顺利康复。本病患儿应注意以下饮食禁忌:

(1)忌辛辣刺激性食物:食用辛辣刺激性食物后,可致瘙痒加剧,患儿可因反复抓痒而致疮面糜烂、感染,影响疾病的顺利康复。

(2)忌海腥发物:食用此类食物可加重病情使皮疹反复发作,蔓延扩大病变范围。尤其是对海鲜过敏的患儿更应忌食。

(3)忌食姜:因为姜可使病情加重。

(4)忌食含碘丰富的食物:如海带、紫菜等,食后可加剧病情，故要忌食。

237. 百日咳患儿的饮食禁忌

百日咳是由百日咳杆菌所引起的急性呼吸道传染病。中医学称之为顿咳，是小儿时期常见的呼吸道传染病之一。临床以阵发性痉挛性咳嗽，咳后有特殊的吸气性吼声，即鸡鸣样的回声，最后倾吐痰沫而止为特征。多发于冬春季节，尤见于5岁以下小儿，年龄愈小则病情愈重。一般病程较长，可持续2～3个月以上，近年来，由于预防保健工作的加强，发病率已大为下降。对患有百日咳的小儿应注意以下饮食禁忌：

(1)忌营养不足：本病患儿易发生呕吐，食欲不佳，再加上病程长达2～3个月，易于造成患儿营养不良。因此对患儿要加强营养，避免出现营养不良。

(2)忌辛辣刺激性食物：辛辣刺激性食物能刺激患儿咳嗽加剧，痰液增多，故应避免食用。

(3)忌油腻食物：如肥肉、油条、煎蛋、奶酪、奶油、鸡汤、鸭汤等油腻食物，不仅影响患儿的消化功能，还能助湿生痰，使咳嗽、咳痰加重，不利于病情好转。

(4)忌食过甜食物：中医学认为，甜食甘润粘滞，影响脾胃运化功能，易生痰湿，使痰量增多，咳嗽加重。

(5)忌酸性食物：如醋、柠檬、酸菜、山楂、杏、石榴等酸性食物，能敛邪，不利于疾病康复。

(6)忌海腥食物：百日咳患者对海腥、河鲜食物特别敏感，食后可致咳嗽加重，故忌之。

(7)忌生冷饮食：寒性收引凝滞，易伤脾阳，造成脾胃运化功能失调，而出现消化功能紊乱，痰量增多，影响疾病康复。

(8)忌过咸食物：食过咸食物后，可致痰量增多，加重病情。

(9)忌浓茶及咖啡:能使患儿神经兴奋性增高,影响睡眠质量,不能很好地得到休息,使咳嗽加重。

238. 流行性腮腺炎患儿饮食禁忌

人们通常称流行性腮腺炎为"痄腮",是由腮腺炎病毒引起的一种急性呼吸道传染病。多见于年龄较大的小儿,2 岁以下少见。冬春季发病高,传染性强,感染后可获终身免疫。临床主要特征是腮腺肿胀并伴有疼痛。腮腺肿大是以耳垂为中心,边缘不清,质地柔韧有弹性感,肿胀部位有明显压痛。可伴有颌下腺肿大,多为双侧腮腺肿大,一般先见于一侧,约 1～2 天后另一侧也肿大。肿胀 2～3 天达高峰,持续 4～5 天后逐渐消退。全部病程大约为 7～12 天。发病期局部有灼烧感,但外表不红,不会破溃化脓。可伴有发热,全身不适,张嘴和吃东西时疼痛明显。在腮腺发炎时让患儿张开口,可在颊部发现腮腺管口有红肿。

小儿患了痄腮后一般能顺利康复,请家长不要过分紧张。但有少数患儿可合并脑炎,表现为精神萎靡、爱睡觉、发热、剧烈头痛、恶心、呕吐、抽风等。还可并发睾丸炎、卵巢炎、急性胰腺炎、心肌炎等。这些并发症大多发生在病后 1 周以内。希望家长不要大意。

对腮腺炎患儿除做好隔离、护理、治疗外,需注意以下饮食禁忌:

(1)忌硬食:吃硬食时,因用力咀嚼可加重腮腺的肿大或颌下淋巴结的肿大及疼痛,不利于疾病康复。应多喝水、吃清淡的、软的、易消化的食物。并保持口腔清洁。

(2)忌甜食:甜食可刺激腮腺,加重病情和疼痛。

（3）忌咸食：患儿所食用的食物不宜过咸,过咸可刺激腮腺口,而引起唾液排泄障碍,不利于病情好转。

（4）忌酸食：发病期间,如食用酸性食品,就会使腮腺分泌增加,加重腮腺负担,而加重病情。

（5）忌辣食：辛辣食品能直接刺激腮腺口,使之发生水肿,唾液分泌受阻,故应忌食。

（6）忌腥食：海腥食物能使腮腺肿胀,疼痛加重。

（7）忌食长纤维蔬菜：此类食物因需用力咀嚼,可引起腮腺肿大与疼痛,故要忌食。

（8）忌过冷或过热的食物：无论是饮水还是吃饭,都不要过热与过凉,以免因刺激而引起腮腺部的疼痛。

（9）忌引起兴奋的食物：如浓茶、咖啡、酒等。这些食物能引起患儿兴奋,造成烦躁不安。

（10）忌油腻食物：对于发热性疾病患者要忌食。因可引起消化不良。

239. 流行性脑脊髓膜炎患儿饮食禁忌

流行性脑脊髓膜炎,简称流脑。是由脑膜炎双球菌引起的一种急性传染病。主要的临床表现为起病急、高热、头痛、呕吐、皮肤瘀点、昏迷及脑膜刺激征等。在各种化脓性脑膜炎中,流脑发病率最高,多于冬春季发病。

流脑患儿应注意以下饮食营养禁忌：

（1）忌水分补充不足：对流脑患儿要及时补充足量的水分,以免因发热、呕吐等引起水分丢失过多而致脱水。对呕吐的患儿,要注意保持呼吸道通畅,做好观察和护理,避免将呕吐物吸入呼吸道,而引起肺内感染。同时要注意口腔卫生,在患儿呕吐后及每日晨、晚间可用生理盐水清洗口腔,以免引起口腔感染。另外对应用磺胺嘧啶药物治疗的患儿,更应注意多饮水,也可口服小苏打,以免引起肾结石。

(2)忌营养不足:对于患儿的饮食一定要保持营养丰富,且易于消化吸收,以保证充足的营养供给。对于昏迷患儿,如果昏迷时间较长者,可予以鼻饲。

(3)忌油腻及辛辣食物:油腻食物不易消化吸收,容易引起胃肠功能紊乱而出现腹泻;辛辣食物对患儿可造成不良刺激,不利疾病康复。故均应忌食。

240. 脊髓灰质炎患儿饮食禁忌

脊髓灰质炎是由脊髓灰质炎病毒引起的急性神经系统传染病。本病多见于1~5岁小儿,尤以6个月至2岁者为最多,学龄儿童及成人也可发生。病毒通过饮食或飞沫由口鼻而入。好发于夏秋季节,病变以运动神经元受损为主。

本病在夏秋季节流行期间,凡见双峰热、嗜睡、头痛、恶心、呕吐、咽痛、多汗等,并曾有接触史者,应疑为本病的早期。本病瘫痪前期有发热,热退后发热再起,继而全身或四肢肌肉疼痛,有些病例可出现颈项强直,弯曲时作痛,如四肢出现细微颤动者为瘫痪前期的征兆。一般多呈弛缓性,瘫痪很少对称。

本病初起,与一般感冒相似,临床以发热有汗、咳嗽流涕,较大儿童常有自诉头痛、腹痛等症状,食欲不佳,精神萎靡或烦躁不安,伴有恶心、呕吐等胃肠道症状。经过1~4天后症状可全部消失,但数天后,身热复起,全身不适,四肢肌肉痛,不愿他人抚抱。神志虽清但呈嗜睡,以后逐渐出现肢体瘫痪。其瘫痪特点为分布极不规则,且不对称,常见者为四肢,见于下肢者更多。如长期不见恢复,除病侧肌肉萎缩外,骨骼亦可出现畸形,如背脊前凸或侧凸、马蹄足、外翻、内翻等后遗症状。

脊髓灰质炎患儿的饮食注意以下禁忌:

(1)忌食兴奋性食物:这类食物可致患儿烦躁不安,不利于疾病的治疗。

(2)忌浓烈调味品:浓烈调味品,对呼吸道粘膜有刺激作用,可致干咳、口干等而使病情加重。

(3)忌油腻食物:此类食物不利消化吸收,可引起恶心、呕吐、腹泻等。

(4)忌辛辣食物:辛辣食物可使病情加剧,不利于疾病治疗。

(5)忌营养不足:本病病程长,机体消耗多,因此要注意各种营养物质的补充,以满足患儿所需,防止发生营养不良。

(6)忌生冷食物:此类食物可致消化功能紊乱,不利疾病治疗。

241. 病毒性脑炎、脑膜炎患儿饮食禁忌

病毒性脑炎、脑膜炎是由多种病毒引起的急性中枢神经系统感染性疾病。多在冬春季发病。病毒多自呼吸道或胃肠道进入血液,形成病毒血症,然后通过血脑屏障,侵入脑膜而引起炎症。或进入神经细胞内增殖,干扰神经细胞代谢,破坏神经组织,造成脑炎。本病起病急,多见发热、头痛、呕吐、精神异常或意识障碍,如烦躁不安、嗜睡、精神错乱或昏迷、惊厥、瘫痪等,并有颈项强直,克氏征、巴氏征等脑膜刺激征阳性表现。应积极治疗。

本病患儿应注意以下饮食禁忌:

(1)忌辛辣刺激性食物:辛辣刺激性食物能助热生痰,提高机体兴奋性,不利于疾病的治疗,故不宜食用。

（2）忌油腻食品：如煎炸食品及肥腻食品，这类食物不易消化吸收，容易造成消化不良。

（3）忌过食甜食：过食含糖量多的食品后，体内白细胞的杀菌作用会受到抑制，故不宜过多食用。

（4）忌生冷不洁食物：生冷不洁食物可加重胃肠道症状。

242. 急性细菌性脑膜炎患儿饮食禁忌

急性细菌性脑膜炎又称化脓性脑膜炎。是幼儿时期一种常见的中枢神经系统感染化脓性疾病。本病多继发于上呼吸道感染，或中耳炎、乳突炎、鼻窦炎、颅骨骨折后细菌感染，以及皮肤、粘膜、新生儿脐部创伤性感染等。经血液循环或淋巴直接蔓延到颅内而引起脑膜的化脓性病灶。一般起病急，可见发热、头痛、呕吐、烦躁、抽搐，以及精神萎靡，两眼凝视或昏迷、呼吸节律不整或暂停。由于患儿年龄不同，其临床表现也不一样，婴幼儿时期症状多不典型，新生儿更缺乏典型症状，因此要仔细观察，当新生儿出现拒乳、吐乳、嗜睡、尖叫、惊厥时，要警惕脑膜炎的存在。

本病患儿应注意以下饮食禁忌：

（1）忌饮食过量：要给患儿少量多餐的喂养方式。避免饮食过量，胃内压升高而发生呕吐。

（2）忌营养补充不足：对患儿要保证足够营养供应，尤其是高热能易消化的食物要多吃，以保证机体所需。如果患儿不能进食时，可用鼻饲法进行喂养。

（3）忌食兴奋性食物：如浓茶、咖啡、辛辣食物等。这类食物可使患儿神经系统产生兴奋易于诱发惊厥等。

（4）忌不易消化的食物：如肥腻、油炸、粗纤维食品等，易致患儿出现消化不良，故不宜食用。

243. 细菌性痢疾患儿饮食禁忌

细菌性痢疾是由痢疾杆菌引起的一种消化道传染病。是吃了被痢疾杆菌污染的食物而发病，多见于2～7岁的小儿。小儿发病后可表现为腹痛、里急后重、脓血便。严重者可见高热、无汗，甚则发生中毒性休克、昏迷、抽风等，故要引起高度重视。

本病患儿需注意以下饮食禁忌：

（1）忌食动物内脏：动物内脏中含有大量的含氮浸出物，如嘌呤碱和氨基酸等，能刺激胃液分泌，加重消化系统负担，从而影响消化吸收功能。

（2）忌辛辣食物：辛辣食物能致粘膜充血、水肿，不利于疾病康复，故应避免食用。

（3）忌粗纤维食物：如芹菜、菠菜、韭菜、橘子等，不利于消化道功能恢复。

（4）其他：忌食荸荠、甲鱼、梨、高粱、红薯、菱角等食物。因这些食物不利于痢疾的治疗。

（5）忌水、盐补充不足：对菌痢患儿要注意水分及食盐的补充，以防发生脱水及低钠血症。由于菌痢患儿易出现低钾、低钙等电解质紊乱现象，因此要注意补充电解质，以维持电解质平衡。

（6）忌食不洁及变质食物：对患儿一定要注意饮食卫生，当食物被污染或是过夜变质的食物，切忌食用，以防加重病情。

（7）忌生冷食物：生冷食物易被细菌污染，且易伤害脾胃，对治疗疾病不利。

244. 肺结核患儿饮食禁忌

结核病是由结核菌引起的一种慢性传染病。人体感染结核菌后多在抵抗力低时发病。全身各器官均可累及,但以肺结核为常见,其临床表现有发热、咳嗽、咯血、乏力、消瘦等症,病程长且易复发。若能早期发现,及时正规治疗多可痊愈。痰中带有大量结核菌的开放性肺结核患者是主要传染源,主要传播途径是带菌的飞沫和尘埃经呼吸道侵入。饮用未经消毒的牛乳亦可感染致病。当结核菌初次进入肺组织并形成微小病灶时,大多数人可无临床症状而自愈,并由此产生对结核病的免疫力。小儿对病菌的抵抗力差,或侵入的菌量多、毒力强,则可导致肺结核发生。肺部病变处出现炎性渗出,变性干酪样坏死等改变,并由此产生结核病的全身中毒症状及呼吸道症状。病情严重者,病变可直接向健康肺组织蔓延,使病灶扩大、恶化;可通过支气管向健康肺组织播散,也可通过血液、淋巴循环,向身体其他器官播散,如脑膜、肝、肾、肠等。因此对肺结核病应有高度认识,早发现、早治疗,以防发生严重后果。

肺结核患儿在饮食上应注意以下禁忌:

(1)忌营养不足:肺结核是一种慢性消耗性疾病,如果各种营养素补充不足,再加上小儿生长发育所需量又大,极易出现营养不良现象。营养不良又可降低机体免疫力,不利于疾病治疗,从而形成恶性循环。因此对肺结核患儿一定要加强各种营养素的补充,如蛋白质、维生素、微量元素等,以促进疾病康复。

(2)忌辛辣食物:辛辣食物大热,并且易对机体造成直接刺激,使呼吸道粘膜充血水肿,干燥不适,加重咳嗽、咯血等,故要禁忌食用,如辣椒、胡椒、芥末、葱、姜、蒜等。

（3）忌过食甜食：结核病患儿过食糖后，可致体内细胞的杀菌作用降低，不利于疾病治疗，故要防止过食甜性食物。

（4）忌油腻食物：如肥肉、动物内脏、煎炸食品等，可致消化功能紊乱，影响各类营养物质的消化吸收，不利于疾病康复。

（5）忌鱼：结核病患儿在服用异烟肼时，要禁忌吃鱼。因为鱼会使组胺在体内积蓄，易导致变态反应。轻则恶心、呕吐、皮肤潮红，重则心悸、皮疹、腹泻、呼吸困难、血压升高。当异烟肼停用1～2周后会使异烟肼对单胺氧化酶的抑制作用消失。故在这段时间内切记要避免食用鱼。

（6）忌海腥发物：如虾、蟹、蛤等海产品，以及公鸡、鸭、狗肉、毛笋等。这些食物能使病情加重。

（7）忌食含草酸高的食物：如菠菜中含有大量草酸，草酸进入机体后，易与钙结合生成不溶性草酸钙，造成体内钙缺乏，不利于结核灶的钙化愈合。

（8）忌偏食：偏食是小儿常见的一种不良习惯，尤其是病后，家长往往为了让孩子多吃而用某些爱吃的食品进行诱导，这样做很容易造成营养偏颇，出现营养不良，影响疾病的顺利康复。许多事实证明，肺结核患者恢复缓慢或复发，多与营养不足有关。因此要注意纠正患儿偏食现象，以确保各种营养食物的供给平衡。

245. 结核性脑膜炎患儿饮食禁忌

结核性脑膜炎多见于3岁以内的婴幼儿，病死率极高。若能早期诊断，合理治疗，大多数病例可以治愈。

结核性脑膜炎一般起病缓慢，早期多表现为性情改变，如精神淡漠，少言懒动，烦躁易怒，睡眠不安，易疲倦。有时可见双目凝视、嗜睡,并有低热,食欲减退、消瘦、便秘等,或见反复呕吐。约持续1～2周后可出现颅内压增高的表现,并出现脑膜刺激征。晚期患儿可见意识朦胧,半昏迷状态逐渐进入完全昏迷阶段。阵挛性强直性惊厥频繁发作,进一步发展可出现一系列临危表现。其诊断可通过结核病史、中枢神经症状及脑脊液检查而确诊。结核性脑膜炎患儿饮食禁忌:

(1)忌营养不足:结核病本身是一种消耗性较大的疾病,再加上儿童生长发育所需要的营养素多,所以一定要保证患儿的营养需要。必要时给予鼻饲饮食。同时要注意口腔卫生,以免引起感染,加重病情。

(2)忌油腻及辛辣食物:油腻食物不易消化吸收,容易引起胃肠功能紊乱而出现腹泻;辛辣食物还能提高机体的代谢和兴奋性,不利疾病康复。故均应忌食。

(3)忌过食甜食:过食甜食后,机体白细胞的杀菌作用会受到抑制,故不宜过多食用。

(4)忌水分补充不足:结核性脑膜炎患儿,一般有发热、呕吐等症状,故水分丢失多,要及时给患儿补充足量的水分。

(5)忌海腥发物:鱼、虾、蟹等海产品,易致机体发生变态反应,不利于疾病的治疗。其他如公鸡肉、鸭肉、狗肉、毛笋等也能使病情加重,均不宜食用。

246. 传染性肝炎患儿饮食禁忌

传染性肝炎是由多种肝炎病毒引起的发病率较高的常见传染病。从病原角度可分为:甲型肝炎(甲肝)、乙型肝炎(乙肝)、丙型肝炎(丙肝)、丁型肝炎(丁肝)、戊型肝炎(戊肝)等类型。

甲型肝炎:常为急性黄疸型肝炎,预后良好。该病毒经口入肠道,在肝脏繁殖经胆道入肠腔,再由粪便排出体外。血液、十二指肠液及尿液也有传染性。如果饮用了被污染的水、食物、蔬菜、肉、海味制品,以及接触了不洁的食具、用具、玩具等,都会被感染。是属粪-口途径传播,也就是粪便污染手和食物又进入口腔。集体生活的小儿,如托儿所、幼儿园等一旦有人发病,易造成流行或暴发。传染期以发病前4天至发病后6天传染性最强。如有密切与肝炎病人接触者,在1周内肌注人血球蛋白,能预防肝炎发病。小儿患有肝炎后,可表现为发热、食欲不振、恶心呕吐、厌油、乏力、精神欠佳、上腹部胀闷疼痛感。约2~8天后出现黄疸,肝大、肝区压痛及叩击痛。全部病程约1~2个月。重型患儿可出现神经精神症状,如烦躁不安、谵妄、惊厥,嗜睡或昏迷等。肝脏在初期增大,经过2~3天后可迅速缩小,出现皮肤粘膜及消化道出血、腹水、肝臭,极易死于肝功能衰竭。若失治或治疗不当,少数患儿可转变成迁延型肝炎或慢型肝炎。因此要引起家长重视。

乙型肝炎:主要是经血液传播。其传播途径为:①输血及破损的皮肤、粘膜进行传播。如输血、血浆、白蛋白等含乙肝病毒的血液制品,注射后有可能发病。②也可经消毒不严的化验室采血针、针灸针、注射针、外科手术器械、产科接生器械等方式进行传染,牙科器械也可传染。③密切接触患者。可通过唾液、鼻咽分泌物、汗液、精液等传染,所以生活上密切接触也是重要的传播途径。④母婴传播。母亲血中含有乙肝病毒对新生儿的传染很强,多数新生儿在分娩过程中或出生后不久被感染,有的在出生前就经胎盘传染。⑤昆虫感染。主要是经蚊子、虱子等吸血昆虫的叮咬被传染。幼儿感染乙型肝炎病毒后极易形成乙肝病毒携带状态,即病毒长期在血液中存在,病人可无症状,但有的可导致肝硬化或肝癌。现已证实,乙型肝炎病人发生肝硬化及肝癌的机率较其他型肝炎高若干倍。此型肝炎可以通过注射乙肝疫苗进行预防,有很好的效果。

其他:丙肝传播方式与乙肝相似;丁肝,易与乙肝病毒共同感染才能繁殖;戊肝,传播途径与甲肝相同。注意以下饮食禁忌:

(1)忌对待传染源不重视:对患儿的排泄物不能随便丢弃,以免造成他人感染,如患儿的大小便、呕吐物等,用漂白粉消毒后再倒掉,以防引起传播流行;患儿所用的衣物、餐具、玩具等,要注意消毒处理,尤其是托幼机构中的用品更应注意消毒,以防造成传染流行。

(2)忌饮食不卫生:孩子要养成良好的饮食卫生习惯。饭前便后要用肥皂洗手,最好用流动水。生吃瓜果要洗净,在外面买的熟食要进行加热。不吃不干净的食物,把住"病从口入"这一关。患儿所用的食具,每餐煮沸消毒,或用5%洗消净浸泡15分钟进行消毒,然后再用清水洗净。

(3)忌营养不足:合理的营养,可以提高机体的抗病能力,肝炎患儿的饮食是很重要的。注意多吃水果、蔬菜、瘦肉、鸡蛋、牛奶、豆制品和富含维生素的食物。

(4)忌高脂肪食物:如肥肉、动物内脏、煎炸食品等,食后能加重肝脏负担,影响疾病治疗,故患儿要忌之。

(5)昏迷患儿忌高蛋白食物:对于出现昏迷的患儿,要忌食高蛋白食物,如蛋类、豆类、奶类等,以防加重病情,影响患儿康复。

(6)忌高胆固醇食物:对于肝功能不全的患儿,胆汁分泌减少,影响胆固醇的代谢,故应忌食。

(7)忌高嘌呤及含氮浸出物的食物:如猪肝、猪肾、菠菜、豌豆等食物,含嘌呤物高,可在肝内氧化生成尿酸;肉汤、鱼汤、鸡汤等含氮浸出物高，食后在肝脏内代谢。均能加重肝脏负担。

（8）忌辛辣食物：如辣椒、洋葱、胡椒等，能破坏肝细胞，加重炎症。

（9）忌粗纤维食物：此类食物能促进胆囊收缩素的产生，引起胆囊收缩，但胆道口括约肌不能松弛，影响胆汁的排泄，妨碍肝脏的正常代谢及消化功能。

（10）忌酒类饮料：酒类饮料能直接损害肝细胞，还能加重肝功能负担，故要禁止食用。

（11）其他：忌猕猴桃、南瓜子、大蒜、绿豆、李子、冰淇淋等。这些食物均可影响肝脏，故应避免食用。

247. 蛔虫病患儿饮食禁忌

蛔虫病是儿童常见的一种肠道寄生虫病。感染率极高，农村儿童感染率为 90% 以上。其病因主要是吞入带有感染性蛔虫卵的食物而引起，感染途径主要是污染的双手及带有寄生虫卵的食物。小儿缺乏卫生知识，双手最易接触不洁之物，往往沾染虫卵。如小儿在地上玩土、爬等，即可将虫卵沾在手上、身上，特别是存于指甲缝中，如手不洗干净就吃东西或吮手指，虫卵很容易被带进口中。虫卵也可由苍蝇、蟑螂等携带，或随尘土飞扬而污染食物、食具、玩具等。本病主要症状是食欲不振，面色萎黄，脐周疼痛，时作时止，大便下虫。或以粪检有蛔虫卵为主要特征。蛔虫寄生在肠腔里摄取营养物质，同时分泌有害物质，影响蛋白质的消化和吸收，影响小儿食欲和消化功能，妨碍小儿正常生长发育，还可有许多并发症，甚至危及生命。所以，当小儿患有蛔虫病时，及早积极治疗，千万不可轻视。当然最关键的还是把好"病从口入"关。蛔虫病患儿饮食禁忌：

（1）忌饮食不洁：一定要搞好饮食卫生，所食食物要洗干净，以防虫卵污染。重要的预防方法是要讲卫生，要培养小儿良好的卫生习惯，如饭前、便后要洗手，保持手的清洁，常剪指甲，不吮手指，不喝生水，不吃不洁食物等。较小儿童不要在地上爬玩。

（2）忌生吃蔬菜：菜农在种植蔬菜时，有的可浇一些粪便，如果粪便中含有虫卵，就会成为污染源。故蔬菜要加工熟后再吃，以防被虫卵污染后带入机体内。

（3）忌猪肉：患儿在服用驱虫药时应忌食猪肉。应注意休息和饮食，并注意服药后是否有反应及排虫情况。

（4）忌油腻食物：食入过分油腻食物后可酿生湿热，为寄生虫在体内生存创造了有利条件，就如《医宗金鉴·幼科心法·蛔疳》中说"过食腻冷并肥甘，湿热生蛔腹内缠……"即是此意。

（5）忌甜食：甜食食用后可致湿热内生，是发生蛔虫病的一个诱因。

（6）忌油炸食物：过食此类食物后，能引起蛔虫躁动不安，而诱发诸多并发症，如蛔厥证等。

（7）忌偏食与暴食：偏食和暴食可损伤脾胃，易发生营养不良，对蛔虫患儿不利。

（8）其他：注意泥土、煤炭、纸屑等被有异嗜症患儿吞食，引起不良反应。

248. 蛲虫病患儿饮食禁忌

蛲虫病是小儿时期一种比较常见的、而且是世界各地流行较广的肠道寄生虫病，在1～5岁小儿中发病率极高。此病有极强的传染性,所以在托儿所、幼儿园中常常是一人得病,全体遭殃。

蛲虫体积小,乳白色,像缝衣服的小白线,所以又称线虫。其感染过程是:带有感染性的虫卵被吞食后,在肠子里直接发育成成虫,成虫寄生在人体大肠回盲部、直肠等处,有时也可寄生在女孩的阴部。蛲虫的感染途径是经肛门—手—口感染,蛲虫的成虫一般是夜间在肛门周围爬动、产卵,引起肛门瘙痒。患儿常用手去搔抓,使得手指上,尤其是指甲缝内沾染上了虫卵,如果不洗手就拿东西,则会污染了食品和玩具,这样就引起了自己和别人的感染。有时,虫卵也可通过污染的衣服、被褥等,再经手入口,引起感染。小儿患了蛲虫病,主要的症状就是夜里肛门周围、会阴部瘙痒,常常影响小儿睡眠,每当出现这种情况时,家长可在夜间分开小儿肛门处,直接观察是否有蛲虫爬出。一般患儿可有食欲不振,好吮指甲的习惯,有时蛲虫也会刺激胃肠道引起恶心、呕吐、腹痛、腹泻等症状。

蛲虫病患儿要注意以下饮食禁忌:

(1)忌饮食不洁:要教育患儿讲究卫生,勤洗手,勤剪指甲,不要让小儿吸吮手指。对患儿要养成在拿物前先洗净手的习惯,所食食物也要卫生清洁,如水果最好是用开水烫过后食用。在集体场所的儿童,所用的餐具都要蒸煮消毒,以防被虫卵污染,在群体儿童中互相感染。

(2)忌食生冷食物:食了被蛲虫卵污染的生冷食物易致病,故避免食用。

249. 营养不良患儿饮食禁忌

营养不良是一种慢性营养缺乏症,多是由于长期热能摄入不足所致。随着人民生活水平的提高,由于经济条件限制所致的营养不良已不多见,主要的是由于下列因素所致。①婴儿母乳不足时,就会发生热能摄入不足。②用牛奶或其他代乳品人工喂养的婴儿,如方法不得当,更容易发生热能不足。③稍大一些的孩子,如幼儿、学龄前儿童,在他们身上出现热能不足的表现,与父母不科学的喂养有关。像1岁多的孩子热能摄入不足,可能是由于断奶太突然,孩子一下子不能适应其他食物,进食不足或消化不好,过不了多久,孩子就会热能不足。有的孩子零食过多,正餐不好好吃,久之也会出现热能不足。有的孩子挑食、偏食,时间长了也会造成热能不足。④学龄儿童及再大一些的孩子出现热能不足,常见早餐太马虎,午餐质量不高,时间一长就会发生摄入热能不足。⑤大孩子热能摄入不足尚有不少是心理原因,如女孩子追求"身材苗条"而自动少食,或追求所谓的时髦去吃"减肥食品"。久之造成神经性厌食,厌食的结果导致许多营养素不足,当然热能也缺乏。⑥除喂养与本身饮食习惯等原因外,疾病也是造成热能不足的原因之一。如早产儿及一些一出生体重就很轻的孩子,如喂养不当,很快产生热能不足的表现。有的孩子有先天性缺陷,如严重唇裂、腭裂、肠畸形,吸收不良等,引起喂养困难、消化不佳。有的孩子体质弱,反复发热、腹泻,也影响热能的摄入。患传染病后,孩子消化功能会受到影响,可造成热能不足。

当孩子出现营养不良时,不仅影响孩子的生长发育,还可影响其大脑及智力的发展,严重者对全身各系统、各器官都有影响。作为家长应针对孩子营养不良发生的原因,以及发生后会引起的严重后果,注意以下饮食禁忌:

(1)忌不良饮食习惯:如偏食及挑食,营养不良患儿多见有此种现象,开始家长往往是见小儿不愿意吃饭而用某种食品引诱或让孩子挑选自己爱吃的食物,这样是造成营养不良的根源，因为长期食用某几种专一的食物，会造成营养成分的偏差，不利于孩子生长发育所需。再如有的孩子爱吃零食，也是一种很不好的饮食习惯，平时吃零食过多，吃饭时就不能很好的进食。零食大多是甜的糕点或水果等。这些食物的营养成分不能满足机体所需，不利于营养改善。应养成定时进餐的好习惯。

(2)忌营养配制不合理：产生热能的营养素是蛋白质、脂肪和糖类，当孩子膳食中三大营养素摄入不足，或结构比例不合理时，就会产生热能的缺乏，而引起营养不良。因此，行人工喂养的患儿，要注意代乳品的结构，最好以牛奶、羊奶或婴儿配方奶粉代之，也可用豆制品喂养。避免单纯用米糊、糕点、奶糕、麦乳精、炼乳之类的食物。因为这类食物中所含的成分主要是糖，含蛋白质极少，不利于患儿营养的改善。

(3)辅食添加不宜过晚：母乳喂养的患儿，伴随月龄的增大，要给予添加相应的辅食，不要单靠母乳。因为：①患儿伴随月龄的增大，所需营养加大，方能满足生长所需。②母乳也伴随时间的延长而营养成分降低，不能满足患儿所需。故要注意适当添加辅食。

(4)忌骤然断奶：对母乳喂养的患儿，断奶需要一个过程，不要采取突然断奶的方式，不要在烈日炎炎的夏天进行，不要在添加辅食不够，小儿进食不多的情况下进行。最好是把小儿哺喂至能够进食足够的添加辅食后逐渐断奶，以防骤然断奶而加重营养不良。

(5)忌喂养方法不当：对患儿要注意搞好喂养方法，以促进患儿食欲。对于严重营养不良、甚至出现拒食的患儿，可给予鼻饲管直接将营养食物滴注胃内，待病情改善，能够进食后再改用直接喂哺。

（6）忌强迫进食与多食：小儿患病以后，大多不愿进食，在这种情况下最好不要强迫进食，再就是进食时也不要过多过快，否则往往会出现欲速则不达的情况，反而会加重患儿肠胃负担，加重消化吸收不良的情况，更不利于疾病的治疗。饮食上就应该逐渐增加，慢慢地赶上同等年龄及身高孩子的进食即可。

（7）忌生冷不洁食物：中医学认为，生冷食物能损伤脾胃，导致脾胃功能紊乱，造成消化吸收不良，故当忌食。不洁食物能引起肠道感染，造成腹泻、寄生虫病等，故更应禁食这类食物。

（8）忌不易消化的食物：如芹菜、菠菜、韭菜等长纤维食物，以及油炸食物、花生、蚕豆、油豆腐、未煮烂的肉、松子等食品，均不利于消化吸收，还可造成消化不良。

（9）忌高糖食物：营养不良的患儿，从中医理论的病因病机分析，属于脾胃虚弱，进食高糖食物，如巧克力、糖块、葡萄糖、麦芽糖、饮料、蜂蜜、果酱等甜食，能助湿生痰，阻碍脾胃的运化功能，造成患儿吃饭不适，不愿进食。且这类食物的营养成分单纯，过食易妨碍其他食物的摄入，更加重营养不良。

（10）忌高脂肪食物：如动物内脏、肥肉、牛奶、油煎炸食品等。高脂肪食物可导致消化不良、腹泻等，影响患儿进食，还可抑制造血功能。故对营养不良患儿不宜过多食用，尤其是合并有贫血的患儿。

250. 维生素 A 缺乏症患儿饮食禁忌

维生素 A 缺乏症是指因体内缺乏维生素 A 而引起的夜盲、皮肤干燥、发育不良等的一类病症。维生素 A 存在于动物性食品中，植物性食品中不含维生素 A，但许多植物中含有维生素 A 的前体物质,即胡萝卜素,胡萝卜素在人体内转化为维生素 A 而起作用。维生素 A 的主要作用是:①构成视觉细胞内感光物质。②维持细胞膜的稳定性,保持上皮细胞的完整与健全。③促进骨骼与牙齿的正常生长。因此,当维生素 A 缺乏时会导致下列病变:由于维生素 A 参与眼的视网膜感光细胞中视紫质的构成,而视紫质是人在昏暗光线下看物的必需物质,所以缺乏维生素 A,就会造成视紫质合成减少,人在暗光下就看不清东西,这叫"夜盲"。维生素 A 有维持细胞膜的稳定性,保持上皮细胞的完整与健全的作用,故当维生素 A 不足时,上皮细胞萎缩变性,当眼的角膜上皮病变时,可引起角膜溃疡、甚至穿孔而致失明;病变发生于体表,皮肤出现皮脂腺体萎缩,汗腺分泌也减少,故皮肤干燥;发生于呼吸道、消化道、泌尿道上皮则会反复感冒、腹泻或泌尿道感染。维生素 A 尚有促进骨骼、牙齿发育的作用,故一旦缺乏,儿童骨骼生长可能停止,表现为不增体重,不长个子,以及牙釉质可能出现裂纹和凹陷。

　　维生素 A 缺乏会引起许多严重病变,故应积极预防为主。而一旦出现了维生素 A 缺乏症,要注意以下饮食禁忌:

　　(1)忌食莴苣:食后可引起中毒反应,易致夜盲。

　　(2)忌饮浓茶:吃猪肝治夜盲症的儿童忌饮浓茶,因为喝浓茶可阻碍维生素 A 的吸收。

　　(3)忌辛辣食物:辛辣食品可致皮肤粘膜充血,使病情加重,故要忌食。

　　(4)忌维生素 A 含量高的食物补充不足:在孩子的饮食中,定期摄入维生素 A 含量高的食物,多吃新鲜蔬菜和水果,主食粗细搭配。维生素 A 经较长时间烹煮,会大量破坏,如孩子食用烹煮过度的食物时,应增加食入量或用其他食物补充,以便摄入足够量的维生素 A。另外,人工喂养的小儿,易发生维生素 A 缺乏症,因此对人工喂养的孩子,一定要注意添加维生素 A 含量高的食物。

(5)忌食物中缺乏油质:油质包括动物脂肪、植物油等,均能促进维生素 A 的吸收。若用食物补充维生素 A 时,要与油质类食物同用,否则不能被机体充分吸收,如胡萝卜中含有大量的维生素 A,如果生吃或清水煮后食用,其维生素 A 很少被吸收,若用油炒熟后食用,则能显著提高维生素 A 的吸收利用率。

251. 脚气病患儿饮食禁忌

脚气病医学上称为维生素 B_1 缺乏症。维生素 B_1,其化学名称为硫胺素。硫胺素是人体热能代谢的一种辅酶,可以说没有硫胺素,便没有热能的代谢,硫胺素的主要功能是:①参与热能代谢,尤其是参与糖类的代谢,这一点对儿童的生长发育非常重要。②参与大脑中磷脂的合成,对神经系统的发育也具有重要作用。③硫胺素尚有维持正常饮食的食欲,维持健康的精神状态等作用。因此,当孩子缺乏维生素 B_1 时,可出现厌食、呕吐、腹胀或便秘等消化系统的症状;出现烦躁、好哭,肌肉无力,肢体感觉异常;视神经、喉部神经及大脑受损。有的孩子还会出现心脏受损,心动过速,呼吸困难,发绀,肝脾肿大,全身水肿。

维生素 B_1 对小儿生长发育起着不可缺少的重要作用。因此一旦发现小儿患有维生素 B_1 缺乏症时,应积极进行治疗。并需注意以下方面的饮食禁忌:

(1)忌乳母饮食不合理:乳母的饮食,能直接影响乳汁的质量。如母亲吃精米、面或有挑食等不良习惯,均会引起母乳

中维生素 B_1 含量下降,导致婴儿维生素 B_1 缺乏。因此,哺乳期的母亲一定要合理安排膳食,多吃些含维生素 B_1 高的食物,以提高乳汁的质量。

(2)忌长期食用精米、精面:家长在喂养孩子时,往往给予精米、精面,认为精制的食物质量好、营养高,其实这是错误的认识。这是因为维生素 B_1 大量存在于谷类植物的种皮内,当反复加工去除谷类外皮时,将丢失大部分维生素 B_1,如果长期以精米、精面粉为主食,则容易导致维生素 B_1 缺乏。故应经常吃些糙米和标准面粉,以避免维生素 B_1 摄入不足。

(3)忌辅食添加过少:儿童时期,随着月龄及年龄的增大,对维生素 B_1 的需要量也逐渐增加,其增加的幅度与热能的增加成正比。因此行母乳喂养的患儿,随着月龄的增长,一定要注意添加辅食,以便补充母乳维生素含量的不足。稍大一点的孩子,随着年龄的增长,也应补以足够的辅食。

(4)忌丢弃米汤及菜汤:维生素 B_1 属于水溶性维生素,易溶解在米汤、菜汤之中,若丢弃不食就会损失大量维生素 B_1,导致摄取量不足,而不利于维生素的补充。

(5)忌在食物中加碱:烧饭时若在饭菜中加碱,可破坏维生素 B_1,长期食用这种方法烹调的饭菜,易造成维生素 B_1 不足,故应避免。

(6)忌蔬菜切后再洗:正确的做法是将蔬菜洗干净后再切。不要切后再洗,或浸泡,以防维生素 B_1 的丢失。

(7)忌淘米过度:在淘米做饭时,要适可而止,一般淘2～3次即可。不要反复过度的淘洗或放水中长时间浸泡后再用,以防止米中的维生素 B_1 丢失。

(8)忌偏食、挑食:每种食物中所含的营养成分不同。即使是一种营养价值很高的食物,它含的营养成分也不可能是全面的。如果有挑食、偏食的习惯,可因所食食物中维生素 B_1 的含量过少而造成维生素 B_1 缺乏。因此,在膳食结构中,建议孩子经常吃一些粗、杂粮,荤素搭配。本病患儿要注意多吃一些含维生素 B_1 较高的食物,如谷类植物、肉类食品、大豆、水果与蔬菜等。应该注意的是,如果给患儿服用维生素 B_1 制剂,不宜过量,因为过量会刺激胃肠道,加重机体排泄器官的负担。

(9)烹煮食物时间不宜过长:烹煮食物超过 1 小时,食物中维生素 B_1 损失大大超过烹煮在 1 小时内的食物,故食物不应煮得时间太长。

(10)忌食刺激性食物:维生素 B_1 缺乏患儿多有消化功能紊乱,若再食刺激性食物如洋葱、大蒜、干椒、韭菜等,可加重胃肠负担,而影响维生素 B_1 的吸收。

(11)忌食过甜、过酸、过凉等食品:这些食物均可加重胃肠功能紊乱,甚则引起腹痛、腹泻等,均不利于患儿疾病的治疗。

252. 坏血病患儿饮食禁忌

坏血病,又称维生素 C 缺乏症,是指由于机体长期缺乏维生素 C 而引起的广泛出血和骨骼病变的一种疾病。维生素 C 是一种水溶性维生素,自然界中的维生素 C 多以抗坏血酸的形式存在,故维生素 C 也叫做抗坏血酸。维生素 C 在机体中的作用非常广泛:①能够加强组织与组织之间的结合。②能够参与组织细胞的氧化还原等新陈代谢反应,参与氨基酸的代谢,参与一些激素与抗体的生成。③可以促进铁在肠道中的吸收等。因此,当孩子维生素 C 不足时,典型的表现就是出血,如齿龈出血、皮肤粘膜出血、鼻出血、便血、尿血,以及肌肉、关节出血等。本病多见于婴幼儿,尤其是人工喂养的婴儿最容易发生,但年长儿及成年人也可发生。坏血病的发生多是由于膳食结构不合理,食物中缺乏维生素C,致使机体得不到足量的维生素C补充,尤其是小儿生长发育较快,或患感染性疾病后,或患有消化道功能紊乱,长期腹泻等。此时机体所需的维生素C量大,如摄入量不能满足机体所需,就可导致坏血病的发生。本病起病缓慢,常有感染性疾病史。最初可表现为厌食,面色苍白,烦躁或精神不振,生长缓慢,或有低热、吐、泻等,一般不引起父母的注意。病情进一步发展,可见皮肤瘀斑,继而见鼻出血、眼眶出血、尿血、便血、关节腔出血,甚至发生颅内出血。在骨骼方面可见因骨膜下出血、骺骨端脱位分离而致的四肢疼痛,局部肿胀压痛,但不发红。肋骨隆起,呈串珠排列,患儿多伴有营养不良、贫血,易出现反复感染和伤口愈合慢或不愈合现象。为预防和治疗维生素C缺乏症,在饮食方面应注意以下禁忌:

(1)忌维生素C补充不足:对人工喂养儿及大月龄的孩子,要注意添加含维生素C类的食物,以免维生素C摄入不足。母乳喂养者,如母亲膳食中缺乏维生素C,也会引起缺乏,这一点应该引起乳母的重视。

(2)忌长期服用煮沸牛奶:牛奶中含维生素C本来就很低,加热煮沸后更加破坏了仅存的少量维生素。

(3)忌青菜食用不当:新鲜的蔬菜及水果中均含有丰富的维生素C。维生素C在干燥状态下很稳定,一旦溶于水很容易被破坏。另外加热、加碱、脱水、与金属铜及铁的接触等都可使维生素C受到破坏。因此,在食用青菜时,不要切后冲洗,宜先洗净后再切,以防维生素C的丢失。蔬菜加热或烹煮时间过长将大量破坏维生素C,长期吃这种菜会造成维生素C不足,所以做菜时不宜煮炒时间过长,也不要加碱,还应避免用铁锅炒,新鲜蔬菜能生吃的,可洗净后让孩子生拌吃。

（4）忌水果摄入不足:患儿平时常吃一定量的水果,以增加维生素C的摄入。对于没被污染的(绿色食品)水果连皮吃为好,减少维生素的C丢失。

253. 佝偻病患儿饮食禁忌

佝偻病俗称软骨病,是婴幼儿时期一种常见的慢性营养不良病,一般认为是缺钙引起的,实际上它的主要原因是缺乏维生素D。本病的预防是第一位的。一旦确诊患了佝偻病,要积极进行治疗。并切实注意饮食的调节。同时,在饮食方面应注意以下禁忌:

（1）忌食辛辣刺激性食物:如辣油、胡椒、大葱等,因为辛辣刺激性食物可刺激神经兴奋,从而诱发抽搐、惊厥等。

（2）忌油腻食物:如肥肉、奶油、糕点、煎炸食品等,因油腻食物可致消化不良、吸收障碍,使营养更趋缺乏而加重病情。

（3）忌生冷食品:如瓜果、冷饮、雪糕等,因为食用这类食品后,会造成胃肠功能紊乱,影响消化与吸收,容易引起长期腹泻,直接影响维生素D、钙、磷的吸收,使病情加剧。

（4）忌偏食:各种食物中所含的维生素D的量有明显差异,除了从日光照射中获得维生素D外,另一个途径是从天然食物中获得,所以若偏食则不利于疾病康复。可适当给孩子吃些鱼油、动物肝脏、蛋黄、奶类等含维生素D较高的食物。

（5）添加辅食不宜过晚:婴儿期生长发育快,所需维生素D也多,哺乳期的婴儿一般以母乳为主食,而母乳中维生素D的含量往往不能满足需要,故婴儿从4～6个月开始要及时添加辅食,过晚则延误了对维生素D及钙的吸收。同时要注意及早给予药物来补充,例如,婴儿出生后从2～3周即应给浓缩鱼肝油,最迟到 2 个月开始补充鱼肝油,用量遵医嘱,还应注意让孩子进行户外活动,多晒太阳。

(6)不宜长期用牛奶喂养:牛奶中虽然钙、磷含量较高,但比例不合适,吸收差。如果长期用牛奶喂养,易导致小儿患佝偻病或加重病情。对于人工喂养儿来说,可选用含维生素 D 的牛奶喂养,同时添加一些含维生素 D 高的食物,如动物肝脏、鱼子、蛋黄等。

254. 肥胖症儿童饮食禁忌

儿童肥胖症一般属于单纯性肥胖,是指体重超过同性别、同龄健康儿童的平均体重的 20%。其原因是由于饮食过量、常吃甜食及零食、活动量过少,以及家庭环境等因素造成的。可以说是一种富裕病。有些家长,认为孩子越胖越好越健康。其实这是十分错误的。肥胖症是一种疾病,应引起家长高度重视,并积极进行治疗,以防并发症的发生。已患肥胖症的儿童在饮食及营养方面应注意以下问题:

(1)忌过度高热能饮食:高热能饮食即包括高蛋白质(如蛋白强化乳、动物肉类、蛋类、奶类、豆类等),高脂肪(如肥肉、烧菜用油过多,油炸食物、蛋黄、奶油以及黄油为主要原料制作的食品等),高糖类(如精制白糖、各类甜食等)。过高热能的进食是造成肥胖症的主要原因之一,故对于肥胖的孩子应避免这类食物的过多摄入。

(2)避免过食:长期过食,进入体内的热能超出了每日消耗量,多余的热能就会转变成脂肪积聚于皮下,因此要逐渐的限制其饮食,减少主食,约减少推荐量的一半左右为宜。

(3)忌过分少食:患儿若限制进食后,吃得过少或减少食物过快,均不利于患儿。因为孩子正处在生长发育期,每日消耗量相对较大,对食物限制过快过严,易造成低血糖,影响生长发育。因此,以逐渐限制为宜。必须引起注意的是,适当限制脂肪及糖类供给,而蛋白质供应不应减少。因为蛋白质是孩子生长发育所必需的。动物性食物以鱼、虾、禽类为好,另外多供给一些豆类,豆类食品能提供优质蛋白,还有很好的饱胀感,这对食欲过大的孩子尤为合适。为肥胖孩子推荐膳食,其蛋白质供能的比例应达 30%,或更多些为宜。

(4)忌营养搭配比例失调:限制饮食或用蔬菜、瓜果代食者应引起注意。因为孩子正处于生长发育阶段,三大营养素是必不可缺少的,同时也应注意选择维生素 A、维生素 B、钙、铁含量多的食物,不要一味追求减肥而造成某些营养素的缺乏,应合理调配膳食,孩子减肥期间最好是在营养师的指导下,根据体重、年龄及每日的运动量进行计算配制,既要达到减肥的目的,又不影响孩子生长发育,以确保基本营养的供给。

(5)避免食用水、盐过多:肥胖症患儿机体中的亲水性增高,脂肪组织滞留大量水分,使体内多余物质的排泄减缓。致使体内的水、盐增多,体重增加,又可增加心肺负担,患心肺综合征的患儿更应引起高度重视。

(6)忌食含嘌呤高的食物:食用含嘌呤高的食物,如动物内脏、豆类食品、鸡汤、鸭汤、肉汤等,既能增进食欲,又可增加心、肝、肾的中间代谢负担,尤其是严重超重的患儿,更应避免食用这些食物。

255. 上呼吸道感染患儿饮食禁忌

上呼吸道感染简称上感。在孩子患病中,很多都被诊断为上感。病原体 90%以上为病毒,少数为细菌感染,发生在感冒流行时称为流感。上感是指鼻、咽、喉部的感染,其发病率很高,主要是由于婴幼儿时期呼吸道的解剖特点和免疫特点,故易患呼吸道感染。上感的症状有流清涕、打喷嚏、鼻塞、咽部不适、咳嗽、声嘶、发热、头痛、畏寒、疲乏无力、精神差、烦躁不安、全身关节酸痛、食欲下降、恶心、呕吐、腹痛、腹泻等。另外,婴幼儿中耳内通向鼻咽部的耳咽管较宽且短而直,细菌易进入中耳,引起中耳炎。因此,当孩子感冒后,家长除了一般观察外,还要特别注意孩子的耳朵,如发现孩子有哭闹、有痛苦面容时,要及时去看耳科,得到早期治疗,以防中耳化脓,耳膜穿孔引起耳聋。如果治疗不当或延误治疗,病情进一步发展,还可引起其他病证,如气管炎、肺炎、心肌炎、脑炎、肾炎、风湿热等病证。

在中医学,感冒俗称"伤风"。认为主要是由于感受风邪所致。由于孩子脏俯娇嫩,肌肤疏薄,卫外不固,加之寒暖不能自调,易于感受外邪,常因四时气候骤变,冷热失常,外邪乘虚侵袭,酿成感冒。一般症状轻,预后较好,但年幼体弱患儿临床表现较重,病情复杂,常见挟痰、挟滞、挟惊等证。这也是孩子与成人感冒有所不同的地方。

上感患儿需注意以下饮食禁忌:

(1)忌食油腻食物:上呼吸道感染患儿多伴有胃肠功能紊乱,消化功能低下。若过食油腻食物则增加胃肠负担,影响消化吸收。还易引起恶心、呕吐等,加重病情。

(2)忌酸性食物:中医学认为,酸性食物多具收敛固涩之性,不利患儿发汗透表、疏散病邪。因此,如乌梅、山楂、石榴等酸性食物应忌食。

(3)忌食大热助阳之品:感冒之病因是风邪外袭,无论是风寒还是风热,入里后均可化热伤津。如花椒、胡椒等大热助阳之品,均能增加内热,有碍病情改善,故不宜食用。

（4）忌水分摄入不足：上呼吸道感染后，无论是发热，还是呕吐、腹泻，均可使体内水分丢失，出现脱水现象。因此，应当补充足够的水分，如鼓励患儿多喝开水、淡盐水等。既能补充水分，又利于毒素的排泄，以促进疾病的康复。

256. 急性支气管炎患儿饮食禁忌

急性支气管炎是气管-支气管粘膜的急性炎症，是儿童时期常见的一种病证。常继发于上呼吸道感染，临床主要症状为发热、咳嗽、咳痰。部分患儿还可出现疲乏无力、头痛、胸痛、食欲不振、睡眠不安、精神欠佳、呼吸急促、恶心呕吐、腹痛腹泻等。本病若治疗适当，多于短期内恢复。迁延不愈或反复发作可演变成慢性支气管炎，故应引起家长注意。本病患儿应注意以下饮食禁忌：

（1）忌食刺激性食物：当食入刺激性食物后，易刺激气管，损伤粘膜，使局部充血水肿，引起呛咳，甚至引起粘膜破裂出血，导致支气管的扩张症加剧，危害极大。

（2）忌油腻食物：中医学认为，进食油腻食物后，能妨碍脾胃运化，助湿生痰，引起咳嗽吐痰加重，故当忌食。

（3）忌海腥食物：对于患哮喘性支气管炎患者尤当忌食。因为海腥食物易于引起变态反应，还可引起消化功能紊乱，引起腹胀腹泻，加剧病情。

（4）忌食生冷：中医学认为，寒主收引，寒凉食物的刺激，易致气管痉挛，粘膜上皮细胞活动减慢、损伤，致咳嗽加重，痰液排出困难。此外，生冷食物还可损伤脾胃，影响食物的正常消化吸收。

257. 肺炎患儿饮食禁忌

肺炎是小儿时期的一种比较常见的急性呼吸系统疾病。过去在我国因小儿肺炎引起的死亡率是比较高的,因此家长往往对此病比较害怕。但随着现代医疗保健水平的提高,死亡率已明显下降。小儿肺炎可由不同的病原体及不同的因素引起,一般以感染性肺炎最为多见,可有细菌感染、病毒感染、支原体感染等。也可因吸入羊水、吸入动植物油等引起。还可因过敏因素引起。所以,一旦小儿患了肺炎,应首先找出原因,以便对因处理。

肺炎的临床表现较为复杂,一般都是起病比较急,有发热、咳嗽、气促等症状。由于原因不同,程度也不同,其症状的表现也不完全一样。轻的肺炎也可以不发热,仅为一般的咳嗽。重者咳嗽比较重,伴有喘息,呼吸急促,口唇发绀等缺氧的表现,由过敏因素引起的可主要表现为喘憋。除了上述表现外,肺炎还可发生一些合并症,会产生一些相应的症状,如合并心力衰竭时可有烦躁,喘憋明显加重,心跳急快,肝脏增大等,有些并发症是很严重的,甚至可导致死亡。所以在小儿发热中咳喘较明显时,家长一定要带孩子到医院就诊。一般根据小儿的症状,查体时肺部的听诊情况,诊断是比较容易的,必要时进行 X 线的检查。以便及早诊断、及早治疗,防止并发症的发生。

小儿确诊患了肺炎后,在饮食方面需注意如下禁忌:

(1)忌高蛋白饮食:据研究表明,每 1 克的蛋白质在体内吸收 18 毫升的水分,蛋白质的最终代谢产物为尿素。如果过多食用含蛋白质高的食物,如鱼、瘦肉、禽类、蛋类等,排出尿素也会增高,而每排除 300 毫克尿素,至少要带走 20 毫升水分。在患病时,患儿往往出现高热失水状态,再过多食用蛋白质会加重脱水,又可造成呼吸道分泌物粘稠而不易排出。高蛋白食物还会影响患儿的消化,增加胃肠负担,致消化功能紊乱加重,从而加重呕吐、腹胀等。

(2)忌糖类食品:患儿在服药时,或在饮水时,家长往往要配入糖。这样做是不正确的。当服用糖后,糖会在腹内产生气体,而加重腹胀;吃糖后,体内白细胞的杀菌作用还会受到抑制,使病情加剧,不利康复。

(3)忌辛辣食品:辛辣食物刺激性大,中医学认为辛辣性热,易在体内伤津化热,加重病情。同时不宜进食较咸的食品。

(4)忌不易消化的食物:如油腻食品、煎炸食品等。肺炎患儿消化功能低下,若食油腻过多,则更加重消化负担,致使抗病能力低下。故饮食上要注意吃些易消化的食物。

(5)忌生冷食物:患儿病后常有发热、食欲减退等,家长多给予瓜果、冷饮等食物,以诱导患儿进食。若此类食物食之过多,则易损伤体内阳气而无力抗邪,使病难愈。特别是对患有消化功能障碍的患儿更应禁忌。这是因为,生冷食物性寒,寒性凝滞、收引,最易伤人阳气,过食生冷后,易致脾胃运化功能失调而加重病情。

(6)忌酸性食物:中医学认为,酸性食品具有收敛固涩的作用。如乌梅、橘子、石榴等,食之过多会敛邪,不利于病邪的驱散。还会敛湿生痰,造成痰多不易咳出。故应引起注意。

(7)忌茶:茶叶内含有茶碱,可对中枢神经起兴奋作用,使大脑处于高度兴奋状态,还可使心率加快、血压升高。在患病时饮茶,会加重高热,增加心肺负担,易引起患儿惊厥。茶叶中的鞣酸还能敛邪,影响邪气外散及高热消退。故肺炎患儿忌饮茶水。

(8)忌助湿生痰之品:如蛇肉、蚬肉、蛏肉、柑、樱桃、龙眼肉等食品,均有助湿生痰的作用,故应避免食用,以防影响患儿康复。

258. 支气管哮喘患儿饮食禁忌

哮喘是小儿时期常见的一种以发作性的哮鸣气促,呼气延长为特征的肺部疾患。其病因为在致敏物质的作用下引起的中、小支气管平滑肌痉挛,粘膜水肿,粘液分泌增多,致气管管腔狭窄,通气不畅而发病。本病以反复发作,难以根治为特征。缓解期可如常人,多因气候转变、寒温失调、接触异物、过食生冷咸酸等因素下诱发发作。以夜间和清晨发作居多。一般表现为起病急骤,呼气性呼吸困难伴哮鸣音,重者不能平卧,烦躁不安,冷汗,口唇发绀,病情严重时可出现心力衰竭,发作不能很快缓解时,可并发支气管炎、肺炎、支气管扩张、肺源性心脏病等,应积极治疗。在治疗的同时,还需注意以下饮食禁忌:

(1)忌海腥发物:许多过敏体质的患儿,海腥发物很可能是诱发哮喘的主要致病因素。据观察,有很多人食用海产品后,会引起变态反应,故应当禁食海产类食物。

(2)忌过甜食物:中医理论认为,脾为生痰之源,肺为储痰之器。过食肥甘厚味会影响脾胃运化功能,而生湿痰,湿痰触动伏饮,交阻于气道从而引发哮喘。且患儿病后食用会加重病情,故对过甜及厚味饮食应禁忌。

(3)忌辛辣食物:辛辣食品具有助阳动火生痰之功,并能使炎性反应加重,故应忌食辣椒、胡椒、葱、姜、蒜等辛辣发散之品。

(4)忌生冷食物:有的患儿每当过食生冷之物就会引起哮

喘发作。对中医学所称谓的"寒哮"患儿更应忌食生冷食物,这是提高治疗效果的条件之一。另外,过咸、过饱都不利于疾病康复,应引起注意。

（5）忌异类蛋白质：某些异类蛋白质,如牛奶、禽蛋、鱼虾等,都可引起哮喘的发作或加剧哮喘病症,故当禁忌,对过敏体质的患儿更应注意。

259. 婴幼儿腹泻饮食禁忌

腹泻是婴幼儿常见的临床症状之一,多见于 2 岁以下婴幼儿。可由饮食不当或肠道外感染（细菌或病毒）引起。是指每日大便次数增多,同时有性状的改变,水分增加,可含有不消化食物、粘液或脓血等。其原因是婴幼儿时期生长发育快,身体所需要的营养物质多,消化系统负担较重。加之婴幼儿时期的消化器官发育还未完善,牙齿没出齐,咀嚼功能不如成人,胃液酸度低,消化酶分泌少,胃肠道分泌的免疫球蛋白也少,所以消化能力和抗感染能力都较成人差,从而容易患腹泻。小儿腹泻可丢失大量的营养物质、水分和电解质,对机体危害很大。腹泻严重的可引起脱水。脱水严重的可危及小儿生命。所以必须引起家长的重视,做到及时有效的治疗。婴幼儿患腹泻时,需注意以下饮食禁忌：

（1）忌在盛夏断奶：在夏季,一方面天气炎热,孩子的食欲会有所下降,另一方面是夏季正是小儿腹泻的高发病期,如果这时给孩子断奶,很容易造成孩子腹泻或发生其他疾病。这是因为母乳中除含有多种营养成分及消化酶以外,还含有许多能够抗感染的物质,如溶菌酶、补体及免疫活性物质等,是防止发生腹泻的"良药",故忌在盛夏断奶。

（2）不宜吃刺激性食物：如辣椒、各种厚味饮食、海鲜等刺激性食物,既能影响患儿的肠道功能,使腹泻加重,又易被致病菌污染,故还是以不吃为好。

(3)忌一发生腹泻就给患儿禁食:从治疗要求来讲,小儿腹泻在急性期应禁食8~24小时,尤其是伴有恶心、呕吐的患儿更应如此。但并不是所有腹泻的患儿都需要禁食,只要症状不甚突出,应让患儿还是吃些清淡、稀软、易于消化的食品。避免一发现腹泻就盲目禁食。

(4)禁止过量食用乳制品:一般而言,3岁以上的儿童体内分解乳制品中多糖类物质的乳糖酶逐渐减少,而这些多糖类物质可引起腹腔内渗透压升高,从而吸收较多水分而引起腹泻。所以对3岁以上儿童乳制品的摄入应适量。此外,还有的孩子会对牛奶过敏而发生腹泻,更应该禁止食用牛奶制品。

(5)忌吃糖过多:有的家长在给患儿喂药时,往往在水中加入糖送服,以免孩子怕苦。这样做是错误的。因为糖进入肠内会引起发酵,而加重肠内胀气,所以腹胀、腹泻的孩子忌食糖过多。

(6)避免液体补充不足:患腹泻的婴幼儿,多存在体液丢失过多现象。因此,要注意体液的补充。可采用口服补液及静脉补液两种方法。较重患儿补液时要严格记录每日出入量及机体消耗情况,酌情制定补充量,慎防补入过多,增加心肺负担而引起心功能衰竭或肺水肿。但也要避免补充不足而出现脱水现象,以致影响病情的转复。

(7)忌补液不合理:对腹泻患儿,正确的补液是维持体液平衡,防止电解质紊乱的重要环节。但对于此症患儿来说,应忌补高渗液。因为对腹泻患儿补充高渗液不但不能纠正体液的缺乏,反而会更加造成组织液的丢失,加重病情。此外,还应避免碱性液体的补充不足。这是因为婴幼儿患腹泻后易于发生代谢性酸中毒,尤其是严重腹泻的患儿更是存在这种现象。因此,在补液时对碱性液体的补充要适当。以防发生酸中毒,或使酸中毒及时得到纠正。

(8)忌口腔不洁:患儿常因呕吐,进食少,口腔多干燥及不洁,再加常喂糖水,细菌易在口腔内繁殖,尤其是久泻患儿,常伴有口腔炎,因此,对患儿要做好口腔护理,勤漱口,或用淡盐水清洗,经常保持口腔清洁湿润,以防感染。

(9)忌食脂肪类食物:如肥肉、煎炸食品等脂肪类食物不易消化,食后可增加胃肠负担而加重腹泻。尤其是严重腹泻者,一定要暂时禁忌食用。

(10)适当控制饮水:对于腹泻的患儿,一般不主张禁止饮水,但对于严重呕吐或伴腹胀明显者,应适当控制饮水,以免加重病情。患儿所需之水分可由静脉补充。当呕吐及腹胀好转后再行少量多次喂水。

(11)忌不洁饮食:对腹泻患儿来讲,多是因食用不洁的食物而引起肠道感染所为。因此要注意口腔卫生,避免病从口入。对疑有变质和不清洁的食物一定要禁食。

(12)忌生冷食物:如瓜果、冰糕、汽水等生冷食品,不仅易感染致病菌,还可增加胃肠蠕动,食后而使腹泻加重,故应忌食。

(13)忌食长纤维食物:如菠萝、柚子、柠檬、柑、橘子,以及菠菜、韭菜、洋葱、芹菜等。这些长纤维食物均有促进肠蠕动的作用,使腹泻加重,故应忌食此类食物。

260. 先天性肥厚性幽门狭窄患儿饮食禁忌

先天性肥厚性幽门狭窄是幽门环肌肥厚、增生而使幽门管腔狭窄而引起的不完全性梗阻。是新生儿常见的消化道畸形,属先天性发育缺陷所致。患儿多于出生后 2～3 周开始出现呕吐,但也可见于出生后不久或迟至数月才发病者。呕吐为食后间歇性溢乳,渐至食后不久即吐。并可见胃蠕动波,幽门部扪及较硬的肿块。病情加重,呕吐频繁的患儿可出现营养不良及水、盐代谢失衡的表现。所以本病诊断明确后,应尽早施行手术治疗,以免延误患儿的生长发育。

先天性肥厚性幽门狭窄的患儿应注意以下饮食禁忌:

(1)避免患儿发生溢乳或呕吐:患儿在手术前一定要少喂奶或禁食。否则患儿易出现反复溢乳或呕吐,再加之患儿的神经调节功能差,易于造成吸入性肺炎。

(2)忌禁食不当:患儿术前及术后 6～10 小时应当禁止饮食。若术后 6～10 小时无呕吐发生,可开始试喂少量水,过几小时后仍无呕吐可少量喂奶,若无异常情况,可逐渐增至正常哺乳。若不能很好的禁食或禁食不当,则不利于疾病的康复。

261. 急性坏死性肠炎患儿饮食禁忌

急性坏死性肠炎又名急性出血性坏死性肠炎。多发于4～14 岁儿童,以夏秋季发病为高。本病一般起病急骤,多表现为腹痛腹胀,频繁呕吐及腹泻,1～2 天后可见暗红色或红豆汤样便血,大便有特殊的腥臭味。很快便出现脱水、电解质紊乱、酸中毒、血容量减少等征象。较严重的患儿可出现休克、血管内凝血、中毒性脑病等严重病变。因此,一旦怀疑本病的存在,应进行积极抢救,以挽救患儿生命。针对病情,在饮食上应注意下列禁忌:

(1)暂禁饮食:一旦发现患有急性出血性坏死性肠炎的患儿,应立即给予禁饮食,以利胃肠休息,待病情好转,饥饿感明显时,再结合具体情况从流质饮食开始慢慢补充,否则可使病情加重。禁饮食的长短要视病情而定,在医生的指导下进行。在禁食期间,要特别注意做好口腔护理,以防因禁食而致口腔干燥、细菌繁殖而引起口腔感染。

(2)忌食刺激性食物:当患儿病情好转开始进食时,一定要避免食用刺激性食物,如辛辣食物、肉类食物等,以免加重病情。

(3)忌不易消化的食物:小儿患病期间,消化功能薄弱,且胃肠修复不完善,故当开始进食后,暂不宜食入难消化的食物,如长纤维食物,脂肪类食物,坚硬粗糙的食物等。因为这些食物进入肠道后不易消化,且能导致消化不良,甚则引起肠穿孔。

(4)忌甜食:甜食主要是指含糖量多的食物,这些食物进入胃肠后能发酵产气,加重腹胀。

(5)忌生冷食物:生冷食物易引起肠胃功能紊乱,胃肠蠕动增强,不利疾病康复。甚至还可以将带有致病菌的食物食入胃内,从而引起胃肠道感染。

(6)忌食含有胰蛋白酶抑制物的食物:如甘薯、大豆、蚕豆、生花生、桑椹等。这些食物能使肠内胰蛋白酶活性降低,不能使 β 毒素破坏,不利于疾病治疗。

(7)忌营养补充不足:当患儿恢复进食后,应从流质、半流质、软食直至正常饮食。尤其是在刚恢复进食后,一定要注意进食高营养易消化的食物,以免造成营养不良。

262. 肠套叠患儿饮食禁忌

肠套叠是部分肠管及其肠系膜套入邻近肠腔所致的一种绞窄性肠梗阻,是婴幼儿时期常见的急腹症之一。肠套叠的发生多与肠功能紊乱有关,如饮食改变,腹泻等引起肠蠕动增强可诱发本病。再如餐后过度运动也可引起本病。也有继发于某些疾病之后,如梅克尔憩室、肠息肉、肠壁肿瘤等。肠套叠发病后,腹部即出现剧烈的绞痛,伴呕吐。排便1～2次后则出现果酱样粘液血便。在腹部还可扪及套叠的肠管。若不及时治疗,发病2～3天后可引起肠坏死,严重脱水、发热、昏迷等,甚则出现中毒性休克。因此,要及早发现,及时治疗。本病患儿应注意以下饮食禁忌:

(1)禁饮食:对于肠套叠未脱套之前,或手术治疗未见大便通气之前,一定要禁饮食。

(2)恢复饮食后要忌食不易消化的食物:如长纤维的蔬菜、肉食等。宜给予容易消化吸收的流质饮食,渐改半流质、软食、普通饮食。要在医生指导下进行膳食调护。

(3)忌刺激性食物:如生冷食物、辛辣食物等可增加肠蠕动,不利于疾病康复。

(4)忌营养不足:患儿要注意营养补充,要给予合理调配,以免引起营养不良。

263. 急性阑尾炎患儿饮食禁忌

急性阑尾炎是小儿常见的急腹症之一。以5岁以后发病率较高。小儿因大网膜发育不良,阑尾壁较薄,腹腔内对感染局限化的能力差,发生阑尾炎后病程进展很快。其表现为腹痛、发热、呕吐、白细胞增高。典型病例可出现转移性右下腹痛、压痛与反跳痛。家长应掌握小儿阑尾炎的特点,以便及早发现,早确诊,并早治疗。

急性阑尾炎患儿非手术治疗时,需注意以下饮食禁忌:

(1)忌容易引起胀气的食物:如奶、奶制品、豆制品、甘薯、土豆、豌豆、洋葱、荞麦面等,均应忌食,以防加重病情。

（2）忌食长纤维食物：如菠菜、芹菜、韭菜、香椿、蒜苗、香菜等，均应忌食，以防加重胃肠负担。

（3）忌油腻食物：如肥肉、肉汤、鸡汤、火腿、煎炸食品等，均应忌食，以防引起消化不良。

（4）忌辛辣食物：如辣椒、胡椒、芥末、八角茴香、大葱等，均应忌食，以防加重病情。

急性阑尾炎患儿手术治疗后的饮食禁忌：

（1）禁饮食：应在医生指导下决定禁食时间，不能随便决定，以免影响疾病康复。

（2）忌食用粗糙和不易消化食物：以免影响消化吸收。

（3）忌海腥发物：以免加重病情。

（4）忌辛辣及油腻食物：以免增加胃肠负担，加重病情，不利疾病康复。

264. 先天性心脏病患儿饮食禁忌

先天性心脏病是胎儿期心脏血管发育异常或出生后胎儿循环特殊通路长期未闭形成的畸形疾病。常见的有房间隔缺损、室间隔缺损、动脉导管未闭、法洛四联症等。其主要表现为心悸、乏力、呼吸急促、面色苍白、多汗，严重患儿可有发绀，若活动量加大可引起心力衰竭。由于先天性心脏病患儿机体免疫力低下，常易并发肺炎。近年来随着心血管病诊疗技术的不断提高，先天性心脏病患儿也得到了较好的治疗。

先天性心脏病患儿须注意以下饮食禁忌：

（1）忌饮水不足：先天性心脏病患儿易形成脑血栓，因此，特别是对发绀型患儿要给予多饮水，以免血液浓稠造成脑血栓形成。

（2）忌食盐摄入过多：先天性心脏病患儿食盐摄入过多可

造成钠水潴留,加重心脏负担,故不宜摄入过多。

(3)忌食辛辣刺激食物:这类食物提高机体兴奋性,使心率加快而增加心脏负担,故应避免食用。

(4)忌生冷不洁食物:这类食物可致消化功能紊乱或引起腹泻等,从而影响心功能。

(5)忌营养不良:对患儿要加强饮食营养,注意多种维生素、蛋白质、糖的补充,避免发生营养不良而影响以后的治疗,或因营养不良,机体免疫力差,并发致病菌感染。

(6)忌油腻食物:油腻食物能加重胃肠负担,造成消化不良,反射性地加重心肺负担。

265. 病毒性心肌炎患儿饮食禁忌

病毒性心肌炎是由病毒侵犯心脏所致的,以心肌炎性病变为主要表现的疾病.有的可伴有心包或心内膜的炎症改变。本病前驱症状可见发热、周身不适、咽痛、腹泻、皮疹等。轻型患儿可无明显表现。重症患儿可见心前区不适,胸闷心悸,心律失常,头晕乏力等证。病情进一步发展可引起心功能不全、昏厥等症,甚则导致死亡。因此应在积极治疗的同时,注意以下饮食禁忌:

(1)忌食辛辣刺激性食物:辛辣刺激性食物如辣椒、胡椒、芥末等,能引起交感神经兴奋,使心率加快,毛细血管扩张而增加心脏负担。

(2)忌过咸饮食:食盐是补充电解质的重要方法。然而对于心肌炎患儿,不宜食用过咸食物。因为食盐过多,可致体内钠水潴留,增加心脏负担。

(3)忌饮食过饱:尤其是婴幼儿患者一定要避免吃得过饱.因为过饱可致横膈抬高,加重心脏负担,不利疾病治疗。

（4）忌油腻食品：油腻食物如肥肉、油炸食品等，不利于消化吸收，患儿食入体内后可反射性地增加心脏负荷，不利于疾病康复。

（5）忌饮咖啡及浓茶：咖啡及浓茶能使神经兴奋性提高，造成患儿失眠，不能保持充分休息，又可使心率加快，心肌耗氧量增加，故应忌之。

266. 慢性风湿性心脏病患儿饮食禁忌

慢性风湿性心脏病是由于风湿热累及全身结缔组织，侵犯心脏、心内膜、心包膜所遗留的永久性损害，以心脏的瓣膜病变为主，多发生于 5 岁以上的小儿。本病多以二尖瓣受累最明显，呈现闭锁不全，或狭窄性改变，以致影响心脏的泵血功能，最终致心功能衰竭，心房纤颤，动脉栓塞等。因此应积极进行防治，使损害降低到最低限度，并应注意患儿平日的饮食调节及饮食禁忌：

（1）忌营养不足：对慢性风湿性心脏病患儿要注意加强营养，以保证机体生长发育所需。避免因营养不足而致贫血、体质虚弱等。

（2）忌高盐饮食：高盐饮食可引起体内钠水潴留，从而加重心脏负担。因此，对风湿性心脏病患儿要给予低盐饮食。

（3）忌食辛辣食物：此类食物能刺激血液循环系统，使心率加快，从而影响心脏功能，故应忌食。

（4）忌油腻食物：如肥肉、动物内脏、黄油、奶油等，含饱和脂肪酸高，易引起血中胆固醇升高，影响血液循环，出现栓塞性疾病，故应忌食。同时心脏病患儿应绝对注意休息。

267. 泌尿系感染患儿饮食禁忌

泌尿系感染通常是指泌尿系统受细菌的直接侵犯而引起的炎症性病变。是小儿常见的一种病证，多见于女孩，男女孩之比约为1：10,常分为下尿路感染和上尿路感染，如膀胱炎和肾盂肾炎，肾盂肾炎也有急性与慢性之分。此病如失治，常有复发倾向及演变成慢性的可能，晚期由于肾实质严重受损可导致肾功能衰竭。泌尿系感染多因患儿年龄不同而症状有差异。新生儿症状多不典型，可见体重不增，食欲不振，呕吐腹泻，或见高热，以及高热抽风等。婴幼儿多见有全身中毒症状，而泌尿系的症状很轻，多见突然高热，伴有呕吐、腹痛、腹胀、腹泻，或见精神不振，高热惊厥，并可见排尿时哭叫。年长患儿可见发热、寒颤、腰痛、肾区叩痛，此称为上尿路感染。较易转变为慢性下尿路感染者可见尿频、尿急、尿痛、尿道灼热感。由于多数患儿不能自述，因此家长一旦发现异常，应立即到医院检查，做到早诊断、早治疗，以免发生严重后果。

泌尿系感染患儿需注意以下饮食禁忌：

（1）忌饮水量不足：一旦发现小儿患有泌尿系感染，要鼓励其多喝水，以增加排尿量，可促使细菌及其毒素的排泄。如果患儿饮水量不足，排尿过少，往往会影响疾病的顺利康复。

（2）忌食发物：如公鸡肉、羊肉、鲫鱼、韭菜、香菜、海产品等。因为这些食物可促使炎症及发热加重，从而加剧尿道刺激征。

（3）忌胀气食物：如牛奶、土豆、黄豆、红薯等，食用这类食物能加重腹部胀气，导致泌尿系感染所引起的小腹胀满症状加重，更加重排尿困难，故当忌食。

（4）忌助长湿热的食物：中医学认为，本病是由湿热之邪引起。故凡能助长湿热的食物均应忌食,如肥腻食物、甜食等。

(5)忌辛辣食物:辛辣食物可致尿道充血,尿路刺激性症状加剧,排尿困难,故应禁止食用。如辣椒、胡椒、生姜、芥末等。

(6)忌食酸性食物:如果食用酸性食物,如醋、杏、李子、石榴等,可致尿的酸度增加,不利于抗生素发挥作用。忌食酸性食物后可降低尿的酸度,提高抗生素的作用。

(7)忌食莲子:莲子有收敛固涩的作用,食用后可使排尿涩滞不畅的症状加剧,故应忌食。

(8)忌南瓜:南瓜性温味甘,食后可使排尿灼热疼痛症状加重。

(9)忌饮食不洁:注意饮食卫生,不吃生冷不洁食物,以免因食物带有蛲虫卵而引起蛲虫病。

268. 急性肾小球肾炎患儿饮食禁忌

急性肾小球肾炎是小儿时期常见的一种疾病。多见于5～10岁的小儿。多由链球菌感染引起,也可见于其他致病菌感染所致,还可继发于全身性及系统性疾病累及肾脏所引起。本病在发病前1～3周常出现上呼吸道感染或脓皮病。随后突然出现水肿,从眼睑开始,渐及下肢或全身。并见血尿、少尿、管型尿、蛋白尿、高血压。严重患儿1～2周内可出现循环系统充血,症状类似心力衰竭的表现。或发生高血压脑病,急性肾功能衰竭等。如不及时救治可导致死亡。因此,急性肾小球肾炎的患儿,要早期诊断,及时治疗,以免转化成慢性肾小球肾炎或其他更严重的病症。急性肾小球肾炎患儿应注意以下饮食禁忌:

(1)忌食盐过多:对急性肾小球肾炎的患儿严格限制钠盐

的摄入,除了每日规定的食盐摄入量外,不宜再吃酱油、面酱、咸蛋、咸菜等含盐食品,以免造成机体内水钠潴留,增加肾脏及心脏负担,影响治疗。对本病患儿每日钠盐的摄入量要控制在 3 克以下。

(2)忌饮水过多:患儿过多饮水可加重肾脏负担,还可加重水肿。因此,对于急性期患儿要注意控制饮水量,以免加重病情。

(3)忌蛋白质摄取过多:患儿在急性期要适当限制蛋白质的摄入,尤其对于有氮质血症的患儿更要严格控制蛋白质的摄入量。但不宜时间过长,以免影响小儿的生长发育。

(4)忌含草酸高的食物:如菠菜、芹菜等。

(5)忌浓烈的调味品:如胡椒、芥末、辣椒等。

(6)忌高钾食物:患儿在少尿期或血钾增高时,要忌食高钾食物,如榨菜、蘑菇、紫菜、苋菜、荸荠、香椿、橘子等,浓茶及咖啡也不宜饮用。对于蔬菜、肉类食品可弃去汤汁不用以减少钾的含量。

(7)忌食鸡蛋及豆类食品:此类食物含蛋白质高,在急性肾炎的急性期及氮质血症时要忌食。

269. 肾病综合征患儿饮食禁忌

肾病综合征是由于多种肾小球疾病所导致的肾小球通透性增高,从而大量血浆蛋白由尿中丢失而造成一种综合征。肾病综合征有四大特征,即大量蛋白尿,低蛋白血症,高胆固醇血症,全身性高度水肿。本病与肾炎的最大区别是尿中无红细胞,或仅含有少量红细胞。肾病综合征患儿机体免疫力降低,极易并发感染,易造成电解质紊乱,这也是导致患儿死亡的重要原因。因此要引起高度重视。肾病综合征患儿需注意以下

饮食禁忌:

(1)忌食盐过多:有水肿的患儿要严格限制食盐的摄入,每日摄入食盐量应在 500 毫克以下,以免食入过多而加重水肿。

(2)忌蛋白质摄取失调:肾病综合征患儿由于出现低蛋白血症,往往要增加蛋白质的摄入。但是伴有氮潴留症时,要限制蛋白质的摄入。

(3)忌钙、磷摄入不足:肾病患儿尿中多有蛋白结合的钙排出,易造成低钙血症,引起惊厥、骨质疏松等。因此要注意多食用含钙、磷高的食物,如乳类及乳制品、虾皮、小麦加大豆粉的混合粉、干酪、杏仁、干无花果、绿叶菜、牡蛎等含钙元素较高的食品。以补其不足。

(4)忌食高胆固醇食物:本病的病理特点之一就是高胆固醇血症。因此要避免食用含胆固醇高的食物,如动物内脏、蛋黄、鱼卵等。可适当多吃些海带,海带中含有硫酸多糖,能吸收血液中的胆固醇,并将其排出体外,使血中胆固醇保持正常含量。

(5)主食不宜含碱多:主食类食物不宜含碱过多,以免加重病情。

270. 原发性血小板减少性紫癜患儿饮食禁忌

原发性血小板减少性紫癜是小儿时期常见的一种出血性疾病。多由机体免疫功能障碍而引起。本病起病急骤,以自发性的皮肤粘膜出血为主要表现。可见皮肤瘀点,瘀斑大小不一,遍布全身,尤以四肢较多。粘膜出血以鼻、齿龈出血多见。少数可有消化道出血、尿血、结膜下出血。严重者可发生颅内出血而引起严重的后遗症,甚至导致死亡。中医理论认为,此证多因婴儿感受疠疫之气，郁于皮肤，凝结而成。此证为血分病，心主血、脾统血，心脾两脏与人体气血生化有密切关系。血为气母，气为血帅。气能生血、行血，又能统血、摄血。气血互相依附，故气血调和，则内荣脏腑，外循经脉，血随气行，以荣周身。若因外受邪热，内伏血分，迫血妄行；或平素体禀不足，气血亏损，脾虚气弱，气不统摄，血不循经，则可引起紫癜出血。本病患儿应注意以下饮食禁忌：

（1）忌粗长纤维食物：如芹菜、韭菜、竹笋、牛肉、羊肉等。这类食物不易消化，能增加消化道的负担而易引起消化道出血。

（2）忌过食脂肪：原发性血小板减少性紫癜是由于患儿机体造血功能障碍引起的。如果食入过多脂肪类食物，会抑制机体造血功能，加重病情，过多的脂肪类食物摄入，还会引起消化不良、腹泻等。

（3）忌易引起紫癜的食物：如辣椒、胡椒、狗肉、荔枝等辛热食物，能助阳动火，迫血妄行，引起出血，故应忌食。

（4）忌质硬食物：此证患儿应给予高营养、易消化的半流质软食。质硬的食物如烧、烤类食物及肉类中的细小骨头等，均可刺破消化道粘膜而引起出血。

（5）忌暴饮暴食：暴饮暴食，可加重消化道负担，使大量食物积于胃内而易引起胃出血。另外，狼吞虎咽式吃饭也可损伤食管粘膜而引起食管出血。因此应避免暴饮暴食，以保护消化道粘膜不受损害。

271. 贫血患儿饮食禁忌

贫血是小儿时期比较多见的一种营养缺乏的症状。贫血可由很多原因引起，在小儿中营养性贫血是较多见的，而其中又以缺铁性贫血最多见。铁是造血的重要原料，如果铁缺乏，血红蛋白的合成就会减少，而且对身体的代谢功能也会产生一些影响。小儿患贫血后，全身各系统都会受影响，如头晕、皮肤苍白、疲乏等症状。贫血严重时，心脏受影响，会出现心跳加快、心脏杂音；贫血时肝脏、脾脏、淋巴结肿大，这是身体调动这些器官参与制造血细胞而造成的现象；贫血病儿还有烦躁不安，注意力不集中，反应慢等神经精神症状。

贫血对小儿的危害很大，它影响小儿的生长和智力发育，影响胃肠道功能和全身的免疫功能，导致小儿容易患各种感染性疾病。家长们一定要注意早发现早纠正。对于已患有贫血的小儿应注意如下饮食禁忌：

（1）忌营养调配不合理：婴幼儿的饮食，一定要做到营养配制合理，含有多种维生素、微量元素、蛋白质、脂肪、糖等。如饮食搭配不合理，或出现偏食的现象，则不利于婴幼儿的生长发育，且易造成贫血。对贫血患儿来讲，也不利于康复。

（2）忌异食癖现象：有些贫血患儿，可出现异食癖现象，如喜欢吃泥土、石灰、煤渣、纸屑、茶叶等，这些东西很不卫生，容易将病菌带入胃肠道引起感染，还可严重影响消化道的正常生理功能，故一定要设法消除。

（3）忌铁剂补充不足：人体所需要的铁，主要来源于食物。稍大一点的孩子，应注意多吃一些含铁量较高的食物，如黑木耳、苔菜、发菜和蘑菇、肝脏、肉类、豆类、蛋黄类，许多绿叶蔬菜等。婴儿期应提倡用母乳喂养，虽然乳类含铁量很低，但母乳中的铁很容易被婴儿吸收，故母乳铁优于其他乳中的铁。因此，在婴儿4～6个月内，吃母乳中的铁就足够需要了，一般在4～6个月以后，就要添加蛋黄类富含铁的食品，以后随着小儿消化功能的逐渐增强，要及时添加动物肝、瘦肉、新鲜蔬菜等含铁的食物,并培养孩子的饮食习惯,一定不要养成偏食、挑食的坏毛病。人工喂养的孩子,如鲜牛奶量过多,不但不会增加铁的吸收,反会造成肠道出血引起贫血或加重贫血,这一点要引起家长注意。人工喂养儿,每日牛奶量不得超过1 000毫升。还应注意,铁在肠道内吸收受许多因素的影响,能促进铁吸收的物质有:胃酸、维生素 C 及一些酸性物质,乳糖、蔗糖等糖类,食物的氨基酸也可促进其吸收。能阻止铁被肠道吸收的物质有:植酸、磷酸盐、钙、锌、铜、镁等元素,茶叶中的鞣酸、膳食纤维等。因此,服用铁制剂的患儿,要避免同牛奶、茶叶、钙剂等同用,但可配服维生素 C、胃蛋白酶等,以利于铁的吸收和利用率。服用铁剂还可能引起胃肠道反应,故宜从小剂量开始,以减轻对胃肠道的刺激。

(4)忌生冷不洁食物:贫血可由寄生虫引起,而不洁或未煮熟的食物当污染有寄生虫卵时可经口进入体内。

(5)忌盐过多:严重贫血患儿,当出现心肺功能不全,或出现营养不良性水肿时,应当避免食用过多的盐,以免因食盐过多而加重心脏负担或加重水肿。

(6)忌不易消化的食物:患有贫血的小儿,多有胃肠功能紊乱的情况,消化功能低下,故避免食用不易消化的食品,如肥腻食物、煎炸食物、粗纤维食物等。

272. 血友病患儿饮食禁忌

血友病是由于遗传性凝血功能障碍所致的出血性疾病。患者一生中若遇微小的损伤即可有出血倾向或出血不止。血友病患者自婴儿期开始发病,表现为反复的、自发性的、或有轻微损伤后即引起渗血或出血不止。多出现于皮下、粘膜、鼻腔、口腔、肌肉、关节等出血。严重患者可致内脏出血。如消化道出血、颅内出血等。若关节发生反复性出血，可致关节畸形。血友病的发生一般都有家族史，且几乎全部是男性。因此，当男性出现反复不止的出血时，要警惕血友病的存在。

血友病患者，除注意做好护理及治疗外，还要注意如下饮食方面的禁忌：

（1）忌容易引起出血的食物：如鲳鱼、山楂、向日葵等易引起出血或影响止血，应忌食。

（2）忌油腻食物：如肥肉、全脂奶粉、蛋黄、动物内脏、煎炸食品等，这类食物可引起患儿消化不良，造成营养缺乏。

（3）忌食辛辣刺激食物：辛辣刺激性食物可刺激神经兴奋，易致血管破裂而引起内脏出血。

（4）忌食质硬性食物：如火烧、锅饼、油炸食物、烤干的食物等。均易引起消化道出血，尤其是吃鱼时要注意鱼刺，吃鸡时要注意小的骨头等。还有粗纤维食物如芹菜、韭菜等，也易引起出血。此类食物均当忌食。

（5）忌暴饮暴食：患者暴饮暴食或狼吞虎咽地进食，均易引起出血。故吃饭时宜细嚼慢咽，最好给予流质、半流质饮食，以防出血。

273. 癫痫患儿饮食禁忌

癫痫，中医学称为痫证。是小儿常见的一种发作性神志异常的疾病。临床以突然仆倒，昏不知人，口吐涎沫，两目直视，四肢抽搐，或作猪羊叫，发作很快清醒后如常人为特征。有极少数患儿，痫证发作后，昏睡未醒，又继以另一次发作，如此持续不恢复者，称为"痫证持续状态"，这种状态如不及时解除，往往预后不良，应引起家长注意。

痫证发作之前，常有先兆，如头昏、唇颤、胸闷、心悸、眼花、肢麻;较大儿童亦有在发作前呈现恐惧之感。发作时的症状有轻有重。轻者,持续时间短暂,抽搐轻微,或仅有眨眼、点头、咀嚼动作,而无叫声或吐涎沫,但意识丧失为必有之症状;重者,意识丧失和抽搐时间较长,发作也频繁。一般初起较轻,如反复发作则证情逐渐加重。

对癫痫患儿,除做好治疗及调护外,尚需注意以下饮食禁忌:

(1)忌辛辣刺激性食物:辛辣刺激性食物,如辣椒、葱、蒜、酒、胡椒、芥末、大茴香、咖啡、浓茶等,均可刺激神经系统产生兴奋,从而诱发癫痫的复发。

(2)忌饮食不节:患儿要养成良好的饮食习惯,避免因食物可口就暴饮暴食,出现腹部饱胀不适。或因贪玩或饭菜不可口就少吃或不吃,造成饥饿不止。这些原因都可对大脑刺激而反射性地引起病情发作。因此,患儿要注意节制饮食,不要暴饮暴食,以免伤乳、停滞。

(3)忌油腻食物:中医学认为,过食油腻食物能助湿生痰化热,易于引动肝风,而致癫痫发作,故当忌食。

(4)忌碱性食物:食用碱性食物后,可致血液偏于碱性,对钙的化合物分解不利,导致血钙降低,神经兴奋性增高,从而促使癫痫的发作。如海带、食用碱等应忌食。

(5)不宜摄入过量水及过咸食物:因为癫痫发作是从间脑开始的,间脑是体液调节中枢,当饮水过多,大量的液体进入机体后,就会加重间脑的负担,从而导致癫痫的发作,故不宜饮入大量水;又因癫痫发作与神经元的过度放电有关,若人体在短时间内摄入过多的食盐,钠离子可导致神经元过度放电,而诱发疾病发作,故也不宜食用含盐量过高的食物。

(6)忌摄入维生素不足:应使患儿摄取含有大量维生素的

食物，以避免因维生素缺乏而致癫痫发作。

（7）忌无机元素摄入不足：要让患儿摄取足够的无机元素，尤其是钙剂的摄入，以维持机体所需，促进疾病康复。

（8）忌食高糖食物：如甜点心、蜜饯、桃酥、白糖、红糖、洋葱等，均不利于患儿康复。

274. 多动综合征患儿饮食禁忌

"多动症"因为病名的原因常被人们错误的认为只要孩子好动或是动的多就是多动症，因此原因就诊的小儿一度很多，甚至在家长和老师的眼里也都认为，凡是不能自制的、学习成绩不好的孩子就应考虑为"多动症"。其实不然，真正的儿童多动症并没有那么多。

儿童多动症是此病的通俗名称，它也叫轻微脑功能失调或注意力缺陷综合征。它是指智力正常、接近正常或高于正常，但有不同程度的学习困难、行为障碍和性格异常儿童的一种病症。这些儿童做事无长性、活动过多，家长和老师会反映他们"一刻也不闲着"，有些孩子在婴儿期就表现为不停的动，难以安静下来。他们做事好冲动，不考虑后果，容易做出一些危险行为和发生意外事故，他们注意力涣散，上课小动作多，难以完成作业，这种注意力分散是不自觉的，即使用很大气力将注意力集中在书本上也只能停留片刻。所以多有学习困难，学习成绩不好。他们情绪不稳定，一会儿高兴异常，一会儿怒气冲冲，不能控制自己，好指挥和触犯别人，很难和别人和睦相处。他们的手眼动作不协调，扣不好钮扣，分不清左右，有时有发音不清和口吃。

对多动症的诊断要严格按诊断标准，要想明确小儿是否患有"多动症"，要请专科医生检查诊断。不要轻易作出"多动症"的诊断结论,以免使老师、家长甚至儿童自己都放弃了对他的严格要求,影响今后的发展。对于患有多动症的小儿,不要对他们厌恶,除了服药以外,要注意训练和培养他们的注意力和自控能力,要给予一些训练,纠正不良行为,要耐心地教育和鼓励他们,千万不要给他们造成精神压力和创伤。

多动症患儿应注意以下饮食禁忌:

(1)忌食含有机酸较多的食物:如橘子、苹果、西红柿、杏子等。这些食物可能使某些有遗传因素的患儿发生多动症。

(2)忌食食物添加剂及人工色素:据国外学者报道,酒磺等人工色素、香精、胡椒油等调味品与多动症的发生有关。我国食品添加剂卫生管理法也明确规定:"专供婴儿的主辅食品除按规定可加入强化剂外,不得加入人工甜味剂、色素、香精、谷氨酸钠及不适宜的食品添加剂"。因此,应当注意避免食用。

(3)忌食含铅量高的食物:铅摄入过量与多动症的发生有一定的关系。因此被铅污染的食物以及含铅较高的食物不宜多吃。如贝类、海虾、向日葵、莴苣、甘蓝、松花蛋、爆米花等。还要注意避免使用含铅的餐具。

(4)忌高糖食物:如甜点心、糖果、饮料等含糖量高的食物摄取过多,能引起内分泌系统功能紊乱,小儿则可能出现多动症,故应少吃或不吃。

(5)忌辛辣刺激性食物:此类食物能刺激神经系统产生兴奋,增加多动症患儿的症状,故要避免食用。

(6)忌偏食及厌食:患儿的生长发育,尤其是中枢神经的发育,需要足够的各种营养成分,如蛋白质、卵磷脂、维生素、微量元素等,以活化大脑神经细胞,改善大脑功能。如偏食、厌食,就不能足够摄取各种营养成分,影响小儿的正常生理活动。如当微量元素铁供给不足时,则会引起大脑酶功能紊乱,影响患儿情绪,加重多动症状。因此要注意给予儿童合理的饮食,以满足各种营养成分的供给。

(7)忌含酪氨酸的食物:乳类及乳制品等含酪氨酸的食物,易引起儿童胃肠道微生物代谢活动异常,使病情加重,应予忌食。

275. 遗尿症患儿饮食禁忌

遗尿又称遗溺、尿床,是小儿睡眠中小便自遗,醒后方觉的一种疾病。婴幼儿时期,由于生理上经脉未盛,气血未充,脏腑未坚,智力未全,对排尿的自控能力较差;学龄儿童也常因白日游戏过度,精神疲劳,睡前多饮等原因亦可偶然发生遗尿,这些都不属病态。超过3岁,特别是5岁以上的幼童,不能自主控制排尿,熟睡时经常遗尿,轻者数夜1次,重者可1夜数次,则为病态。中医学认为,遗尿是因为膀胱不能固摄所致。随着年龄的增长,身体逐渐发育成熟而发病也减少。遗尿症分两种,一种是功能性的,另一种是由于有器质性疾病引起的。还有一部分患儿,是由于患了蛲虫病或脊柱裂,泌尿道异常,脑发育不全,癫痫等器质性疾病引起尿床。因此,对于有遗尿症的患儿,应首先确诊导致尿床的疾病,以对症治疗。本症患儿应注意以下饮食禁忌:

(1)忌晚餐及睡前饮水过多:晚餐及睡前,要督导患儿控制饮水量,且晚餐不宜用流质饮食,以免加重肾脏负担,减少夜间排尿量。

(2)忌食牛奶、巧克力、柑、橘:美国学者对小儿遗尿症的原因进行了研究后提出,饮食中牛奶、巧克力、柑、橘类水果过量食用,是造成小儿夜间遗尿的主要原因。其中牛奶饮用过量造成的遗尿达60%,只要停止进食上述食物,遗尿现象几乎可立即消失。究其原因主要是这些食物在小儿体内可以产生变态反应,使膀胱壁膨胀,容量减少,并能促进平滑肌变得粗糙,产生痉挛。变态反应也会引起患儿睡得过深,在有尿时不能醒来,而导致遗尿。

(3)忌辛辣刺激性食物:小儿神经系统发育不成熟,易兴奋,若食用这些食物,可致大脑皮质的功能失调,易发生遗尿。因此,在膳食中应该忌食辛辣、刺激性食物。

(4)忌多盐、多糖、生冷饮食:多盐、多糖皆可引起多饮多尿。生冷食物可减弱脾胃功能,故应忌食。

(5)忌玉米:玉米甘淡、渗利,利尿作用较强,多食可加重遗尿症患儿的病情,故不宜多食用。

(6)忌赤小豆:赤小豆渗利下趋,通利水道有较强的利尿作用,故应忌食。

(7)忌食鲤鱼:鲤鱼滑利下趋,通利小便,阳虚遗尿患儿食用,会加重病情。

(8)忌西瓜:西瓜味甘、渗利,食后可加重遗尿患儿的病情。

(9)忌薏苡仁:薏苡仁甘淡、渗利,利尿作用较强,多食可加重病情。

276. 糖尿病患儿饮食禁忌

糖尿病是由于胰岛素分泌不足引起的内分泌代谢性疾病。临床上主要分两型,糖尿病Ⅰ型为胰岛素依赖型,Ⅱ型为非胰岛素依赖型。小儿糖尿病多属Ⅰ型,且易引起酮症酸中毒,后期常有血管病变,眼和肾最易受累。小儿糖尿病一般起病较急,表现为三多一少症,即多食、多饮、多尿及消瘦,也有的小儿三多症状不甚明显,而以夜尿增多,遗尿为首发症状。

小儿糖尿病病程进展快,有的在数日内即可出现酮症酸中毒,表现为厌食、恶心呕吐,剧烈腹痛、严重脱水,精神萎靡、嗜睡、昏迷等。若病程较长,且病情控制不良者可出现生长发育迟缓,身体矮小,青春期延迟,甚则智力发育落后。后期常并发肾、眼的病变,或心脏、神经受累。应进行积极治疗与调护。饮食治疗是控制糖尿病病情的重要环节,故对糖尿病患儿须做到如下饮食禁忌:

(1)忌过食含糖高的食物:糖尿病本身是一种对糖代谢障碍的疾病。本病患儿,对糖的代谢及糖耐量均降低,而表现出血糖升高,出现尿糖症状。因此,对一些含糖量高的食物,如面粉、大米、玉米、红薯、土豆、洋葱、蚕豆、藕、荔枝、栗子、龙眼肉等,在一日三餐中要注意少食。膳食安排最好是在营养师的指导下,根据每日热能的需要进行定量食用。否则易引起血糖增高。

(2)忌直接对血糖有影响的食物:如白糖、红糖、冰糖、蜂蜜、巧克力、麦乳精、蜜饯、水果罐头、甜饮料、甜面食,各种含糖高的水果等。这类食物含糖量高,吃下去会使血糖突然升高。平时病情控制平稳的患者,如果一次过食糖类食物,即可引起病情恶化,有的还可出现严重的不良后果。

(3)忌食对血脂有影响的食物:糖尿病患者的血脂均增高,尤其是血糖控制不稳的患者,更易出现脂质代谢紊乱,出现高脂血症。因此,必须严格限制对血脂有影响的食物,如牛油、羊油、猪油、奶油、黄油、肥肉、猪脑、羊脑、蛋黄、动物内脏等。这对预防发生心、脑并发症具有良好的效果。

(4)不宜多吃水果:糖尿病患儿在病情稳定时可适当吃点水果,如西瓜、梨、杨梅、苹果等。因为它们所含的糖多为果糖,果糖在正常情况下,其代谢不需胰岛素,且果糖还有延缓葡萄糖吸收的作用,从这个意义上讲,可以适当食用,但忌过食。因为水果中也含有葡萄糖和淀粉,过食后血糖也会升高。因此说,当血糖控制稳定后,少食点水果不会有太大的影响,但是切忌过食,以免引起病情变化。

(5)忌过度控制饮食:对糖尿病患者来讲,控制饮食是一种较有效的治疗方法。一般来讲,治疗糖尿病也必须严格的控制饮食。但对于小儿患者,又有其特殊性。因为小儿正处于生长发育阶段,每日必须补充一定的热能才能维持其生长所需。若控制饮食不合理,过分强调少食,就不能满足小儿生长所需的热能。因此,小儿控制饮食的原则必须是满足小儿营养及热能的需求,又必须维持血糖的稳定。可结合平日饮食习惯,允许个人选择。参考运动量,适当增加每日的进餐数量与质量。这些又必须在维持血糖稳定的情况下给予制定。

(6)忌热能配制失衡:控制饮食是治疗糖尿病的重要环节。饮食中热能的配制必须合理,方能满足患儿的需要。糖类要占 50%,蛋白质占 20%,脂肪占 30%,此外还需供给足够的维生素及微量元素。热能的 3 餐分配,早餐占 1/5,午餐及晚餐各占 3/10,下午餐及睡前餐各占 1/10。如果配制与分配不合理,均不利于患儿的病情控制与生长发育所需。因此应引起高度重视。

(7)忌食辛、热食物:如辣椒、胡椒、花椒、肉桂、海马、狗肉、葱、姜等。中医学认为,这类食物大热助阳。而糖尿病为阴虚燥热、津液亏损,若食用大热助阳之品,更容易生内热、灼津液,不利于糖尿病的治疗。

(8)忌食甜味及大热补品:现在市场上销售的补品五花八门,有些是言过其实。有些家长心疼孩子,认为孩子有病买些补品吃,总不会有坏处吧。其实不然,尤其是含糖的补品及补肾助阳、大热动火的补品必须忌食。因为糖尿病其本质为阴虚燥热，津液暗耗。服用这类补品后使阴更虚、液更竭，不利疾病的治疗及康复，还可引起血糖升高。

277. 风湿热患儿饮食禁忌

风湿热是一种与 A 族乙型溶血性链球菌感染有关的免疫性疾病。主要病变为全身结缔组织非细菌性炎症，以心脏、关节和皮肤受累最为显著。偶可出现中枢神经系统病变。反复风湿活动可损害心脏，导致慢性心瓣膜病。本病好发于气候寒冷及潮湿地区。发病多在儿童期，以 8 岁左右发病率最高，3 岁以前极少见。其病因及病机尚未完全明了，目前认为可能是人体在链球菌感染后的一种免疫反应，对风湿热患儿应注意以下饮食禁忌：

（1）忌营养供给不足：对风湿热患儿，必须供给充足的营养，食物富含蛋白质、糖、多种维生素等，且易消化，以保证患儿所需。否则如果营养供给不足或营养成分偏差，不但影响疾病的治疗与康复，还能影响患儿的生长发育。

（2）忌辛辣食物：中医学认为辛辣食物大热有毒，不宜风湿热患儿食用。如果患儿伴有心功能不全，受辛辣刺激后，可致心脏负担加重，故应忌食。

（3）不宜摄入过多的盐、水：风湿热患儿当心脏受损、心功能不全时，尤应限制盐与水的摄入，并且也应少食多餐，避免胃部过度膨胀，压迫心脏而增加心脏负荷，且宜采取半坐卧位供食。

（4）忌油腻食物：油腻食物能妨碍脾胃的运化功能而助湿生痰，阻碍气血运行，不利身体的恢复。因此，肥肉、煎炸食品等应忌食。

278. 幼年型类风湿病患儿饮食禁忌

幼年型类风湿病是小儿时期较常见的全身性结缔组织病,其病因尚不十分清楚,可能与感染、免疫、遗传等因素有关。多发于1～3岁的小儿。以全身症状明显,表现为弛张热、皮疹、淋巴结肿大,也可见肝脾肿大。易并发胸膜炎、心包炎、肺间质浸润。最终可见关节功能障碍。

本病患儿在饮食上应注意以下禁忌:

(1)忌营养不足:对患儿要提倡各种营养物质的合理搭配,防止出现偏食、厌食等不良情况,以满足生长发育所需。

(2)忌油腻食物:油腻食物能影响脾胃的运化而助湿生痰,加重气血的痹阻。从现代医学来看,脂肪在体内氧化过程中能产生酮体,可对关节造成较强的刺激,故要忌食。此类食物可包括肥肉、动物内脏、奶油、凤尾鱼等。

(3)忌生冷食物:中医学认为本病属痹证范畴,多与寒湿之邪闭阻经脉有关。过食生冷之物则影响气血流通,不利疾病治疗。

(4)忌辛辣刺激性食物:从中医学观点来看,这类食物虽然能加速气血运行,有疏通经脉的作用。但在本症的病变过程中,若食之过多能加重病情,影响疾病治疗。

(5)忌海产品:如海鱼、海参、海虾、海蛤等产品。这些海产品中含有嘌呤,经人体内代谢产生尿酸,能在关节中形成尿酸盐结晶,使关节炎症加重,不利于疾病治疗。

(6)忌过酸及过咸食物:如糖、酒、鸡、鸭、鱼、肉、蛋等酸性食物摄入过多,超过机体内调节酸碱平衡的限度,使乳酸产生增多。同时消耗体内一定的钙和镁等元素而加重病情。过食咸食,会使体内钠增多,对疾病康复也不利,避免过量食用。

279. 口腔炎患儿饮食禁忌

口腔炎是小儿口腔疾病中较常见的一种,是口腔粘膜的炎症病变。多见于婴幼儿,由于婴幼儿口腔粘膜娇嫩,容易损伤;加之婴幼儿不懂得口腔卫生,乱吃乱摸,还常吸吮手指等,由于抵抗力尚差,所以容易被感染。小儿口炎可包括单纯性口炎、鹅口疮、疱疹性口炎、急性球菌性口炎等。可单独发生,也可继发于其他全身性疾病之后发生。单纯性口炎多为理化性刺激损伤局部粘膜所致,表现为口腔粘膜弥漫性充血水肿,呈红绒状;鹅口疮是由白色念珠菌感染所致,表现为口腔粘膜上出现白色点片状或乳凝块样物,患儿口腔及舌上满布白屑,状如鹅口而故名,又因其色白如雪片,或又称"雪口";疱疹性口炎为单纯疱疹病毒感染所致,表现为口腔粘膜出现成簇或散在的单个水疱,呈黄白色透明状,溃破后形成溃疡,具有很强的传染性;急性球菌性口炎是由各种致病性球菌引起,表现为舌、唇内及颊粘膜等处的充血水肿、糜烂、溃疡,并形成假膜,为灰白色,易擦去,遗留溢血的疮面。因此,在小儿患有口炎时,要根据不同情况而采取相应的治疗措施。口腔炎患儿需注意以下饮食禁忌:

(1)忌营养及水分不足:口炎患儿多有拒食现象,对营养物质的摄取不足。因此为了防止继发营养不良,要设法给予足够的营养,如蛋白质、维生素等,以满足患儿所需。对于因口炎而影响进食的患儿,必要时可给予静脉补充营养,以防因影响进食而造成营养不良,影响患儿的生长发育与疾病的康复。另外,要注意给患儿补充足够的水分,因为足够的水分,可冲淡毒素,同时也能达到保持口腔清洁与湿润,不利于病菌的生长繁殖,故要多饮水。

（2）忌继发感染：当小儿患有口炎后，一定要注意口腔卫生，以防引起继发感染。患儿所用的食具要消毒处理，特别是患疱疹性口炎的患儿，要严格进行隔离治疗，避免患儿间互相接触，造成流行。

（3）忌刺激性食物：如辣椒、芥末、韭菜、葱、蒜等，这类食物既可刺激口炎发生处而引起疼痛，又能使局部充血加剧，炎症扩散，使疾病不利康复，故应忌食。

（4）忌坚硬粗纤维食物：如花生、瓜子、松子、甘蔗、芹菜、菠菜等纤维粗糙食物，可直接刺激局部炎症区而引起疼痛或影响愈合，故应忌食。

（5）忌酸性食物：如醋、杏、山楂、石榴等酸性食物，能刺激炎症部位，使疼痛加重，故应避免食用此类食物。

（6）忌煎炸及烧烤食物：这类食物大多比较坚硬，对炎症区可引起直接刺激，加重疼痛。同时又不便咀嚼，容易产生消化吸收不良，对病情不利，故应忌食。

（7）忌过热食物：食用过热的食物可刺激炎症区引起疼痛，使局部充血及水肿加重，不利于病变的愈合，故应忌食。

（8）忌过咸食物：咸食对疮面可造成直接刺激，引起患儿疼痛加重，故应避免食用。

（9）忌过甜食物：如糖块，喂药喂饭时过多加糖，均可刺激疮面，引起疼痛，故应忌食。

280. 中耳炎患儿饮食禁忌

中耳炎是儿科常见的一种病证。常见的症状可有耳鸣、耳聋、耳痛。重者可伴有发热、恶心呕吐，耳内有脓液流出。本病患儿应积极进行治疗，同时注意如下饮食禁忌：

（1）忌平躺仰卧位喂奶。哺乳期患儿在吃奶时要避免平躺仰卧,以防奶液流入耳咽管而引起感染,加重病情。

（2）忌食海腥食物:如鱼、虾、蟹等。因为食用这类食物可使病情加重。

（3）忌辛辣刺激性食物:如辣椒、韭菜、大蒜、生姜、葱。刺激性食物能加重病情,使炎症扩散,故应禁止食用。

（4）忌油腻食物。如肥肉、煎炸食物、牛羊肉等。

（5）忌食腌制品。因食盐过多可加重病情。

（6）忌坚硬与粗纤维食物:患儿在急性期应避免食用坚硬及粗纤维食物,因为咀嚼这类食物时可引起耳部疼痛。

281. 鼻炎患儿饮食禁忌

鼻炎是小儿时期常见的一种病证,包括急性鼻炎和慢性鼻炎。急性鼻炎多由季节变换,冷暖失调,调护不当而继发细菌感染引起。慢性鼻炎多由急性鼻炎失治或治疗不彻底而演变而成,也可由邻近的慢性感染病灶互相感染所致。另外,还有过敏性鼻炎,多由某些物质引起的变态反应所致。鼻炎的主要表现就是鼻阻塞。急性鼻炎可有脓性分泌物流出,伴有发热、头痛、喷嚏等;慢性鼻炎多表现交替性鼻阻塞,尤以夜间加重,分泌物多,嗅觉失灵,鼻甲增大;过敏性鼻炎常反复发作,当遇到冷热刺激或接触某些致敏物质后,突然鼻塞,鼻咽部发痒,流清涕,喷嚏频作。家长应注意,当小儿患有鼻炎时,要积极彻底的治疗,以免转化成慢性鼻炎后,不仅增加孩子的痛苦,还可影响将来职业选择。对于过敏性鼻炎的患儿,要及早找出过敏原,以避免接触致敏物质而反复发作。鼻炎患儿需注意以下饮食禁忌:

（1）忌食过敏性食物:有的患儿可对牛奶、鸡蛋、鱼、虾、蟹、牛肉等过敏,要避免食用。

（2）忌刺激性食物：如辣椒、胡椒、芥末、烟、酒等，可刺激鼻粘膜使病情加重，故应忌食。

（3）忌高盐食物：如咸菜、咸蛋等。

282. 急性感染性喉炎患儿饮食禁忌

急性感染性喉炎是指喉部粘膜的急性弥漫性炎症。多见于婴幼儿时期。一般起病急，症状重，临床上可见有发热，声音嘶哑，犬吠样咳嗽，吸气性喉鸣及三凹征。严重者可出现烦躁不安，面色苍白，心率加快，吸气性呼吸困难。如不及时救治，患儿可因吸气困难而窒息死亡。因此应引起家长的高度重视。本证患儿应注意以下饮食禁忌：

（1）忌刺激性食物：刺激性食物如过甜、过咸、过酸、辛辣食物等。食用这类食物，当通过咽喉部时，会刺激其局部粘膜，加重其水肿，使呼吸困难加重，不利于疾病的康复。故要忌食此类饮食。

（2）忌油腻食物：如肥肉、煎炸食品等，不仅能影响患儿的消化功能，损伤脾胃，还能滋生痰液，造成气管内痰液过多，影响治疗。罗汉果也有类似作用。故应禁忌食用。

（3）忌辛热助火食物：包括辣椒、胡椒、川椒、洋葱、榨菜等。中医学认为，辛热之品能助热伤津，致使痰液变稠，咽喉不利，能加剧病情，影响康复。故要忌之。

283. 尿布性皮炎患儿饮食禁忌

尿布性皮炎又叫臀红。是由于皮肤长时间受潮湿尿布刺激而引起。另外尿布粗糙、不洁等也可刺激皮肤而发生皮炎。其表现为肛门周围、臀部、会阴部皮肤发红粗糙，有小斑丘疹或疱疹，重者可发生脓疱或擦烂渗液。严重的患儿皮损可蔓延至阴囊、大腿内侧，腰骶部及尿道口，甚则继发感染。臀红患儿应注意以下饮食禁忌：

（1）忌盐：乳母要避免过食含盐量高的食物，以免影响患儿康复。

（2）忌辛辣刺激性食物：乳母要忌食辛辣刺激性食物，因为可通过哺乳而影响患儿，造成患儿皮肤瘙痒或臀红加重。

（3）忌海腥发物：乳母要避免食用虾、鱼、蟹、蛤、狗肉、羊肉、鸭肉等海腥发物，以免影响患儿的病情。

（4）忌油腻食物：乳母忌食油腻食物，因为能增加小儿胃肠负担，导致消化功能紊乱，故应禁止食用。

284. 患婴儿湿疹饮食禁忌

湿疹是一种婴儿常见的过敏性皮肤病，是对多种外界因素和内在因子的慢性炎症反应。婴儿湿疹一般与小儿体质有关，往往有家族性过敏体质倾向。常因吃进某些蛋白质或接触某些物质而引起过敏，多见于牛奶喂养的婴儿，母乳喂养的婴儿也有少数发病，多是因为乳母吃了鱼虾或蛋类。也有的是原因不明确，尤其是 2～3 个月的肥胖儿易患湿疹。湿疹可分为干燥型湿疹和湿型湿疹。皮损多分布在两颊、前额，有时也可见于四肢、躯干部。多呈现密集的小红斑、丘疹或水疱，剧烈瘙痒。有时可合并颈部、耳后、枕部等处淋巴结肿大。总的来说，湿疹病程长，时轻时重，易复发，大部分在 1 周岁左右断奶后渐渐好转。少数可拖到儿童期。家长应细心护理好孩子，以保护小儿尽快恢复健康。湿疹患儿需注意以下饮食禁忌：

（1）忌喂养失宜：患湿疹的婴儿在饮食上要多注意，吃清淡并少异性蛋白的食物，不要吃刺激性食物。同时注意喂养要定时定量，避免引起消化功能紊乱。

（2）乳母忌食辛辣刺激性食物：乳母食用辛辣刺激性食物后，可通过哺乳而影响患儿，引起皮疹加重，瘙痒剧增，故应忌食。

（3）乳母忌食海腥发物：如鱼、虾、蟹、蛤、虾酱、海带、酒、浓茶、咖啡、狗肉、羊肉、牛肉等，以免影响患儿，使病情加重。

（4）忌牛奶：有的患儿可对牛奶产生变态反应，要通过仔细观察，对患儿有变态反应者应忌食。

（5）忌高盐饮食：在给患儿增加辅食时，不要给予过咸的食物。哺乳期的母亲，平素也要避免高盐饮食，以免影响患儿皮疹的修复。

285. 过敏性紫癜患儿饮食禁忌

过敏性紫癜是小儿出血性疾病中的一种，以血液溢于皮肤、粘膜之下，出现瘀点、瘀斑，压之不褪色为其特征。多见于学龄儿童。本病的发生一般较急，除皮肤、粘膜出现紫斑外，且常伴鼻出血、齿出血、呕血、便血、尿血，或伴腹痛，或伴发热等。出血严重者，可见面唇苍白，甚则可发生其他并发症。

过敏性紫癜的患儿应注意以下饮食禁忌：

（1）不宜食用硬食物：食用硬性食物，容易损伤消化道而引起出血。所以对患儿应给予流质饮食、半流质饮食或软食，如有消化道出血可暂禁饮食。

（2）忌辛辣刺激性食物：这类食物能对消化道造成直接刺激损伤而引起出血，或对皮肤产生刺激而发生瘙痒，故应忌食。

（3）忌过咸食物：本病患儿都存在着不同程度的肾脏损伤，过食咸食后能加重肾脏负担，尤其有严重损害的患儿，更应禁止食盐。

（4）忌食高蛋白食物：有些患儿可能与食用牛乳、蛋类食物有关而发病，故要忌食。

（5）忌海产品：因为这类食物易于引起变态反应，对某些患儿来说可能是引起紫癜的原因，故应忌食。

286. 荨麻疹患儿饮食禁忌

荨麻疹又称风团、风疹块，或叫风疙瘩，在医学上称为荨麻疹。是一种过敏性皮肤病，其基本病变为皮肤毛细血管扩张及渗透性突然增加所致。荨麻疹可在身体任何部位发生，常伴有剧烈痒感，多于数分钟至数小时内自然消失。本病极易复发，慢性荨麻疹的病程可长达数月，甚至数年。病因常为人体对某些内外因素刺激的感受性增高，形成变态反应，如食物过敏、药物过敏，虫咬后或接触其他过敏原引起。有些人因寒冷刺激和寄生虫感染后而引起，这些物质作用于皮肤血管，致使血管扩张，血管壁通透性增强，出现皮肤的风团块。皮疹形状不一，有的可融合成片。荨麻疹患儿在饮食方面应注意以下饮食禁忌：

（1）忌食易引起过敏的食物：如鱼、虾、蟹、羊肉等。这类食物易引起变态反应，还可使皮疹加重，瘙痒不止，故避免食用。

（2）忌辛辣食物：辛辣食物能使皮肤血管扩张，加重皮疹及瘙痒，故应忌食。

（3）忌油腻食物：如肥肉、动物内脏、巧克力、鸡蛋、皮蛋、煎炸食品等，能助湿生热，加重病情，故应忌食。

（4）忌牛奶：有的患儿对牛奶过敏，这样的小儿应忌食牛奶。

（5）忌吃带皮水果：有些患儿吃水果不去皮，是引起变态反应的原因之一。因此，反复患荨麻疹患儿吃水果时，一定要削去皮后再吃。

（6）忌食生冷食物：如冰糕、冷饮、西瓜等。这类食物能影响荨麻疹的治疗。

（7）忌刺激性食物：如浓茶、咖啡、含酒的饮料等，能使瘙痒加剧，不利于患儿康复。故避免食用。

金盾版图书，科学实用，
通俗易懂，物美价廉，欢迎选购

以上图书由全国各地新华书店经销。凡向本社邮购图书者,另加 10%邮挂费。书价如有变动,多退少补。邮购地址:北京太平路 5 号金盾出版社发行部,联系人徐玉珏,邮政编码 100036,电话 66886188。